脂肪的療癒力

Ran an das Fett

Heilen mit dem Gesundmacher Fett

從預防到治療，全面對抗疾病、老化、情緒的革命性營養新知。

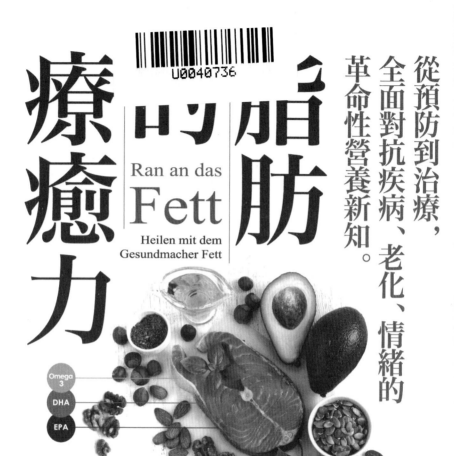

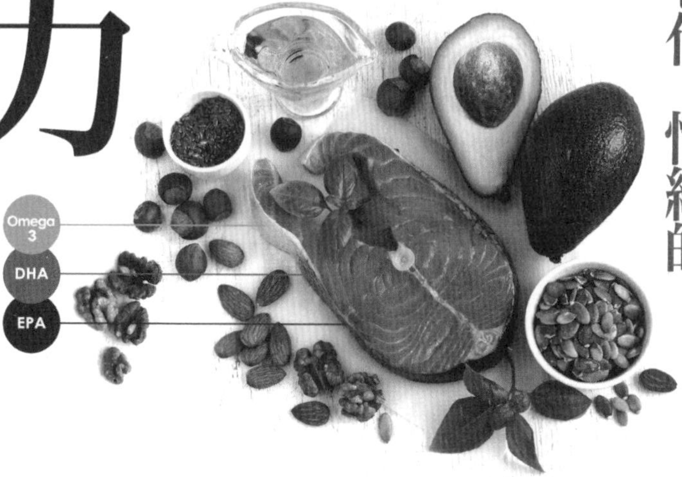

醫學博士
安娜・傅雷克——著

Dr. med.
Anne Fleck

譯——彭意梅

獻給羅倫佐和所有讓我認識脂肪療效的人，以及所有渴望了解事實，並想過著健康滿足生活的人。

目錄

第2部：脂肪的療癒力——從青春痘到牙肉發炎，這些問題都可以預防和一勞永逸 089

第4部：與脂肪面對面——拋開對脂肪的恐懼，治癒身體　279

序

你知道，什麼會阻礙大多數人活出健康嗎？是缺乏脂肪！對，就是脂肪。對你來說，脂肪代表什麼？也許是「會在衣服上留下討厭的油漬」。脂肪是浮在湯上的油花，在褲腰帶上搖晃的游泳圈。藝術家約瑟夫・博伊斯（Joseph Beuys）的一些愛好者和崇拜者甚至將脂肪的汙漬視為藝術表現。但是脂肪絕對不是「毒藥」，上世紀的人就是這樣錯誤地誹謗它。脂肪其實是治療身體的奢侈祕密武器。對你的健康而言，脂肪是目前為止被隱藏起來的珍寶。

為了健康你可以做很多事：多做運動，充足睡眠，輕鬆地處理問題，與誠實可敬的人交往，尤其要嚴格地檢視飲食，把脂肪請出冷宮來。我們吃的食物對整個身體的運作生態——腸道菌群、免疫系統、荷爾蒙調節、新陳代謝——有莫大影響，在身體這個高精密拼圖裡，每一片拼圖都對食物有反應。我們吃的食物會抵達細胞，身體裡最小的單位。你可以選擇慢慢摧毀你的細胞，或是聰明地用富含脂肪的飲食來保護與照顧細胞。

我們來做一個簡單的想像遊戲：把身體想像成一個巨大的整體，一個由上百萬個細胞組成的完美個體。細胞的每一個迷你單位都需要脂肪做為細胞膜和組成細胞不可或缺的構件，就像你和廚房裡散發香味的羅勒葉，還有森林裡松鼠，全都需要呼吸一樣。身體每一個生氣勃勃的細胞都渴望著脂肪，但是很可惜，大多數人聽不到脂肪絕望的呼救。如果你有規律地替細胞「上油」，你將打開全面療癒的大門。健康的細胞越多，身體也就越健康。

每個人都可以用優質脂肪修復身體。你懷疑這句話？你的價值比不上你的車嗎？我曾經很訝異，有人連眼睛都不眨一下，就把最好的機油倒進愛車裡，價錢多寡完全不在乎。每個腳踏車車鏈、每具電動馬達都需要合適的油才能運作。但是說到身體這座馬達，我們常常草率、漫不經心，一天一天地得過且過。不少人堅信平淡無味的低脂食品，或者拿劣質脂肪澆灌在自己的細胞上。總有一天馬達會運轉不順的，身體會一次一次地「熄火」、「跳電」，所以一次感染會引發下一次感染，可怕的慢性病怪獸就在一旁伺機而動，或是讓專注力、記憶力、好心情變得每況愈下。低脂飲食會導致健康的指揮艦橋叛變。無論是哪些新聞讓你眼花撩亂，無論你被「健康的低脂」這句話洗腦多少次，現代的科學證明：脂肪不是禍害，而是救贖，上百萬人可以從脂肪的療效獲益。

關鍵在於脂肪的品質，以及每天抵達胃中的其他「食物」。聰明挑選出來的優質脂肪是完美的燃料，並且有獨特的能力修復細胞，並治療整個身體。你可以利用脂肪大力影響你的健康，效果會超出你的想像。脂肪不僅讓人變苗條和聰明，還會讓人快樂，甚至性感。有證據顯示，脂肪可以保護我們不受心臟梗塞、腦溢血、糖尿病、失智症和癌症的侵襲。不只如此。**脂肪除了可以預防疾病、緩解疾病之外，還可以治療疾病！因此脂肪也是我治療方法中**

一個基礎。

希望你讀完這本書以後，你會迫不及待地把數油花的無趣舉動拋在腦後。因為這本書不只是對脂肪的愛情宣言，它也會給你有根據的指引，告訴你如何逐步增進健康。沒有健康，一切都是空談！但是老實說，大多數人都忽視健康。我們通常覺得自己百病不侵，然後一如既往地過下去，直到不知不覺中讓麻煩的疾病在身體裡坐大。這一切都從想法和被我們評斷為「事實」的東西開始。犯錯乃人之常情，而且生活中處處有危險。這句話沒錯，但是缺乏脂肪特別危險。為什麼會出現這個致命的錯誤評估呢？

健康的脂肪不是平白無故從生活和你的盤子裡消失的！幾十年來，「專家」以及飲食準則把脂肪妖魔化，經年累月地對大眾洗腦，讓「邪惡脂肪」的謠言成果豐碩。過去幾十年來有上百萬人依照這個錯誤建議攝取低脂飲食，不僅為身體帶來災難，並造成健康醫療系統的相關支出爆炸。健康的脂肪被踢下餐桌，加上精製碳水化合物和糖大量進駐，全世界的人越來越胖，越來越不健康。雖然科學研究已經為脂肪平反，飲食準則的訂定卻跟不上研究的步伐，健康諮詢機構即使每天宣導，還是很難改變大眾的飲食習慣。

對脂肪的詆毀只植基於一個研究者的一個模糊假設，而這個假設建立在科學的細沙上。我在書中會跟你講述這段故事。我在很久以前的無意之間得知脂肪療效的祕密。那是我在萊比錫讀醫學系的前幾年，在東西德統一後。如果你認為我是在課堂上聽過預防醫學、營養科學或是脂肪療效，那就錯了。實際上，我在大學裡沒有聽過關於營養或是預防醫學的課。醫學系的學業就跟德國的健康醫療體系一樣，主要以疾病為導向。在我看來「疾病系統」幾乎就是健康醫療體系的代名詞。醫學系學生苦讀解剖學、生化、生理學和自然科學，還要研讀人類疾病、主要症狀、如何從藥物治療和手術治療做出診斷和決定治療方式。很可惜我在眾多課堂中沒聽過整體健康的意義，具體來說，就是如何讓一個人從小開始健康一輩子。

在那段時期，主流意見不斷強調低脂肪高碳水飲食的好處。當時我的飲食習慣也跟現在不同，也就是攝取明顯「低脂」的食品，和大量被誤以為健康的碳水化合物。這跟我童年的飲食習慣也不同。那時候從沒有人厭惡脂肪。我青少年住在法國的時候以及就讀大學期間，都是將脂肪當成好朋友而不是敵人。但是在不知不覺中，麥片、玉米片、五穀雜糧、夾了配料的麵包和巧克力，逐漸成為我每天的最愛。優質脂肪？不見了。低脂高糖飲食正好跟現代營養醫學用來預防和治療癌症和慢性疾病所推薦的飲食完全相反。我過去也走上了主流倡導的低脂飲食之路，但也隱約感覺到這條路並不會引領我們走向健康。

直到某年十一月某個寒冷徹骨的夜晚，在大學上完一整天課之後，我在萊比錫市中心迂迴穿梭，細細的雨絲穿透我的薄外套，讓我非常不舒服，腳也慢慢凍成冰塊。由於我學生時代的小房間並不是特別禦寒，只有一個不是很可靠的煤爐，在這樣凍人的夜晚，我有時候會去暖氣十足的公共場所取暖，並把這件事當成祕密的愛好。那天晚上我臨時起意溜進轉角一間老舊的小電影院裡，節目單上是一部好萊塢電影。這個晚上，我對健康和脂肪的看法徹底改觀。這部電影叫做《羅倫佐的油》（Lorenzo's Oil），由蘇珊・莎蘭登和尼克・諾特主演。電影改編自真實故事，敘述一個到現在仍不普及也沒有得到應有重視的主題：用脂肪治療。小羅倫佐羅患一種罕見且無法治癒的病，醫生診斷沒有機會活命，只能眼睜睜等待死亡到來。醫學放棄了這個小男孩，幸虧有父母和有遠見的科學家大膽抗爭，終於成功緩解了這個絕症，而且單單透過當時還是理論的一種特殊混合油來治療。羅倫佐的命運翻轉了，從類似昏迷、逐漸衰弱的狀態，一直到症狀緩解；他甚至還多活了許多年，打破所有統計數字。

在這個電影院的十一月夜晚給了我第一個也是最重要的啟發，讓我思考把脂肪當作藥物的可能性，「用脂肪治療」的想法慢慢在我心底燃起火苗。我逐漸了解到，脂肪被人無辜地當成代罪羔羊，同時也開始猜測，損害國民健康的罪魁禍首另有其人，也許是精製的碳水化合物？但是當時我還沒有真正的認知，也沒有科學的證明，不知道脂肪對健康有多麼關鍵。自從這件事以後，我想了解世人對脂肪的詆毀是如何產生的。這成為了我的動力，以開誠布公、不帶偏見的態度分析脂肪，做各種各樣的研究。動機一直需要一個真正的誘因，而這個誘因對我來說很強烈：我想找出脂肪的真相和療效。而我多年的研究結果證實了當時的推測。脂肪可以用來治療！

本書提供你最新的研究結果，教你如何區分「優質脂肪」和「劣質脂肪」，因為只有好的脂肪能治療疾病，壞的脂肪會要人命。你會見識到讓人不知該如何是好的膽固醇，以及流傳甚廣的膽固醇謊言，這個謊言讓我們幾十年來忙得團團轉。你會成為植物油大師，這個主題很重要，因為植物油看起來無害，它的神聖光環卻常會誘使你做出不健康的決定。脂肪可以改變你的生活，並且可以對抗從頭到腳的疾病，從普通的青春痘到牙齦發炎，從心肌梗塞、糖尿病、失智症到癌症，我在書中都會一一介紹。本書不僅會改革你對脂肪的態度，也會教你輕鬆更換日常用油。唯有如此，你才能親身體驗到脂肪比你想像得還要健康。所以我百分之百相信，每個希望過健康生活的人都應該讀這本書，並且親身實踐！

二十多年來我已經用我的療法治療過上千人。其中重點是將每個人視為全面的個體，並把焦點放在注重脂肪、抗炎和對腸道有益的飲食上。在我的門診、諮詢、講習和演講中，我的方法已經幫助過無數人。我絕對不會忘記那些曾在最嚴重的慢性病上接受過我的幫助而心存感激的病人，是他們鼓勵我寫下這本在心中醞釀多年，並對我意義非凡的書。這些病人的健康狀況因為脂肪而有了改變，這個不爭事實對我來說是一個巨大的動機，並讓我有深深的滿足感。當健康的脂肪在體內發揮出第一個效果時，大多數人會非常驚訝，他們會自問，為什麼這麼長時間以來都放棄了如此完美的能量？一位罹患嚴重風濕病的患者送我一句話：「我相信油的力量！」他每天早上身體僵硬，關節疼痛，幾乎無法下樓，但在治療幾個星期後卻能昂首闊步地拾級而下，這在之前幾乎是不可能。這只是無數感人例子的其中一例而已。

自從我貫徹運用脂肪的療效後，驚人的成功結果讓我心底油然升起一個深切的願望，希望能收集這方面的知識加以整合，並傳授給讀者。如果你在生活中落實書中建議，不論你現在的健康狀況如何，都會在短時間內實質感覺到自己比現在更健康，你和家人的永續健康目標將指日可待。

親愛的讀者，我很希望本書能大大擴展你和你所關心的人對現代飲食和身體健康的了解，而且我衷心期盼這本書能成為你通往健康未來的關鍵鑰匙。希望現在你也隱約感覺到，這是完全篤定的。

安娜・傅雷克醫師

第1部

脂肪新真相

談談這個被錯怪的營養成分

第1章 讓我們生病的脂肪謬論

人類有好幾個世紀相信太陽繞著地球轉，一直到伽利略才證明了相反的論點，但是他無法說服當權者接受這個事實。如果我想起脂肪在菜單上所扮演的角色，我也有點類似的感覺：雖然相反的事實早就獲得證明，低脂教條還是頑強地堅持了好幾十年。脂肪不會讓人變胖，而且脂肪**不是**不健康的。但是脂肪妖魔化已經成為「事實」，在我們的腦袋中生根茁壯。長久以來，我們已經聽過太多關於脂肪的無稽之談，而且內容很令人信服，很煽動。低脂教條不僅在我們被洗腦的想法中作怪，很可惜也一直存在於醫學的指導方針裡，為健康與醫療體系帶來致命結果。為什麼脂肪幾十年來會受到這樣猛烈的攻擊呢？

健康上錯誤的假設和教條如何危害健康？我們為何受到錯誤的教條桎梏？

關於這個「嚴重」錯誤的故事，讀起來像是一部偵探小說，事實叫人震驚，難以置信。故事開頭是兩個向世界大聲宣揚並竭力捍衛的命題：脂肪會讓我們肥胖，尤其是飽和脂肪會讓心臟生病（你馬上會得知種種細節和命題錯誤！）。對很多人來說，這兩道命題一直到今天仍然是營養醫學中的自然法則。但是它們老早就被推翻了！想要反駁這個已有根基、被人銘記、看起來又真實的「自然法則」實在是艱難的長期抗戰。為此我們必須了解，為什麼科學家會接受並捍衛一個沒有證實的假設。科學界怎麼會出現這樣的錯誤？這段故事很長，我必須從頭說起。

首先要對科學論文有幾個基本認知，尤其是針對營養科學。科學論文一直建立在想法、假設和想像上，必須受到證明或反駁。科學家的基本義務就是一直對自己的想法保持批評探究的態度，並接受反證。低脂教條的故事告訴我們，這個簡單又重要的科學研究原則被人踐踏在腳底。為什麼會這樣？營養科學的問題在於人類的生物學和營養生理學高度複雜，而且食物也不僅只是所有養分的總和以及幾個卡路里。每種學科都不是十全十美，也不是每個美其名為「研究」的研究都有琢磨得很完善的方法、無瑕的分析和牢靠的研究架構。多年來我必須學習並且不抱幻想地接受，在營養科學裡找到獨立和客觀的研究非常難。我的感覺是，研究架構常常是「針對結果」而設立的，這表示，它們的目標在於證實一個受到期待的結果，而且也有證明顯示，研究所得到的經費也會影響到結果。[1]營養學的另一個問題是所謂針對特定族群的觀察研究。觀察族群從方法學來說基本上很薄弱，難以得出普遍有效的結果。人口研究（population studies）只能顯示出**關聯**，也就是一個相互關係，但是不能區分原因和結果。儘管如此，人們還是常常在缺乏可靠數據下採用這個結果。這些結果在不少情況下會被過度放大，用顯眼的標題出現在媒體上，然後被消費者當成事實吞下去。

被忽視的科學研究

我會介紹低脂教條的發展故事，但是在形成低脂教條的同時，也有出版著作認為脂肪對健康有正面效果，但卻不被重視，原因不明。如果翻開歷史和人類學文獻，我們會發現一些關於原始民族飲食方式值得重視的報導。報導裡揭示：飲食中脂肪的比例越高，健康情況看起來就越好。

在二十世紀初期，哈佛大學的人類學家史蒂凡森（Vilhjalmur Stefansson）已經做了一個值得注意的實驗，他在加拿大的北極區跟愛斯基摩人一起生活了幾個月。他是這些愛斯基摩人第一次遇見的白人。他跟他們學習釣魚和打獵，研究他們的生活及飲食習慣。愛斯基摩人幾乎只吃海豹和鮭魚肉，以及春天偶爾撿到的幾顆蛋。史蒂凡森後來描述，蔬菜等綠色植物比較像是「鬧飢荒」時盤子裡的食物。雖然愛斯基摩人在冬季幾個月幾乎生活在黑暗裡，研究者聲稱，他們是他一起生活過的人當中最健康的一群。[2]研究者觀察到，愛斯基摩人把肥美的魚和肥肉當成寶藏，瘦肉會拿去餵狗。今天的我們會從菜單上挑選低脂的雞胸肉和沙拉，使得這則軼事聽起來更令人獵奇。

哈佛大學生化和營養學教授喬治．曼（George Mann）在一九六〇年代和團隊研究非洲馬賽族（Massai）時也得到類似認知。喬治．曼很好奇，因為他聽到馬賽族幾乎只攝取血液、牛奶和肉，也就是動物性脂肪。他在論文裡描述，馬賽族傾向把蔬菜水果視為牛的飼料，而不是人的食物。雖然馬賽族很偏食，而且也攝取特別多脂肪，但是研究小組在受試者身上測到的血壓和體重無懈可擊，他們也沒有代謝的疾病。如果脂肪不好的命題完全正確，那麼馬賽族不是應該都得到心血管疾病嗎？喬治．曼的研究團隊正好證實了相反的論點。更有甚者：沒有一個接受測試的馬賽人罹患糖尿病或是癌症等慢性疾病。

好的科學跟好的政治一樣，一直需要批判性問題和討論。雖然史蒂凡森和曼教授兩人在當時都是受到認可的科學家，他們早期的觀察研究還是顯露出某些薄弱之處，儘管如此，我們依然不能無視這些令人印象深刻的報導。其實只消一個問題就可以將科學界搖醒：為什麼攝取被認為是不健康的脂肪還能如此健康？營養學專家是不是真的忽略了什麼？幾十年來大家都無視於「脂肪沒有害處」這件事？真的可能嗎？

認知偏誤和計算卡路里

顯然我們「看錯」了一些事情，因此在這裡要進一步探究卡路里的計算方法。「所有卡路里都一樣！」這個流傳世界的謬論奠基於簡單的物理原則。每個食物都被賦予一個熱量，可以釋放出一定數量的能量。用另個方式表達：從可樂、堅果或杏仁燃燒的一百個卡路里，會在身體中釋放出等量的能量。但是這裡忽略了食物所具備的其他特性，因為來自花椰菜或是來自糖霜卷心麵包的能量並不是沒有差別。但是我們花了很長一段時間才了解到這個區別。

計算卡路里是從二十世紀前半期，美國為了對抗突然大量湧現的心血管疾病開始的。心臟病的死亡人數高得驚人，讓媒體、大眾、科學界和政治界大為緊張。為什麼死亡人數突然暴增？在尋找答案時，人們發現了一個有趣的地方：十九世紀末期，美國人的飲食習慣有了很大的轉變。以前盤子上只會出現沒有加工過的當季地區性食物，沒有硬化或是加工過的脂肪。二十世紀初期開始，首次有提煉過的植物油和硬化的油如乳瑪琳，以及一大堆新型包裝好的半成品食品誤闖餐桌，這對健康帶來的影響不可小覷。儘管對脂肪有再多的好感，在這裡也要嚴格區分：健康的脂肪可以保護並治療身體，也有不好的脂肪，它們是健康的殺手。這些「新油品」和食物成品在當時屬於新興食品產業，這個產業才剛站穩腳步。例如，人們在那段時期第一次從棉花籽工業大量產生的廢棄產品中製造出可食用的油，也就是棉花籽油，它在加工前無法食用。但有趣的是，在這段對「心臟病」恐慌的時期，學術界和科學界沒有人想到要嚴格檢視這些提煉過，並部分硬化的植物油在心血管疾病上所扮演的角色。反而是計算卡路里的想法進駐人們的日常生活，而且還牢不可破，加上幾個勤於拋頭露面的捍衛者，如佛德列克．史戴爾（Frederick Stare）博士，哈佛醫學院營養學院的院長。對他這樣一個頗具影響力的學者來說，食物本身不會讓人肥胖或是讓人苗條，關鍵只在於食物分量。他相信的原則是：「卡路里都一樣，不管什麼食物來源。」

德國訂定營養準則的機構裡，也有很多學者和理事會受到熱量計算的影響，所以這個想法也進駐大學的課堂，以及主導健康政策機構的指導原則和建議中。計算卡路里逐漸為人重視，成了教人如何維持體重的理論，醫生推薦病人呆板地計算卡路里。因此，脂肪和它的高卡路里（能量密度）受到攻擊。從現在開始要不計一切代價地避開脂肪，要精準地拿起刀，切開魚或是肉的肥肉。超市裡都是用鮮豔顏色標示的標籤：低脂、低熱量。

幾十年來，計算卡路里幾乎像是自然法則，而且根本就成了「事實」。一個幾乎沒人懷疑的事實，卻有一個大問題：它在科學上再也站不住腳。因為科學早已證實，我們身體對主要營養脂肪、蛋白質和碳水化合物的處理方式不同。儘管卡路里比較高，脂肪不必然會讓我們肥胖。脂肪的卡路里跟糖的卡路里在身體裡的代謝方式不一樣：脂肪會刺激新陳代謝，不會引起血糖的波動，也不會造成胰島素的持續反應。脂肪是美味的載體，它讓食物糜緩慢地通過胃腸消化道，給我們舒服的飽足感，並能減少我們一天內吃的食物。相反的，含有高糖和高密度碳水化合物的食物會促使胰島素反應，並驅動脂肪細胞囤積更多脂肪。[3]所以是過多的糖讓我們肥胖，而且我們攝取的食物並非無關緊要。

但是在計算卡路里的年代，提醒大家注意的聲音未能廣為流傳。有名望的學者阿爾菲德・潘寧頓（Alfred Pennington）博士早在一九五三年於著名的《新英格蘭醫學雜誌》（*New England Journal of Medicine*）中提出論證，體重過重是因為碳水化合物的荷爾蒙效果所造成的，因此可以藉由減少攝取碳水化合物來治療，不需要擔心攝入的脂肪。這個劃時代認知在當時已經跟計算卡路里的理論背道而馳，但是它發表出來後卻石沉大海，沒有引發迴響。

直到今天，人們都還會有「我要算算卡路里」的強制想法。幾年前我出版第一本書（食譜）的時候，我就沒有在上面標示卡路里。那個時候我還沒有意識到，人們已經被計算卡路里嚴格制約。你老實問一下自己：看一個食品或食譜時，你最先會看哪個地方？第二個地方會看哪裡？沒錯，就是那些愚蠢的卡路里！許多對卡路里念茲在茲的讀者讓我明白，放棄這些數據的時機還沒到。為了不讓讀者傷腦筋，我乖乖地在接下來的幾本食譜中又列上了卡路里。我們還需要一段時間，直到大家有共識，對事情比較有不同的看法，並等到主流也開始傳播，飲食關鍵在於把重點放在簡單未加工處理過的食物上。我們吃的食物如果是經過聰明選擇不偏廢脂肪的食物，是不需要計算卡路里的。我現在很期待這一天到來。至少現在看到很多人對卡路里教條產生動搖，科學家也開始大聲批評，這令人安心。

低脂教條的形成跟計算卡路里密不可分。這個「大條的」錯誤是一群愛炫耀、有野心和狂熱的科學家，他們草率地運用短視的數據，並倉促做出結論。這讓政治機關陷入恐慌，想做些什麼來對抗快速成長的心血管疾病和體重過重，也讓政治家得到不正確的諮詢，以至於引用錯誤的指導原則，更是讓食品工業上錯車卻很開心。藉著人們對卡路里和脂肪的恐懼，食品工業一直在發大財。為什麼會產生這麼嚴重的學術錯誤呢？

通往地獄的高速公路

低脂教條形成主要歸咎於一個有野心的學者，也就是「低脂是健康的」和「壞脂肪對心臟有害」假設（diet-heart-hypothesis）的精神之父安瑟爾・基斯（Ancel Benjamin Keys），他是明尼蘇達大學的生物學家和生理學家，懂得運用目標明確的研究、卓越的說服力和極致的果斷力取得勝利。他將野心和頑強的個性灌注在前面提及的兩個命題上：脂肪讓人肥胖，而肥胖讓心臟生病。妮娜・泰柯茲（Nina Teicholz）在她的《令人大感意外的脂肪》（*The Big Fat Surprise*）一書裡，詳細描述了基斯的人格和科學上的謬誤。[4]身為名人的基斯表現出堅定不移且獨特的魅力，所以我們不會訝異基斯改革了科學界，並且說服媒體、政治家、科學家以及食品工業的決策者相信他的假設。批評基斯的人終其一生都指責他不是真正的「營養學家」，他卻以雷厲風行的速度攻占了營養學研究的頂尖地位。很可惜，他的第一批研究就已經顯示出狹隘學術論文的跡象。例如他的（飽和）脂肪會引發心臟病的命題，是從一個迷你研究的數據推論出來的。更糟糕的是，基斯只調查了一天的飲食記錄。我們進一步來探究。

基斯熱愛旅行。他和太太瑪格麗特（一位醫療技術人員）一起走遍了南歐。基斯覺得地中海地區少有心肌梗塞的病例很特別。我們必須知道：二次大戰後的歐洲處於受災狀態，基礎建設被破壞殆盡，即使戰爭已經結束好幾年，還是有食物短缺的情況，並且出現饑荒。在基斯和他太太在戰後去過的義大利和希臘，那裡缺乏足夠的食物。基斯因此導出一個結論：缺乏昂貴的肉類食品和雞蛋，也就是食物缺少飽和脂肪和膽固醇，是當地人較少出現心肌梗塞的主要原因。基斯和瑪格麗特為此測量了一個實驗小組裡面三十個男人的血清膽固醇數值，還做了心電圖，另外還看了一眼他們的飲食習慣：一些穀物，浸泡在橄欖油裡的蔬菜，乳酪製成的發酵奶製品和水果。只有極少數的人吃肉，「除了非常富有的一小群人以外……」。[5]這個迷你研究充滿了瑕疵：測試人數很少，缺乏測量飲食可靠有效的方法。此外，心電圖沒有異常不能證明沒有心臟病。雖然如此，基斯還是信心滿滿地寫道：脂肪是心臟病的原因。他的結論是：放棄飽和脂肪例如肉類的脂肪，能保護我們不會心肌梗塞。但是基斯忽略了一個很重要的事實：在二次大戰期間以及戰後很少有高糖和高碳水化合物食物。除此之外，當時的人們有繁重的體力勞動並且勤於活動。基斯的分析中完全沒有考慮這些。我必須說，基斯一定沒看見受試居民在咀嚼乳酪時的喜悅。乳酪也是不容忽視的（飽和）脂肪來源，但是基斯很有技巧地忽略了所有不能支持他的命題的結果。[6]從這些薄弱的數據中，基斯做出第一個關於低脂飲食的總結。這還不是這位科學家犯下的唯一失誤，但是他總能成功地引起當時學界和媒體的注意。

基斯在一九五〇年代將脂肪推上被告席，並判定它有罪。當時世人已經知道愛斯基摩人的飲食習慣，幾乎也在同時研究馬賽人的飲食習慣，但這兩項事實都沒有受到重視。只有計算卡路里激起了科學家和醫生的興趣。基斯和他的命題來得正是時候。他還將自己的執著應用在其他研究上。他當時大力鼓吹「飲食脂肪假設」乃根據所謂的七國研究數據，雖然調查人數超過了單薄的三十個受試者，還是暴露了幾個令人不安的細節：在這個研究中，他觀察心血管疾病的出現、死亡率和脂肪的攝取。有趣的是，聯合國的糧食農業組織和世界衛生組織WHO一共提供來自二十二個國家的大量資料給基斯做這個「研究」。為什麼二十二國的數據最後裁剪成「七國研究」？真是令人起疑。很可惜，基斯選擇了正好是他認為最能支持他「低脂想法」的國家，他精確地挑選出那些有高心肌梗塞發病率和有高脂肪飲食的國家。[7]基斯使用了扭曲事實的混合數據，能找到脂肪和心臟病的「直接關係」也不足為奇，他還乾脆刪去反駁命題的其他國家數據。只有這樣，才能產生在他看來有邏輯的結論：脂肪讓我們生病，特別是食物中的飽和脂肪會引起心肌梗塞。荒謬！

美國總統心臟病發作改變了世界

一九五五年九月二十三日對基斯來說意義非凡。因為在這一天，美國總統艾森豪嚴重心臟病發，這是他第一次心臟病發作。總統接受私人專屬醫生，也就是心臟科醫生保羅・懷特（Dr. Paul Dudley White）治療。基斯已經跟懷特醫生有好幾年的私人交情。據報導，懷特醫生曾跟基斯夫婦一起出遊，旅行期間基斯一定成功地讓御醫相信他的低脂假設。[8]懷特醫生在總統心臟病發作的第二天就舉行了一場記者會，他用權威的聲音推薦美國人民一種有益心臟健康的生活方式：重點不只在於減壓、戒菸，飽和脂肪和膽固醇才是心臟病的罪魁禍首。低脂教條引發了迴響，甚至得到總統私人醫生的重視。接下來幾年，艾森豪總統成為上層階級中頑強的脂肪反對者和重視飲食的狂熱分子。他以近乎宗教的虔誠，嚴格避免含有飽和脂肪的食物，而且一頭栽進多元不飽和脂肪和乳瑪琳的世界，這些食品在這段時期也攻占了市場。他恪守控管脂肪的原則，直到一九六九年死於心臟病發。[9]

艾森豪總統的第一次發作，加上他的私人醫生重視低脂命題，讓基斯的論點在媒體上發酵。基斯利用人脈和逐漸擴大的影響力，把目標指向美國心臟協會（American Heart Association, AHA）。一個以前看起來不顯眼的協會，在二十世紀發展成一個有影響力的組織，它的組織方針深深受到出資者影響。令人憂心的是，AHA在一九四八年快速崛起，成為一個有勢力的機構。在這一年，寶鹼公司（Procter & Gamble）捐了一千七百萬美元給這個小協會。即便在今天，AHA每年還是收到數百萬美元的捐款；它會替加工過的食物蓋上一種檢驗標章。有這個標章的食品裡面常常能找到不同形式的糖。[10]

具有影響力的《時代》雜誌在一期封面上刊出基斯穿著白得發亮的實驗室工作袍照片。他被譽為「二十世紀最具影響力的營養學專家」之一，「膽固醇先生」擄獲了媒體的關注。雖然他不是「真的」營養學專家，也從未證實飽和脂肪酸和心肌梗塞之間的因果關係，只是發現了一種關聯而已，基斯在這個領域卻是以勝利者身分出線。社會大眾團結一致支持他，許多科學家也加入他的陣營。人們相信他的理論，卻沒有追根究柢。直到現在，我們還在為此付出代價。犯錯是人性，我們每個人一生中都會犯下無數個錯。但是基斯的問題在於將脂肪汙名化，對現代工業國家的人民健康造成了巨大影響。

在那年代，誰大聲誰有理

早在一九五〇年代初期就有學者對基斯的大膽登台有所懷疑和批評，例如加州大學柏克萊分校的統計學教授耶魯夏米博士（Jacob Yerushalmy）和當時紐約州營養官員席勒博（Herman Hilleboe），他們的研究都強烈反對低脂命題。這兩位頗具聲望的科學家在一九五七年把被基斯刪減成七國的所有二十二國數據拿去做獨立分析，得到一個結果：食物中的脂肪和心血管疾病之間**沒有任何**關聯。[11]論文引起了注目，但是基斯對它嗤之以鼻。這是誰大聲誰有理的時代，基斯和他的信徒把與他們唱反調的論文貶為「缺乏足夠的科學證明」。他們總是能找到看似合理的原因來詆毀這些反面論點靠不住。[12]另類研究的結果因此被否定、錯誤詮釋、誤解。

五〇年代末期開始了幾項大型的營養研究，而且是專門為了支持低脂教條而設計。直到最近，人們才開始以批判態度來分析這些研究結果。最新被攤在陽光下的細節引起一片譁然。這些曾受到各方讚揚的研究中，沒有一個研究真的能證明，少攝取一點飽和脂肪能避免心血管疾病和延長壽命。「邪惡」脂肪的「事實」搭建在沙土和豐富的想像力上。矛盾在於，這些研究被用來證實基斯的假設，例如一九六九年的洛杉磯老兵研究。這個研究調查了一所養老院裡的男性。一半受試者用植物油取代奶油、牛奶和乳酪中的飽和脂肪，另一半受試者攝取一般有飽和脂肪和動物性來源的食物。結果顯示，「植物油組」的膽固醇下降。更讓人印象深刻的是，與對照組相比，心肌梗塞的病例也下降了。結果聽起來很好，卻有許多細節令人擔憂，因為「植物油組」出現更多非心因性的死亡病例，例如癌症。[13]更多癌症死亡病例出現，這很危險吧？可惜當時人們只把注意力放在飽和脂肪對心臟健康的影響上。這個研究雖然受到讚揚，結論卻被簡化：減少飽和脂肪能降低心臟病風險。這聽起來好多了，比較符合當時的主流意見。

一九六八年的芬蘭心理醫院研究（Finnish Mental Hospital Study 1968）也不斷被炒熱，用來破壞飽和脂肪的名聲。那裡也比較了兩組有不同飲食習慣的人。被隱瞞不說的是：兩組間的差異在統計學上不顯著，而且被測試的小組並不穩定。[14]常被引用的一九六八年奧斯陸研究的結果也同樣不能令人信服。四百一十二位有過心臟病發作的中年男性在研究中被分成兩組，一組的膽固醇雖然降下來，但也顯示出，飲食中含有較少飽和脂肪對突然死亡的數字沒有影響。[15]還有一個研究也值得一提：一九八二年美國多重危險因素干預試驗（U.S. Multiple Risk Factor Intervention Trial）調查超過一萬兩千名男性的飲食習慣和死亡率。研究結果多次公開過：在少吃飽和脂肪酸和膽固醇那組，心臟病病例減少的程度微不足道。但很重要的是，死於其他疾病的比例比心臟病高出很多倍，但是卻幾乎沒有被報導。[16]媒體上只出現粗大的標題：「較少心臟病！」

有憑有據的評論逐漸銷聲匿跡

初期甚至有嚴厲的譴責，例如來自現代脂肪研究之父佩特．艾倫斯（Pete Ahrens）博士。艾倫斯在一九五七年已經對低脂狂熱採取明確的立場：如果一個沒被證實的假設被宣布為事實，那我們應該要追根究柢，是否有別的解釋可以說明這個現象。他是少數幾個懷疑穀物、雜糧、麵包、麵條和糖裡的碳水化合物會引起體重過重以及慢性退化疾病的研究者之一。艾倫斯的預言說對了：低脂飲食會造成人們不由自主地吃進大量的糖和碳水化合物。[17]

還有其他低脂假設的批判者，他們不僅懷疑這個假設，也逐漸對低脂支持者的僵化腦袋絕望。其中有一位來自倫敦的約翰・尤德金博士（Dr. John Yudkin），他在論文中質疑天然脂肪會阻塞動脈，反而認為糖才要為心血管疾病和慢性病負責。他在一九七二年出版的暢銷書《純淨，白色且致命》（*Pure, White and Deadly*）中勇敢地鼓吹低糖和低碳水化合物的飲食習慣。然而尤德金的論文和艾倫斯的命題都和當時的營養意識形態水土不服，兩位先知的事業甚至因此受到影響。

批評者的反對意見曾經出現過，但是在主流看法下逐漸消聲匿跡。

健康的墓碑——飲食金字塔

現在我們可以舉起食指，把過錯全部歸咎給基斯，是他對脂肪發起不公正的出征，造成人類史上最嚴重的體重過重現象和慢性退化疾病大爆發。但是，基斯和其追隨者誤導群眾的錯誤假設只是學界而已。當政治家也跳上這列低脂列車時，就替這個悲劇寫下了黑暗篇章。低脂命題在沒有得到良好諮詢的政治家腦袋裡生根，悲劇就等於是制度化了。

一九七六年，美國專門委員會讓尼克・莫騰（Nick Mottern）一個人為全美國民制訂第一部國家普遍適用的營養準則。誇張的是，莫騰並沒有醫學和營養學的專業背景，他是記者，對流行病學的理解粗略沒有深度。他缺乏閱讀研究結果的經驗，以至於不能發現研究中的缺點。這對醫生而言有時候也挺困難，但是他還做了一件造成嚴重後果的事：沒有聽取不同專家對營養和健康方面的不同立場，只採取了一個人的意見：哈佛大學營養學教授馬克・赫特史戴特（Mark Hettstedt），而他是低脂教條的忠實信徒。莫騰就在他的影響下整理出那份準則，將低脂教條正式訂定為美國國民的官方營養建議。他建議將脂肪從總卡路里的百分之四十降低到百分之三十，飽和脂肪量減少到最多占卡路里的百分之十。相對的，碳水化合物的比例則提高至百分之五十五至百分之六十。[18]

從狹隘的資料裡推論出給幾億人使用的營養建議，脂肪就是這樣被送上了政治的斷頭台。原本要用來遏阻心肌梗塞、腦溢血和體重過重等問題的低脂教條，卻正好讓這些問題惡化。沒有科學家可以確定，低脂飲食到底要了多少條人命。

一個官方的飲食準則因此成了眾人的墳墓，一個熱情有衝勁的記者寫出來的建議，成了許多西方工業國家的準則，其中包括德國、奧地利和瑞士。準則裡指示，每個人都可以經由低脂飲食保護自己不會得到心肌梗塞和特定慢性疾病。要攝取很多麥片和穀物，水果和蔬菜。那個以碳水化合物為廣大基底，惡名昭彰的飲食金字塔所向披靡。脂肪呢？它被推到了金字塔頂端。到目前為止，脂肪仍然位居許多飲食金字塔上最渺小的頂端。脂肪是惡魔，碳水化合物是「健康的」基礎。所有人開始熱愛低脂。

全世界的低脂實驗宣告失敗

低脂熱潮讓食品產業出現巨大改變。如果食物沒有奶油可口的味道，飽和脂肪也被排除在外，那就需要一個可以提供味道的物質。解決方案：刪除味道載體飽和脂肪如奶油和豬油，改用大幅加工過的植物油和糖，或是用代糖來取代。新產品攻占了市場，它們乖乖遵守新的「健康準則」。人類健康並沒因此提升，反而快速惡化。這也難怪，因為我們經常食用高碳水化合物和高糖食物，而且越來越難罷手，這導致胰島素飆高，脂肪被囤積起來，刺激出強烈的飢餓感，新陳代謝放慢，而心血管疾病的祕密推手「低度發炎」則在加溫中。後果是體重過重、第二型糖尿病、心血管疾病，和癌症。

脂肪剛走下食品工業的舞台，糖在食品中的比例則快速上升。德國也一樣：在二〇一四／一五年，德國平均每個人消耗大約三十三．六公斤的糖。[19]據推測，西方工業國家的人民平均每天攝取相當於三十塊方糖的量。[20]很多人早餐享用的低脂水果優格，含糖量常常多於一瓶檸檬汽水。這裡的問題在於，特定形式的糖，尤其是果葡糖漿中的果糖，能特別迅速進入血液，並因此促成體重過重、胰島素阻抗、糖尿病、脂肪肝、心血管疾病和癌症。但是要加以區別的是，真實水果中的果糖被包裹在膳食纖維中，因此會緩慢地進入血液循環。

最新的數字和趨勢證實：人們的健康受到危害，低脂實驗全面失敗。

為脂肪平反

一九九九年，義大利學者亞歷桑鐸・梅諾提（Alessandro Menotti）公布了一項劃時代研究，將基斯七國研究中的所有數據重新做嚴格的分析。他仔細檢查所有的數據和食物類別，注意力不只放在脂肪上，然後提出一個非常值得大家重視的發現。[21]結果顯示，糖與心臟病的關聯要比脂肪還明顯高出許多。這是幾十年前的事了。但還要過一段時間，營養準則才會反映出最新的研究結果。

我們還必須明白一件事：食品工業也會大幅度影響建議和準則。二〇一四年在著名的《英國醫學雜誌》（*British Medical Journal*）公開的一份調查證明，負責公共健康的專家收受製糖工業和相關企業的研究補助、顧問酬勞和其他形式的資助。[22]這或許能解釋為什麼一些趨勢的發展如此遲緩：因為有嚴重的利益衝突。

目前也有讓我們稍微樂觀的理由：二〇一五年底，美國和加拿大把嚴格計算脂肪的愚蠢建議從官方準則中剔除了。[23]加拿大心臟及中風基金會（Heart and Stroke Foundation of Canada）也終於在二〇一七年的營養建議中判定脂肪無罪。恭喜！等了將近七十年，至少在科學家的腦袋中，對脂肪的惶恐和討伐終於結束。

第2章 膽固醇騙局

膽固醇也很邪惡？我們先來看看，膽固醇到底有什麼？膽固醇也叫膽甾醇（Cholesterol），是脂質類的建構物質，所有細胞膜的基本建材。它就像騎士盔甲中不可或缺的組成分子，牢牢掌握著細胞。它是細胞膜的守衛，支持或是鞏固細胞膜，調節它的滲透性，也就是流通性，不讓不受歡迎愛發脾氣的客人在細胞裡肆意妄為，也讓我們的皮膚像雨衣一樣防水。除此之外，膽固醇是一些重要物質的基礎，是一個大受歡迎的建構物質。大自然替我們設計的精妙身體可以用膽固醇來建構東西：消化脂肪的膽酸、女性的雌激素和男性的睪酮，還有腎上腺荷爾蒙，所謂的類固醇激素（Steroid hormone），用來調節壓力。不僅如此，我們還需要膽固醇來製造自體的維生素D。膽固醇跟脂肪一樣，並沒有外在名聲那樣邪惡，但也逃不過被圍獵的命運。

獵殺膽固醇

世人在討伐脂肪的同時，也開始獵捕膽固醇。幾乎每個人都瘋狂地測量血液中的膽固醇，做出歇斯底里的評估。在這裡我省略這個現象形成的細節，重要的是了解到，這樣的歇斯底里症狀一直到現在還在影響我們。同樣重要的是，幾十年前就有先知科學家不願意狹隘地緊抓著膽固醇問題不放。

例如艾倫斯博士，你應該還記得這位當時最重要的脂肪研究者。他跟大多數科學家不一樣，沒把注意力放在膽固醇上，而是放在更有可為的三酸甘油脂（Triglyceride）上。艾倫斯可以證明，三酸甘油脂比膽固醇更能預測心臟病的風險。[24]因此他要求應該考慮用三酸甘油脂取代膽固醇做為心臟病的指標。也是他將碳水化合物定義為心臟病的誘因，而不是脂肪。[25]

在低脂掛帥的年代，這樣的科學立場當然不受歡迎。儘管如此，還是有智慧的腦袋把這個重要認知當成小火炬傳遞給未來的研究。很慶幸，這點光芒從未消失。

改變世界的研究

弗雷明翰（Framingham）是麻薩諸塞州靠近波士頓的一個小城。一九四八年成為最大型人口研究的實驗場，實驗目的在揭開心臟病和動脈硬化的原因和風險。這個研究一開始時調查了將近五千二百名介於三十歲和六十歲的女性和男性，到了一九七一年，第一代受試者的孩子也納入研究，從二〇一六年開始，這個研究已經進入第三代。一九六一年的第一批結果像一道劃過天際的閃電，後果是把整個膽固醇當成預測心臟病的「可靠」標記。看起來，心臟病的真正元凶找到了：將總膽固醇推向高峰的食物會提高心臟病風險。醫生終於找到「那個」測量元素，從混沌不清的水窪裡釣出有風險的病人來。看來我們戰勝了無力感，但只是看起來，因為這個長期研究的結果令人茫然。在經過三十年之後，膽固醇並不像研究者原本所想得那麼有說服力，甚至有一半的心肌梗塞病人的膽固醇數值是正常的。看起來膽固醇並不是心臟病的可靠警報器。但是弗雷明翰研究的科學家和媒體幾十年來一直頑固地堅信自己編織的「事實」，立場不曾動搖，繼續把膽固醇和脂肪當成敵人。在這期間，每個家庭醫生、每個病人都相信膽固醇和脂肪是「邪惡的」，因此研究數據在一九八〇年代末期公開時反而無人聞問。長期研究的分析還發現一個不尋常的結果：膽固醇數值被壓得越低，死於心血管疾病的比例和總死亡率就越高。

這個數據應該非常值得重視，但是在當時的學術界卻幾乎沒有討論，也沒有發表在重要期刊中，顯然因為它與「低脂、低膽固醇」的理念格格不入。直到一九九二年弗雷明翰研究的一位主持者公開了一個重要結論：「飽和脂肪吃得越多，膽固醇越低。」雖然終於有人寫下了事實，但是這項重要認知還是與很多醫生和科學家失之交臂。因為這個新事實公布在一小篇社論上，而不是在大眾容易接觸到的出版品中。原本能向世界大聲宣告的典範轉移因此石沉大海。

扭曲事實和刻意隱瞞，讓弗雷明翰研究的正直批評者和參與者喬治・曼成為憤世嫉俗的人。他在二〇一二年去世之前曾說，他的批判為他的職涯發展帶來了災難。要把批判性數據刊登在知名期刊是不可能的，反對者陣營太堅強，也太有攻擊力。[26]

一天可以吃幾顆蛋？

在膽固醇的討論中，雞蛋是其中一個受害者，因為一個雞蛋裡就含有二百二十毫克的膽固醇。幾十年來的官方建議警告，每天吃超過三百毫克膽固醇就會提高罹患心臟病的風險。所以每星期最多只能吃三顆蛋，多吃就是拿健康開玩笑。雞蛋原本那麼受人喜愛，荷包蛋、炒蛋、水煮蛋、魯蛋……很多年來我每天都會聽到這些問題：「我可以每天吃蛋嗎？」「我們可以吃多少蛋？」

雞蛋不只有膽固醇。雞蛋是營養炸彈，有最高品質的蛋白質，大量的微量營養素如鎂、鉀、鈣、銅、鐵、錳、鋅、碘和氟、膽鹼、Omega-3脂肪（如果是放山雞的話），還有大量的維生素B群，包括維生素B_{12}、維生素A、E和K以及抗氧化劑如葉黃素。所有這些營養素都沒營養價值，甚至有害嗎？看一眼動物世界也能看出：一顆蛋能孵化出一個完整的生命體，這明白表示蛋具有更多價值，應該被拉下被告席。我們馬上會回到可憐的雞蛋上，因為研究工作為雞蛋聲討回它該有的名譽。

終止吃蛋禁令和實驗室表面文章

膽固醇幾十年來一直被負面新聞纏身。現在應該停止散播謠言了，因為膽固醇是營養醫學炸彈的神話早已被拆除了引信。身為細胞膜的核心建材，膽固醇是我們迫切需要的物質。

因為膽固醇對人體健康不可或缺，所以大自然讓我們不必倚賴食物來攝取膽固醇。在人身上，膽固醇只有一小部分是透過食物（內臟的肥肉、肝腸、蛋黃或是奶油）攝取，百分之九十可以在肝臟裡自行合成。就算是食用純粹植物性、無膽固醇的食物，人體也會製造我們所需的膽固醇量。大部分人天生調節膽固醇的功能運作完美。[27,28,29]食物中的膽固醇和血液中的膽固醇沒有太重要的關係。[30]我們大部分人可以毫無顧忌地享用雞蛋，或是其他含膽固醇的食物。[31]

但是出現了一個原則性問題：我們應該不顧一切代價來降低血液中過高的膽固醇嗎？幾十年來，人們簡略地區別「壞」膽固醇低密度脂蛋白（LDL）和「好」膽固醇高密度脂蛋白（HDL）。這種簡單的分類已經過時，因為現在要求將過去被稱為「壞的」低密度脂蛋白膽固醇和「好的」高密度脂蛋白膽固醇再做進一步觀察。較新的研究顯示，比如具有高密度脂蛋白值並非一如人們所設想，理所當然會有低心血管疾病風險，也不能降低動脈硬化風險。而「壞」膽固醇也有不同的兩面。

德國一直在追求的「理想值」是每分升血液中的總膽固醇二百毫克，低密度脂蛋白膽固醇應該在每分升一百六十毫克以下，高密度脂蛋白膽固醇在每分升四十以上。先進的預防醫學不願意單單依賴實驗室美化過的膽固醇數值。因為大家早已經明白，不計代價打擊膽固醇數值沒有意義，我們必須針對每個人的風險、家族病史、運動習慣、內在壓力和飲食有一套整體觀察。光是數值高不是致命原因。[32,33]

我們現在回到雞蛋。哈佛大學的科學家在一九九九年帶來令人印象深刻的數據。他們發現，雞蛋的食用數量對心血管疾病罹患風險沒有一丁點影響，無論是不吃蛋還是把太陽蛋吃到飽為止。但是在女性身上發現一種奇特的趨勢：蛋吃得越多，罹患心血管疾病的風險越低。[34]想不到吧！

建議：人體多餘的膽固醇可以輕鬆地經由腸道「排除」。在這裡推薦可溶性的膳食纖維如蘋果果膠，或是一天一至二湯匙的燕麥麩皮。膳食纖維像是對付多餘膽固醇顆粒的吸塵器。此外，它也會促進腸道蠕動，抑制膽固醇再吸收。多吃含有大量膳食纖維的沙拉、綠葉蔬菜和燕麥麩皮，即使吃了高膽固醇食物也不用擔心膽固醇過高。[35]植物固醇（Phytosterol）是動物性食物裡膽固醇在植物裡的對應物，它是植物油的天然成分，具有天然降低膽固醇的作用，因為這些物質都有類似的結構。特別是從胚芽榨取出來的油如小麥胚芽油富含植物固醇。（所以植物固醇也會被摻入降低膽固醇的低脂乳瑪琳內。每天植物固醇的分量可以用例如一茶匙沒有提煉（！）的小麥胚芽油來補充。）

低密度脂蛋白膽固醇只有壞處？

膽固醇的故事還沒結束，接下來更引人入勝。

大部分在你血管裡循環的膽固醇是在肝臟裡製造的。肝臟以葡萄糖形式提供身體能量，以及其他身體需要的「建構材料」和脂肪酸。在合成脂肪酸的過程中，肝臟會被刺激，用食物中的糖和碳水化合物來製造脂肪和膽固醇。膽固醇就會跟不同的脂肪，主要是三酸甘油脂，一起被輸送進血液循環。

肝臟處理得非常細心，就像一個嚴謹的包裝藝術家：它把脂肪包在一個特地為此打造的運輸船裡，那是個圓珠形、含有蛋白質的分子船「脂蛋白」（Lipoprotein）。因為脂肪排斥水，自由的脂肪分子會在血液循環中結塊，所以肝臟使盡全力製造這個精密的運輸船。最後，運輸船會被放進血管，就此踏上遠征的旅程。許多細胞正在等待由膽固醇和脂肪所構成的重要新建材。滿載的運輸船會在航行身體的途中，慢慢卸下富含膽固醇的脂肪，它們會變得越來越小，萎縮成**低密度脂蛋白**（low density lipoprotein）。船運公司肝臟當然也建造了運輸船，把細胞中多餘的膽固醇運回肝臟。**高密度脂蛋白**（high density lipoprotein）就是這個膽固醇艦隊中受歡迎的運輸船。

我們吃的食物在這裡扮演了一個角色：高糖飲食會提高低密度脂蛋白粒子的濃度。如果我們連續讓肝臟沉浸在能快速消化的碳水化合物裡面，尤其是果糖形式的糖，就會讓肝臟的負荷過重。最可怕的一種糖類是果葡糖漿，它充斥在果汁、蛋白質棒、甜點、水果優格和現成食品中。因此工業產品裡的果糖問題很大，它不像在水果裡一樣，被膳食纖維包起來。大量攝取工業果糖會刺激肝臟製造出過量的膽固醇產物（脂肪生成）。為了應付大量的碳水化合物和糖，肝臟被迫高速形成很多三酸甘油脂。因此，血液中三酸甘油脂提高也是一個很好的指標，顯示碳水化合物或是酒精的攝取過量。目前它也是獨立顯示心血管疾病的風險指標。

吃太多碳水化合物和糖會產生甲基乙二醛（Methylglyoxal），它是一種毒性物質，會讓高密度脂蛋白不穩定。高密度脂蛋白粒子會破碎，不再能把過剩的脂肪和低密度脂蛋白運回肝臟，交給肝臟分解和清除。當高密度脂蛋白的濃度以這種方式下降時，低密度脂蛋白的濃度會上升。身體本身知道甲基乙二醛有危險，所以通常會用酵素（乙二醛酶I）來反擊。但是酵素的活性會隨著年紀遞減，而且如果我們不斷將太多含糖食物或是能快速吸收的碳水化合物，例如精製的麵粉、白米、含澱粉的馬鈴薯或玉米灌進身體，身體自身的防護措施便會心有餘而力不足。[36]研究證明了，為什麼不是雞蛋和奶油，而是麵包和糕點，甜點和檸檬汽水會提高膽固醇濃度。如果我們只把表面上看起來危險的高膽固醇食物如雞蛋剔除，而讓菜單裡堆滿麵包和碳水化合物，膽固醇濃度的變化幾乎難以察覺。

大家熟知的基本原則是：血液中低密度脂蛋白數值高對身體不好，高密度脂蛋白數值高卻有好處。但事實不（再）是那麼簡單，因為認知有了改變。學界甚至把低密度脂蛋白分成大粒無害的和小粒惡性的。我可以說得更清楚一點：請把低密度脂蛋白想像成流氓家族，這個家族裡有白羊和黑羊。低密度脂蛋白家族裡的白羊是大顆粒、輕盈、靈活、水球式「蓬鬆的」低密度脂蛋白粒子，因為它尺寸大，懶洋洋躺在沙發上，做夢也不會想要多動一動，或是去攻擊動脈壁。低密度脂蛋白家族裡的黑羊：顆粒特別微小、非常緊密、結實、像高爾夫球。這個超級強硬的顆粒是真正「邪惡的膽固醇怪獸」，就像優質的黏著劑附著在動脈壁上。這個非常細小的低密度脂蛋白顆粒，專業術語稱為低密度脂蛋白微粒（small density LDL或s-LDL）是潛在的祕密恐怖分子，它們在血管裡瘋狂肇事，引起心血管疾病。

如果低密度脂蛋白微粒氧化，會變得極端危險。在這種形式下它們是壞人，堆積在動脈壁上，藉由招引免疫細胞刺激局部發炎，引起動脈粥樣硬化（Atherosclerosis）。它們是動脈硬化的主謀。它們像細沙慢慢滲入動脈壁，埋下心肌梗塞、中風，或是血管性失智症的引信。但又是什麼決定哪種低密度脂蛋白在身體內活躍呢？我們吃的食物。富含碳水化合物和糖的飲食會推動三酸甘油脂生成，提高低密度脂蛋白濃度，並降低高密度脂蛋白。[37]此外，多年來推薦的低脂高碳飲食會影響低密度脂蛋白粒子的大小，因此產生較多微粒、密度高的「高爾夫球」顆粒。[38]

脂肪要在這裡出場了！如果你擔心膽固醇過高，根據流行的建議降低脂肪攝取，可能就要冒上風險。這意味著你趕走的可能是「無害的」低密度脂蛋白，那隻白羊。也許檢查得到較好的數值，讓你產生安全感，但是這個紙上數值不必然預告了好結果。低膽固醇並不代表你有較好的膽固醇，高膽固醇也同樣不一定是疾病的指標。數據證明，那些從額外添加糖的食物中（果汁、水果優格、糖果、穀物、甜點和軟性飲料，或現成食品）獲取的熱量占總熱量百分之十到百分之二十五的人，他們死於心血管疾病的比例已經提高了百分之三十。[39]

吃越多快速消化的精製碳水化合物，就會把重量輕、顆粒大、「蓬鬆」的低密度脂蛋白推向死亡，培養出攻擊性強、致命的低密度脂蛋白微粒。你很快就能累積出百分之十的總卡路里攝取量。再加上過量自由基引起致命的脂肪氧化，在廚房裡處理脂肪的方式有誤，風暴就會成形。

要如何防止低密度脂蛋白微粒形成？改變生活方式，著重健康的Omega-3脂肪攝取，並且不再排斥飽和脂肪。有越來越多的證明證實，脂肪能明顯改善總膽固醇的表現，因為它只會促進大顆粒、蓬鬆並有保護作用的低密度脂蛋白。[40]為你的身體制定健康計畫吧！從現在起，請不要只注意「膽固醇」這個字的表面，更不要在低密度脂蛋白上鑽牛角尖。

高膽固醇不一定是風險

過去人們把「膽固醇誘導血管鈣化」的原因歸咎於老化，這個詮釋現在必須重新調整。因為如果膽固醇像防火牆一樣把細胞膜密封起來，是細胞膜的構成要件，那麼膽固醇增高代表了氧化負擔，對細胞來說是壓力。

因此它是個風險指標，但不是唯一的風險因子。如果你的家醫說你的膽固醇「過高」，你可以先放輕鬆。首先，絕大部分的膽固醇是由自己身體製造的。你現在也知道，食物中的膽固醇並不危險，只有清楚區分低密度脂蛋白的粒子大小才能確定情況。一個稍高的膽固醇（例如總膽固醇高於每分升兩百毫克）還不至於讓人恐慌。你的整體健康狀況才是決定性因素，包括壓力指數，危險因素如抽菸、體重過重、缺乏運動、家族病史等。還有，你確定你有低密度脂蛋白微粒（s-LDL）嗎？總膽固醇過高也可能是由過高的高密度脂蛋白造成的。這是有可能的，不是讓你睡不好覺的警訊。

舉個簡單例子：假設你的總膽固醇是每分升血液中有二三〇毫克。如果你的高密度脂蛋白高，而三酸甘油脂低，攝取的碳水化合物和糖分也少，可以確定你罹患心臟病的風險沒有明顯提高，即使你的膽固醇偏高。但是如果你的總膽固醇出現了非常低的高密度脂蛋白和明顯增高的三酸甘油脂，就要對檢驗結果做完全不同的評估。甚至也有可能出現這樣的情況：例如你吃全素，完全不會從食物中攝取到膽固醇，卻得到這樣的檢驗結果，你罹患心肌梗塞和中風的風險反而提高了。我們要從整體來觀察，一般的膽固醇檢測不能代表全部。如果你有疑慮，而且家族裡有心肌梗塞或是突發性心臟衰竭的病例，請你堅持做三酸甘油脂、高密度脂蛋白的檢測，並針對低密度脂蛋白的分類和氧化程度做進一步鑑定。

當然我們不用過度做這些昂貴測試，要視個人的風險因素而定。

這樣做心臟病風險自我評估

總膽固醇或是低密度脂蛋白提高不用慌張，也不用祭出抗高血脂藥（Statin，羥甲基戊二酸單醯輔酶A還原酶抑制劑）。有更可靠的指標可以讓你有效評估風險。你應該事先跟家庭醫師一起討論以下這些血液值：

■三酸甘油脂：碳水化合物和糖分攝取量提高的指標。高數值跟罹患心血管疾病和非酒精性脂肪肝（NAFLD）的風險有關。理想的檢驗值在每分升一百毫克以下。

■高密度脂蛋白：這個數值的高低是冠狀動脈性心臟病的風險標記。理想值在六十毫克／分升以上。

■三酸甘油脂和高密度脂蛋白的比例：理想狀況是三酸甘油脂小於2。這個數值是目前對胰島素阻抗和心臟病風險的最佳預測值，比沒有區分顆粒大小的粗略低密度與高密度脂蛋白係數更好。

■總膽固醇對高密度脂蛋白的比例：理想值低於三比一。

■確定低密度脂蛋白的顆粒大小和脂肪氧化程度。出現氧化應判定為不利。

請接受本書的建議，為健康邁出關鍵的一步。不要再煩惱血液中的膽固醇，先去嚴格探究食用脂肪的種類，以及糖和碳水化合物的攝取量。我曾經調查了無數服用還原酶抑制劑的病患，也檢驗了低密度脂蛋白的顆粒大小，我發現儘管還原酶抑制劑降低了低密度脂蛋白，還是有許多低密度脂蛋白微粒，它們有氧化和造成動脈粥樣性硬化的潛在危險！這裡不是在攻擊或是詆毀還原酶抑制劑。它良好的抗炎效用，可以防止有心肌梗塞病歷的人再發作，還可以當作值得推薦的有效二級預防措施。但對於大部分人，尤其是沒有得過心肌梗塞的人，用還原酶抑制劑做主要預防措施並沒有明顯用處，反而會帶來一些副作用和風險。[41]

食用健康的脂肪可以成功幫你降低三酸甘油脂，提高高密度脂蛋白，增加大顆粒蓬鬆的低密度脂蛋白，而不是危險的低密度脂蛋白微粒。聰明選擇脂肪可以改善膽固醇數值。[42]脂肪不是引發心肌梗塞、中風、體重過重、第二型糖尿病、失智症等疾病的誘因。過度利用還原酶抑制劑和排擠飽和脂肪來降低「邪惡」低密度脂蛋白，只會讓情況惡化。低脂教條讓我們相信膽固醇「謊言」超過半世紀。現在，脂肪和膽固醇終於被判無罪。

現在是你仔細認識完美健康食品「脂肪」的時候。掀開帷幕，進入脂肪的世界吧！

第3章 脂肪小宇宙——油膩膩，而且好消化

直到目前為止，麵包、麵條、米飯和馬鈴薯中的碳水化合物仍被推薦為「健康」飲食，而脂肪只分派到小貓桌上。脂肪真的跟它的名聲一樣糟嗎？它不該是革新醫學理論的契機嗎？最新的脂肪研究揭開了神話真面目，並且有了新發現。

你只要知道脂肪對身體的好處，從今天起就會把脂肪當成我們對身體細胞的愛的宣言，給它一個新定位。在為寫這本書做研究時，我收集到一些驚人的事實。

迷思1：脂肪讓人胖

我們德文的FETT可以表達兩個完全不同概念：一是指食物中的脂肪，二是指在褲腰帶上搖晃的多餘脂肪。

有不少人認為，堅果、酪梨、雞蛋或是橄欖油最後都會跑到臀部上。這是個流傳許久的迷思。因為跟著食物一起攝入的脂肪不會直接堆積在臀部和髖部，而會在嘴裡、胃和腸道被

消化分解成它的組成成分，尤其會分解成脂肪酸。腸道和肝臟會藉此產生重要的新生物分子和荷爾蒙。目前我們已經知道，身體對宏量營養素（脂肪、蛋白質和碳水化合物）有不同的代謝方式，把卡路里計算結果當成標準早已過時。

迷思2：必須除掉脂肪

脂肪不必除掉，而且不可以除掉，因為健康的脂肪可以救命！包括你的命！脂肪對身體的**每個**細胞膜不可或缺。保障細胞健康的細胞膜是由脂肪建造的，它是保護細胞的盔甲。例如含脂的細胞膜包裹著神經細胞纖細的突起物，刺激才能迅速傳遞。沒有脂肪，腦袋就不能迅速思考。

- 脂肪保暖，調節體溫，在發生意外和碰撞時保護內臟。
- 脂肪幫助我們吸收對生命至關重要的脂溶性維生素（E、D、K、A）和礦物質如鈣。
- 脂肪是製造生命必需荷爾蒙和信號物質的基礎。
- 脂肪讓身體可以囤積物資，從演化觀點來看很重要，可以讓我們在遇到食物短缺和飢荒時生存下來。只有當脂肪細胞因為飲食富含碳水化合物而能量超載，並發出信號物質而加重發炎，提高身體罹患心肌梗塞和二型糖尿病等疾病的機率時，才會構成問題。體重過重和肥胖症也會是其後果。

- 脂肪是宏量營養素，能加速新陳代謝，並透過美好的飽足感減少飢餓。[43]
- 脂肪讓人很快飽足，所以能幫助我們降低攝取食物的總卡路里。

迷思3：脂肪讓人生病

科學家多年來積極研究脂肪在健康上所扮演的角色。健康的脂肪被證實為有益健康，不是讓人生病的原因。

- 脂肪能抑制體內危險的系統性發炎，降低血栓和心臟病等風險。[44]
- 脂肪能增長食物糜通過消化道的時間，減輕消化道的負擔。
- 脂肪延長飽足的時間，讓人知足、幸福、性感、苗條和聰明。[45]
- 脂肪與身體最小單位細胞不可分割，它能夠在細胞裡將身體導向健康。知道並善用這個祕密的人，手中就握有打造健康的關鍵。

這是我對脂肪的愛的宣言。想要更清楚了解什麼是健康的脂肪，什麼是不健康的脂肪？接下來要對你做一些基本介紹。

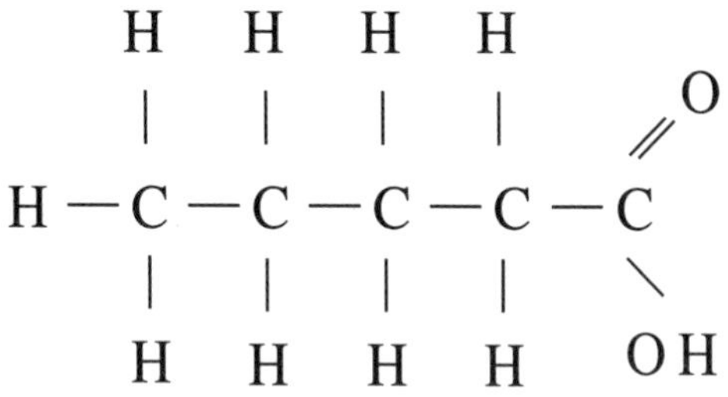

脂肪酸化學結構

脂肪小常識

脂肪的分子結構相當簡單，它「像一把餐叉」，或是大寫的E。三酸甘油脂是由兩個元素組成：三個（tri）脂肪酸和一個脊幹，也就是所謂的甘油（Glycerin）組成，它將脂肪酸包住並連結在一起。我們身體上所有脂肪都是按照這個原則建構的，也包括我們從食物中攝取的脂肪。

脂肪酸的精密結構對它在體內的生物作用與健康作用具有關鍵性，並且有利於它的持久性。一個脂肪酸是由一串至少兩個，最多三十個的碳原子（C）以及氧分子（O）構成，在碳原子身上大多各附著了兩個氫原子（H）。這一串原子的尾端是所謂羧基（COOH）和一個甲基（CH3）。上圖是一個「脂肪酸蟲」的構造。

視碳原子數量多寡，脂肪酸可以是短鏈、中鏈或是長鏈，幾乎跟我們人類有小個子、高個子或大個子一樣。從脂肪酸的基本結構來看，可分為**飽和**以及**不飽和**。飽和脂肪酸裡脂肪酸鏈上所有碳原子都被氫原子占據，不能跟其他原子做新的連結。單元不飽和脂肪酸（monounsaturated fatty acids，也稱為MUFA）的鏈子上有一處小「缺口」，那裡少了氫原子，而碳原子調整為雙鍵。多元不飽和脂肪酸（polyunsaturated fatty acids, PUFA）至少在兩個地方會產生新連結。然後還有大家聞之色變的「殺手」反式脂肪酸（trans fatty acids, TFA）。我們之後會進一步談論。

性情好、害羞的朋友：飽和脂肪酸

幾十年來，飽和脂肪酸一直被你當作大壞蛋。但是從生化角度來看，它比較像好脾氣的朋友，懶洋洋地躺在沙發上享受平靜，不受任何事干擾。它的話不多，不喜社交，不接受新關係，因為它「飽和」了。所以它不喜歡冒險，但若遭遇驚濤駭浪也會不為所動。這個慢條斯理的老朋友不僅讓脂肪「結實」，更對脂肪的天敵具有抵抗力。你絕對不能忘記這些天敵：**日光**、**高溫**、**氧氣**。飽和脂肪如傳統的好奶油、乳脂和椰子油，它們的保存期限長，比較能加熱，在室溫下是固態。另外，它們也是快速的能量來源。結實的脂肪結構就像水泥，形成穩固的細胞膜。細胞膜的穩定性非常重要，所以身體本身也可以製造。當我們從不利的食物組合中攝取過多飽和脂肪，我們會將它們當成「儲備脂肪」囤積起來，例如變成髖部上討人厭的肥肉。

但是，飽和脂肪不一定會讓人發胖！只有吃進太多脂肪，或是把脂肪**跟碳水化合物一起吃**的時候，才會造成你討厭的增肥效果，褲腰帶緊得發疼。如果單吃脂肪，或是攝取量在健康範圍內，（飽和）脂肪並不像它的名聲一樣糟！太常有錯誤報導說，食物中的飽和脂肪酸會引起心肌梗塞。相反的有證明顯示：食物中的飽和脂肪對心臟病沒有威脅。[46]因為很重要，所以再說一次：碳水化合物和糖（以及過多的蛋白質）才需要嚴格評估。食物中的飽和脂肪無罪！

不僅如此，飽和脂肪甚至有益：有脂肪吸收障礙的人，例如慢性的胰臟和肝功能疾病，飽和脂肪酸是不可或缺的能量供應者，因為它不會經過複雜的分解過程，在腸道直接被吸收。能量「咻一下」就到位。還有：飽和脂肪能讓呼吸順暢。棕櫚酸（Palmitic acid），一個長鏈的飽和脂肪酸，能強化表面活性物質（Surfactant）。它在肺泡的內裡可以讓肺泡張開。沒有它，肺臟會塌陷。攝取足夠飽和脂肪的孩子，罹患氣喘的比例要比食用低脂或是乳瑪琳的孩子明顯低很多。[47]

聽起來已經很令人心動。那麼據說飽和脂肪酸會引起發炎又是怎麼一回事？大家都知道，發炎會造成體重過重、胰島素阻抗、第二型糖尿病、失智症、心血管疾病和癌症。實情是，科學上嚴格的放大檢視也替飽和脂肪酸解除了警報，似乎只有利於發炎的溫床存在的時候，飽和脂肪酸才會起發炎反應。構成這個溫床有兩個要件：缺乏Omega-3脂肪，以及攝取大量的碳水化合物（以下還會談更多Omega-3脂肪）。

飽和脂肪大隊中甚至有幾個積極分子。被視為健康的脂肪有中等長度的碳原子鏈（六到十個碳原子），也就是所謂的中鏈三酸甘油脂（medium-chain triglycerides, MCTs）。椰子油、乳酪和優格裡都可以找到MCTs的蹤跡。也有高濃度的MCT油，是一種治療用的「成品」（參看第三部）。小型研究顯示，這些積極分子會促進脂肪燃燒，藉此幫助我們維持理想體重。除此之外，根據研究結果，MCT會提高脂肪細胞對胰島素的敏感度。[48]但是不能誤會這些研究結果，以為單單用MCT油就會讓人變苗條。

最近的一項革新研究「PURE研究」於二〇一七年在著名專業期刊《刺胳針》（*The Lancet*）上發表了研究結果，它分析了來自十八個國家，超過十三萬五千人的長期數據。結果十分有趣：跟較少食用脂肪和飽和脂肪的人相比，攝取飽和脂肪能明顯降低死亡風險。另一方面，飲食中碳水化合物超過百分之六十的人，在十年內死亡的風險提高。科學家的信條簡單來說就是：食用（飽和）脂肪的人活得比較久。[49]這個研究結果讓學界十分震驚，或至少造成了一些效果。

多年來一直被說壞話的脂肪可以減少死亡風險？你沒有看錯。接下來幾年和後續的論文發表會更扣人心弦，也許會引發新的學術地震。雖然德國營養協會（Deutsche Gesellschaft für Ernährung, DGE）在新數據的壓力下，也調整了脂肪的建議攝取量，收回了每日六十到八十克的限制，但仍然鼓吹每日熱量的百分之五十應該從碳水化合物中攝取。而研究的最新結果警告：飽和脂肪不應該再受到詆毀。[50,51,52,53]

打情罵俏的花花公子：不飽和脂肪酸

和孤僻的飽和脂肪酸相比，**不飽和脂肪酸**是永不滿足的花花公子，喋喋不休的午夜牛

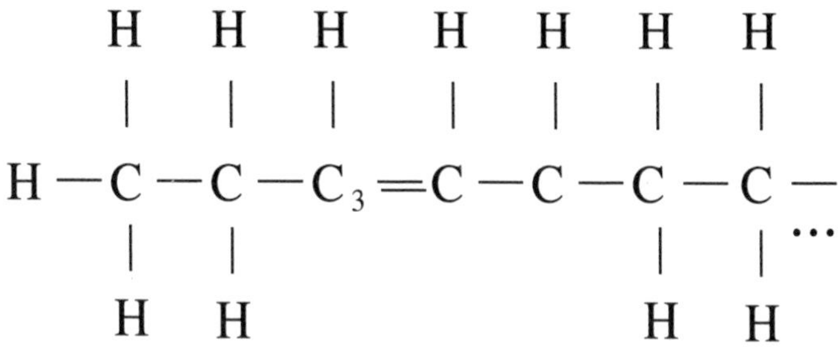

Omega-3 脂肪酸

郎，到處跟人大聲地談情說愛，毫不停歇地向各處眉來眼去，張開雙手，就怕錯過任何一個結交新朋友的好機會。不過它們的反應活性不一樣，屬於Omega家族。

Omega這個名字從希臘文最後一個字母而來。例如Omega-3和Omega-6的名稱給我們一個簡單的資訊，指出在哪一個地方有第一個雙鍵，也就是第一個反應、第一次調情、第一個愉快的生化「握手」可能發生地。這要從脂肪分子的尾端算起（例如Omega-3，-6或者Omega-9）。有名的Omega-3脂肪酸的第一個雙鍵C＝C是在倒數第三個碳原子上，例如上面的結構。

給大腦吃的脂肪：單元不飽和脂肪酸

單元不飽和脂肪酸在碳氫原子鏈子上有一處能起反應並樂於與人接觸的地方，它在這裡伸出雙手做「雙連結」（C＝C）。單元不飽和脂肪酸的最大來源是Omega-9脂肪酸，油酸，在橄欖油裡占了大約百分之七十五，菜籽油有百分之六十。油酸是大部分脂肪中的最大成分，不僅在美味的純天然橄欖油中，也在酪梨、堅果（包括夏威夷果、榛果、長山核桃、腰果、杏仁）的脂肪和油中，也在人類的脂肪組織以及一些動物產品中。

堅果和動物骨髓中的單元不飽和脂肪酸提供我們祖先絕大部分的卡路里。食用動物骨頭中的高脂肪骨髓，對人類演化產生了巨大影響：從挖掘到的化石顯示，隨著脂肪攝取量提升，我們祖先的大腦也開始成長，使我們發展成智人。[54]給大腦吃的脂肪！我們現在可以從哪裡獲得健康的單元不飽和脂肪酸（MUFA）？從用穀物和大豆飼料大量畜養的動物肉中，好的MUFA比較少。比較推薦的是草食的放牧動物和野生動物，[55]以及植物油如天然橄欖油，和有可靠來源的同類型植物油。

多食用單元不飽和脂肪酸對健康大有好處，特別是對心血管系統。每個預防醫學的醫生都知道：你的身體狀態是年輕還是老化，看血管就知道。而且，如果身體獲得良好的單元不飽和脂肪酸，整體的脂肪表現也會改善。[56]所以有滿滿的橄欖油與大量蔬菜和魚的地中海飲食受到全世界心臟專家推薦。橄欖油不僅是因為脂肪而加分，也是因為內含很高的多酚（Polyphenol）。多酚是植物化學成分，能減低氧化壓力並發揮抗炎效果。因為單元不飽和脂肪酸相當穩定，油酸含量高的脂肪如橄欖油適合用來煎炸。但是要小心：每一種油類都會因為加熱欠缺考慮，讓你的炒菜鍋裡隱藏了致命因子！你可以在二二〇頁閱讀到相關細節。

祕密幕後操縱者：多元不飽和脂肪酸

還有多元不飽和脂肪酸（polyunsaturated fatty acids, PUFA）。這些脂肪酸是必需的，是我們身體生存下去的必要條件，就像呼吸的空氣，飲用的水，而且身體不能自己製造。沒有多元不飽和脂肪酸，就沒有健康！

這些生命不可或缺的物質就是Omega-3和Omega-6。它們之間的**比例**操縱了我們的健康，在所有細胞、免疫和荷爾蒙功能方面扮演了主導角色，因此是決定健康和疾病的有力因素，可以判決你的生死。神奇的Omega若是沒有很好的平衡，健康遲早會出問題。就像汽車引擎，如果沒有給它高品質的機油，而給它便宜劣質的沙拉油，總有一天「引擎」會罷工！

Omega-3和Omega-6的魔法

Omega脂肪酸中傑出的重量級是Omega-3脂肪酸團隊中的植物性**α-亞麻酸**（α-Linolenic acid, ALA）以及兩種重要的長鏈**二十二碳六烯酸**（Docosahexaenoic acid, DHA）和**二十碳五烯酸**（Eicosapentaenoic acid, EPA）。來自Omega-6脂肪酸的重量級人物是**花生四烯酸**（Arachidonic acid, AA）以及**Γ-亞麻酸**（gamma-Linolenic acid, GLA）。

Omega-3脂肪酸的龐大優勢已寫入記錄。[57]例如它們能調節細胞間傳遞消息的信號物質，穩定的Omega-3濃度對預防和治療疾病有決定性影響（第二部有更多資訊）。然而它們的好處卻不為眾人所知。在現代工業國家中，有超過百分之九十的人缺乏Omega-3脂肪酸，尤其是DHA。[58]這很嚇人，很多人居然不認識脂肪酸女王Omega-3和其他Omega脂肪的重要代表。情況必須盡快改變。

以下是你需要認識的**Omega**脂肪酸，而且要永遠記住：

■ **α-亞麻酸（ALA）**，Omega-3。友好的脂肪酸ALA存在植物中，例如亞麻仁油（幾乎高達百分之六十），是Omega-3家族裡的佼佼者；還有大麻籽油（百分之二十），菜籽油（百分之九），或在核桃、夏威夷果和長山核桃、亞麻籽和奇亞籽或是（有機）蛋黃中，葉菜類蔬菜也有極少數。另外兩種長鏈的Omega-3脂肪酸DHA和EPA可以在體內有條件地由ALA合成。但是這裡有一個顧慮：「專家」常常會錯誤地聲稱，植物性ALA中的Omega-3足以形成足夠的DHA和EPA。這是一個嚴重的錯誤。

■ **二十二碳六烯酸（DHA）**，Omega-3女王。DHA跟EPA一樣，適量攝取時可以維持心血管系統正常運作。它促進視力和腦功能。有絕對必要透過食物適量攝取。DHA可以在脂肪肥厚的冷水魚身上找到，包括野生鮭魚、鯡魚、鯷魚、鱒魚、鯖魚和金槍魚（小心汞含量！），另外也有在野生動物或是草飼牛肉中。唯一一個植物性，到目前為止有害物質含量很少的DHA來源是海藻。我的最愛。

■ **二十碳五烯酸（EPA）**，Omega-3。類似DHA，可以穩定心血管功能，視力和腦功能。

也存在於肥美的冷水魚中，少量在野生動物和放牧動物身上。就像 DHA，它也只能用 ALA 合成出極少數量。

- **亞油酸（Linoleic acid, LA）**，Omega-6。這個脂肪酸大量存在於市面上販售的植物油裡，也在堅果和種籽中。雖然 LA 是生命必需的養分，但是攝取量要有節制。如果要食用，請只選擇高品質沒有經過提煉的油品。
- **Γ-亞麻酸（GLA）**，Omega-6。這個特殊的 Omega-6 脂肪酸可以從亞油酸中取得，也大量存在於月見草油、琉璃苣籽油和大麻籽油中。GLA 有益於整體荷爾蒙平衡，「當神經緊繃的時候」能降低壓力荷爾蒙，而且也是皮膚病「專家」，例如異位性皮膚炎。
- **花生四烯酸（AA）**，Omega-6。花生四烯酸可以從亞油酸中製造出來，對細胞膜的靈活性和穿透性非常重要。它存在於魚類、禽類、肉類和蛋等食物中。你可能曾聽說它會促進發炎。然而，身體只會製造出讓細胞發揮良好功能的花生四烯酸數量，因此身體製造的花生四烯酸是無害且「和平的」，不是促進身體發炎的罪魁禍首。甚至母乳也充滿了花生四烯酸。健康的身體需要一點花生四烯酸，但是從食物中攝取過多會有害。這裡適用一個永恆規則：劑量多寡決定一切！[59]

Omega-3 脂肪酸是最佳特務，為健康服務的〇〇七。我們到現在還不能確定身體對 Omega-3 脂肪酸的確切需求量。應該根據個人的飲食習慣、健康狀況和壓力指數等條件做出攝取量建議。目前粗略的建議是介於每天兩百到兩百五十毫克之間。這只是估算值，並不能適當反映個人健康狀況。治療方面會根據病徵和之前Omega-3的供需，建議較高的攝取量。德國聯邦風險評估研究所（Bundesinstitut für Risikobewertung, BfR）和德國營養協會認為，DHA和EPA一共攝取三克是沒有問題的。[60]但是要避免長時期服用較高劑量，因為會提高出血的傾向。

Omega脂肪酸的平衡

Omega-3和Omega-6有不同的任務，但是對身體細胞和細胞膜的結構健康都很重要。它們是信號物質的出發點，例如前列腺素（Prostaglandin）。Omega-3製造「好的」前列腺素。之所以被稱是好的，是因為它是身體所認識的最佳消炎火箭。Omega-3甚至可以透過兩個途徑消炎：一方面它自行製造抗炎的前列腺素，另一方面它遏止生產促進發炎的信號物質。

Omega-3脂肪酸的消炎效果可以減輕疼痛。它也能阻止血小板凝結成塊，因而降低中風的風險，強化腦功能，發揮擴張血管的效果，並降低血壓。它調節免疫系統的效果不容小覷：它能滋養虛弱的免疫系統，也能平息過於活躍的免疫系統（例如自體免疫性疾病如風濕或氣喘），將它往「下」調節。特別的是：Omega-3在研究中有抑制癌症的效果。[61]它能阻擋腸癌[62]、乳癌[63]和攝護腺癌的信號路線，並減輕胰島素阻抗。[64]

相對的，Omega-6會產生反效果：發炎症狀會加強，血管會收縮。但是小心，不要太快先入為主！Omega-6本身並不因為會促進發炎而是壞蛋角色。這是大自然用智慧特別構想出來的：這裡出現一點健康的發炎，那裡血管緊縮；這裡血液結塊，那裡激烈抵抗感染。我們需要這些反應，要不然切菜切到手時會流血致死，傷口也會特別容易感染。石器時代沒有時髦的消炎噴劑或是彩色OK繃，只有身體的抵抗力。身體內的任何作用都有它的原因。沒有例外。

平衡是決定性因素

除了腸菌叢的健康和心靈平衡之外，Omega-6和Omega-3脂肪酸的精準平衡是健康最重要的關鍵，並具有豐富的治療潛能。和諧萬歲！

為了讓兩個神奇的必需Omega脂肪酸達到和諧，Omega-6與Omega-3的比例建議為三比一。實驗室的檢驗能測出完整的脂肪酸全貌，讓個人的脂肪酸指數一覽無遺。你也可以作答問卷（本書附錄）找出你身體內Omega的平衡狀況。測量紅血球能得到有說服力的數據，但是，昂貴的血漿檢驗只能反映出前一晚的醃小鯡魚大餐。自己在指尖採血測試同樣會受到很多干擾，結果也不準。如果自我測試的結果異常並且有臨床的病痛，就有必要確定Omega指數。我們大多數人都嚴重缺乏Omega-3。

不少人認為攝取「大量多元不飽和脂肪酸」有好處，但你們應該知道：不是所有植物油中的不飽和脂肪酸都對我們好。「現代」飲食的問題是，我們攝取過高的Omega-6。我們從穀物、麵包，或是富含Omega-6提煉過的植物油如玉米籽油、葵花籽油、大豆油和薊油，以及用這些油做成的乳瑪琳中攝取到太多Omega-6，也就是那些在低脂教條盛行時，飽和脂肪被詆毀，因此被歌頌為「健康替代品」的植物油。重要的是：葵花籽乳瑪琳裡的脂肪酸有害健康，[65]在對健康的影響上跟葵花籽油不一樣。

脂肪是個複雜話題。如果攝取過多的Omega-6，Omega-3就無法完全發揮療效。但是飲食中的天然脂肪來源一直都是令人捉摸不定的不同脂肪酸混合物。這是一個重要細節，因為我們常常太武斷，以偏概全地主張動物性脂肪只含有大量飽和脂肪。放牧畜養的動物所含的Omega-3脂肪酸甚至並不少。而且，富含多元不飽和脂肪酸的植物油也含有飽和脂肪。

殘酷的殺手：反式脂肪酸

不是所有的脂肪都能蓋上健康標章。你要遠遠避開真正的殺手脂肪：反式脂肪酸（trans fatty acids, TFA）。唯一會大大損害健康的脂肪，就是工業產品中的反式脂肪。它們就是邪惡卑鄙。有趣的是，螞蟻似乎知道這件事，牠們不會碰硬化的植物油，對這些油毫無興趣。

反式脂肪酸是在工業過程中生產出來的，以人工方式硬化植物油，製造出可以塗抹的固態乳瑪琳。第一批反式脂肪大約製造於一八九〇年，當時人們認為它「便宜」且比奶油健康。因為當時大豆和棉花籽生產過剩，昂貴的奶油（例如在戰爭期間）是稀有貨品，工業就發明提煉和硬化脂肪的方法來解決過剩與不足的問題。植物油會在「氫化作用」中加入氫原

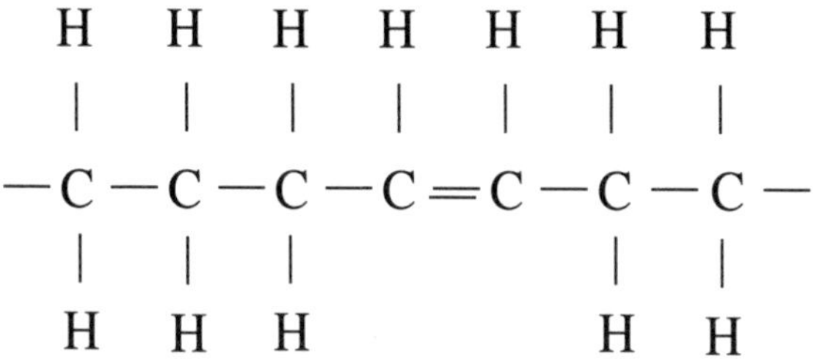

```
    H   H   H   H   H   H   H
    |   |   |   |   |   |   |
  —C — C — C — C = C — C — C —
    |   |   |       |   |
    H   H   H       H   H
```

順式排列

```
    H   H   H   H       H   H
    |   |   |   |       |   |
  —C — C — C — C = C — C — C —
    |   |   |       |   |   |
    H   H   H       H   H   H
```

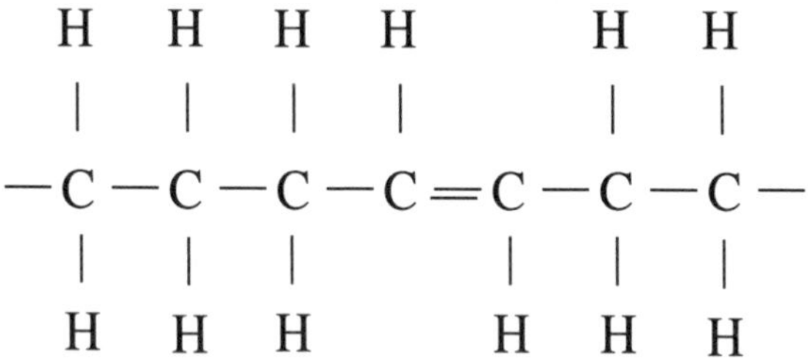

反式排列

子，好讓植物油更堅固，反式脂肪因此成形。[66]做出來的產品成本低廉，保存期限長。從此反式脂肪開始進軍全世界，並取代了奶油和豬油。因為被視為「不飽和脂肪酸」，所以「健康」飲食的捍衛者推出口號：乳瑪琳比奶油更健康。

反式脂肪酸從生化結構來看真的是不飽和「喜歡接觸」的脂肪酸，但是它們的氫原子在雙鍵的地方翻轉到反面，被稱為脂肪酸的反式排列，而這個脂肪酸之前有健康的化學順式排列。

脂肪的生化反式結構對

身體是有毒性的。因為身體會一直貪婪地找尋重要的不飽和脂肪補給，但是沒有能力認出這是壞脂肪，不能將它剔除。反式脂肪酸就像卑鄙的特洛伊木馬，偷渡到細胞膜裡面。細緻柔軟的細胞膜逐漸僵硬，整個細胞功能受到影響。反式脂肪酸會替發炎添火加油，阻擋健康的Omega-3發揮作用，促進動脈鈣化，導致胰島素阻抗。不僅這些：它們會嚴重影響血脂值。一餐裡面充滿反式脂肪會提高三酸甘油脂和低密度脂蛋白膽固醇，也會降低保護心臟的高密度脂蛋白膽固醇。問題更大的是：反式脂肪會進入母乳，自然也會影響孩子的發育，並且把成人和孩子餵得肥肥的。[67]一個在猴子身上做的實驗可以顯示反式脂肪如何讓人肥胖：餵食反式脂肪的動物體重明顯增加，尤其是危險的內臟脂肪增加了。內臟脂肪是身體最危險的發炎「腺體」，它會釋放發炎信號物質，造成巨大的傷害。[68]

早在一九八一年就已經有第一個線索提示反式脂肪酸會引起心血管疾病。哈佛研究員在一九九三年的研究也發現，反式脂肪酸會大大提高心肌梗塞的風險。[69]這些警告不是昨天才提出的。但是真的需要恐慌嗎？這會對人類造成多大的傷害？事實是：量的多寡決定它的毒性。然而反式脂肪酸的有毒量很快就能達到。有個針對八萬名護士所做的研究：研究開始時，護士們都沒有心血管疾病。經過十四年的觀察，最後顯示：每天攝取的食物中有超過百分之二的反式脂肪時，會形成明顯的心肌梗塞風險。[70]驚人的是：百分之二只是一點屑屑，就藏在區區三十卡路里的反式脂肪中！這還不是全部：反式脂肪酸跟癌症有很明確的關聯。這是個嚴肅問題。一個發表在《美國流行病學雜誌》（*American Journal of Epidemiology*）的指標性研究顯示，反式脂肪會導致前期腸癌。[71]另一項研究發現，血液中反式脂肪酸數值高的女性，罹患乳癌的風險會加倍。[72]

反式脂肪會像毒氣一樣在身體擴散，並累積在細胞膜上。嗅不到它的氣味，但是最後會致命。很幸運的是，我們的身體和細胞是能夠再生的奇蹟。因為細胞膜會不斷更新，只要你堅決避免反式脂肪，把重心放在高質量抗炎的Omega-3脂肪上，身體就能隨著時間再生。

知道要閱讀食物包裝標籤的人明顯有優勢。睜開眼睛！拿出放大鏡！尋找隱藏的線索。只有這樣，你才知道要不要碰這個商品。反式脂肪四處藏匿，認識含有反式脂肪的食物很重要，像是烘焙糕點、點心、現成食品裡面都有反式脂肪。

還有一個很重要的細節：食品工業需要一個口味中立、價錢便宜的新脂肪。他們最後找到棕櫚油做替代品。從油棕榨取來的油使用在很多產品上。請你在甜點區找一下不含棕櫚油的產品。但是這個實驗不有趣，因為棕櫚油的生態足跡是個災難。如果你能購買不含棕櫚油的產品，環境很會感謝你。如果辦不到，也請選擇來自確定是永續經營來源的貨品（第三部有更多資訊）。

第4章 金玉其外的植物油？

工業革命後，大型製油工業成長，將更多種籽、穀粒和豆子加工提煉成油。一些「垃圾產物」如棉花籽成為新興高利潤的食物，工業明顯提高種籽的利用。於是，被宣傳為「健康的」Omega-6脂肪以高度加工的植物油和乳瑪琳攻占貨架，陪著我們大部分人成長。這些「好的」玉米油、薊油、大豆油、菜籽油常常是清澈透明的油，沒有味道、養分，也不健康。植物油的名字讓人有好感，卻是一把雙面利刃，**其中有救命的油，也有致命的油**。這不僅跟脂肪酸的種類和組合有關，也跟加工方式以及我們在日常生活中用油的方式有密切關係（更多資訊可以參看二一二頁）。植物油這個主題很複雜也很困難，但是對它們的公開討論太少也太溫和了。

讓我們回顧一下：對飽和脂肪的恐懼讓我們燃起對多元不飽和脂肪植物油（PUFA）的熱情、響亮的掌聲和幾百萬的廣告費。很可惜，脂肪酸從過去到現在一直都被這麼籠統對待：「所有飽和脂肪酸都是不好的，所有Omega-3脂肪酸都是好的。」

■血液循環中只有兩種飽和脂肪酸（棕櫚酸和硬脂酸）有潛在問題，會提高心肌梗塞的風險。但是這些飽和脂肪酸是經由攝取糖分和能快速被吸收的碳水化合物所產生的，不是經過脂肪攝取！
■奶製品以及奶油的飽和脂肪酸與心臟病風險的關聯較少。
■肥魚身上的 Omega-3 脂肪酸對健康有最強的保護作用。
■禽類、蛋類，和牛肉的 Omega-6 脂肪酸（花生四烯酸）似乎對心臟有驚人的保護作用。
■受到各方稱讚的植物油裡的 Omega-6 脂肪酸並沒有好處，甚至能大大提高心肌梗塞的風險。

結果：脂肪的名譽得到平反。食物的「配樂」才是關鍵，特別是我們攝取多少和什麼品質的碳水化合物。

頂著神聖光環的植物油

「多元不飽和脂肪酸」這句魔咒在我們耳朵裡聽起來超級「健康」。但是有不少植物油的本質虛偽，用閃亮的光環欺騙我們。學術界有權讓它的光環掉漆，並趕走誇張的健康迷思。誰要敢踏進這個以前被歌頌的 Omega-6 植物油的神聖領域並清除舊有觀念，他需要勇氣、毅力、尋求改變的意志，尤其還需要財務獨立的研究、沒有利益衝突的研究主任。獨立的美國國家衛生研究院（National Institutes of Health, NIH）的傑出研究員勇敢地踏上地雷區，在重要期刊裡描述出一幅與我們理解完全不同的Omega-6植物油樣貌。[73]

美國國家衛生研究院的報告指出，從植物油中攝取較多的Omega-6會讓心肌梗塞的風險攀高，即使我們同時降低了飽和脂肪或是反式脂肪的攝取量。研究院也揭發，官方建議忽略了重要事實：他們沒有嚴格區分實驗參與者只有攝取Omega-6脂肪酸，還是攝取了Omega-3和Omega-6脂肪酸的混合物。即使只有一點點Omega-3在裡面，還是會有很大的差別。從品質低劣的植物油中攝取過量的Omega-6特別麻煩，因為它影響了Omega的平衡。

全世界領先群倫的Omega-3脂肪研究者希摩波路思（Artemis Simopoulos）博士在一篇具有指標性的文章中仔細地研究Omega-3和Omega-6失衡所隱藏的巨大風險。[74]如果我們攝取過多Omega-6，就有形成更多邪惡膽固醇的危險。我們的老相識：小的、密實的「高爾夫球」低密度脂蛋白粒子，是動脈硬化及其後續疾病如心肌梗塞、中風和心臟猝死的運輸火箭。同時也提高了血栓的風險，血液會越來越濃稠。還有更嚴重的後果：太多Omega-6會阻礙我們將健康必需的Omega-3脂肪吸收到細胞膜裡。[75]

科學家在二〇一〇年研究了美國心臟協會（American Heart Association, AHA）到那時候為止對於Omega-6脂肪，也就是亞油酸（LA）的官方飲食建議。研究者特別警告，亞油酸雖然可以降低膽固醇，但是也會讓膽固醇特別容易受到氧化的威脅。這不僅會帶來惱人的動脈硬化連鎖反應，還有一再出現的跡象顯示，脂肪氧化會促進癌症生成。[76]所以我們有足夠的理由仔細探究植物油，並且更小心地使用。（如何辦到？請參考第三部。）

食物鏈和祕密的Omega-6脂肪炸彈

很多人沒有意識到，除了植物油以外，穀物是一大Omega-6的來源。這會產生一個很嚴重的問題：不僅麵包和穀類製品，就連大量畜養的肉類或是禽類也是真正的Omega-6脂肪炸彈。因為大部分這些可憐的動物吃不到牧草地上的青草，而是用穀物、玉米和大豆餵飽的，因此在「動物性」脂肪中形成植物性的Omega-6脂肪酸。有句話說「人如其食」，或者更應該說「人如其食之飼料」。當提煉過的便宜油品攻占市場，大量畜養的肉品驅逐放牧的動物和野味時，也難怪動物食品中的Omega-6含量會急遽上升。所以，當你想食用肉類時，請選擇來自永續飼養的肉類產品，不僅是出於道德因素，也是因為健康的考量。

劣幣會驅逐良幣，脂肪酸也一樣。精煉植物油中的Omega-6會減少身體中Omega-3脂肪酸的生物相容性，因為他們之間的關係就好比在電影院搶最佳位置的觀眾。Omega-6占上風時會促進發炎，並會減少植物性為主的Omega-3脂肪酸（α-亞麻酸，ALA）轉變為活躍的長鏈Omega-3脂肪酸的數量，也就是轉變為二十二碳六烯酸（DHA）和二十碳五烯酸（EPA），數量會降低百分之四十。α-亞麻酸的轉化平常就很有限。如果過量的Omega-6扼殺這個重要的轉化過程，而且你又太少從魚和海藻油中攝取長鏈Omega-3（DHA/EPA），情況就更糟糕了。這對身體和心靈都沒好處。

壞脂肪的殺傷力

我們要感謝希本博士（Joseph Hibbeln）替獨立的美國國家衛生研究院所完成的傑出工作，把一些我們需要知道的事實攤在陽光底下！

從一九六〇年到一九九九年間，希本博士在不同的國家調查因攝取碳水化合物和穀物所造成Omega-6亞油酸的食用量增加。他的發現讓我驚訝到說不出話來：食物中的Omega-6脂肪越多，受調查者的暴力與攻擊傾向也就越強。[77]這些「健康（提煉）」的高Omega-6植物油不僅會造成心肌梗塞、中風導致半邊癱瘓以及癌症，或增加臀部的脂肪，而且很顯然也要為謀殺的暴力傾向負責。難以置信！怎麼會發生這樣的事？過量的Omega-6脂肪會驅逐對心靈平衡很重要的Omega-3脂肪酸，並讓一個無惡意、好脾氣的溫順「小羊」，在特定狀況下變成有血腥幻想，隨時能動武的大野狼。你稍後會讀到（參看第二部）Omega-3脂肪酸對內在壓力、穩定情緒，以及預防並降低憂鬱症的重要性。

Omega-3，特別是DHA，是我們大腦的建構元素，如果太多不好的Omega-6趕走了好的Omega-3，結果看起來就會符合邏輯。我們不僅受到這個災難威脅，甚至有可能會有一個真正致命的問題。

為健康還是為保存期限製油？

植物油可以從含油的種籽中獲取，例如亞麻籽、大麻籽、芝麻、葵花子、橄欖、油菜籽或是堅果等等。用溫和方式榨取，不讓它們與天敵光線、熱度和氧氣接觸，並以純粹自然的方式食用時，高品質的植物油無疑是大自然最珍貴的禮物。所以判斷高品質油的標準，當然就是它們的味道嚐起來跟被壓榨的種籽和果實一樣。「好的」油會保留來源的典型香味。生產方式決定了我們可以從寶貴的種子和油果中獲取什麼，最後留下多少真實的香味、健康的脂肪酸、抗氧化的植物性物質、卵磷脂和維生素。

想要謹慎製造出高品質、天然、沒有經過很多加工的植物油，製造商必須滿足於少量的榨油量，自然不可能便宜地大量拋售貨品。相對的，大型製油廠往往不能小心處理這些珍貴的健康食品。用這種方式製造的油，多半是為了保存期限和銷售量製造，不是為了健康。對消費者而言，有背景知識並且學習閱讀標籤非常重要。你可能會看到一些冷酷的事實。「脂肪的療癒力」僅適用於健康的脂肪，而去蕪存菁正是一門藝術。

基本上獲取植物油有不同的方法：機械方式和化學萃取。機械榨油只能獲取少量油，但是能生產出高品質的**天然油**。不使用任何化學方法，只是簡單地清洗、壓榨、離心分離和過濾。這種榨油過程經證明是低溫、低壓和真空保護，獲得的油最理想。只有這樣，脂肪才會是健康的珍寶。伴隨脂肪的天然物質如維生素、卵磷脂（細胞膜的一個重要成分）、香味，和其他能活化生物作用的物質得以保存下來。由於氧化的危險，特別是在處理Omega-3如亞麻籽油時，必須用品質上最溫和小心的方式，並注意標籤上的說明（參考第三部）。

保守來說，大型工業的製油方式毫不留情。大約百分之八十的便宜植物油都是從事先加熱過的原料榨取而來的。含油種籽會先被敲碎，然後用攝氏一百二十度的溫度大約加熱兩個小時。如此一來，細胞壁會被打破，比較容易榨出油來。油的獲取量會明顯增高。許多販售的植物油（橄欖油除外）都是熱榨的產物。不只Omega-3脂肪酸，還有寶貴的活力物質如卵磷脂、維生素和植物性物質，對溫度都特別敏感，只要超過攝氏四十二度就會受到損害。但是工業界不在乎，以巨型壓榨機用高度壓力擠壓含油種籽。巨大的壓力會使碾碎的原物料溫度提升到大約攝氏九十五度，在極端情況下甚至能到攝氏一百七十度。致命的結果是：Omega-3繼續氧化，植物化學物質會完全被破壞。除此之外，還會形成不受歡迎的游離脂肪酸和奇怪的味道，難以在之後的提煉過程中去除。工業上甚至會使用到輕汽油和其他溶劑。接下來我將簡述植物油的化學製造過程（可能會讓人有點倒胃）。

我承認化學萃取是個經濟實惠的榨油方法：從榨油剩下的殘渣中解析出高達百分之九十九的植物物質來。為了達到這個目的，油裡會加入有機的溶劑如輕汽油或是己烷（汽油的成分，並且是受歡迎的吸入劑），專業用語叫「萃取」。很可惜溶劑有毒。己烷有強烈的神經毒性，苯（Benzol）會致癌。如此製造出來的油是很難聞的混合物，裡面有許多化學改變過並且氧化過的脂肪分子，我們也完全無法接受混合物的味道。為了「中和」油的口味，在**提煉**過程中會對油做化學清潔。用攝氏一百五十度的溫度加熱，使不受歡迎的化學溶劑揮發出來。接著替生油「脫膠」。

工業界確確實實按照脫膠的字面意思來處裡生油，這樣處理過的油更容易保存。他們會用磷酸（phosphoric acid）去除寶貴的脂肪伴生物質和植物性物質，以及對我們來說好似神經養分的卵磷脂。附帶一提，被分離出來的寶貴卵磷脂會繼續用作其他產品中的「創新添加物」。因為「去脫膠」的生油含有低等的原料和有害健康的游離脂肪酸，也就是經化學改變的脂肪酸，在脂肪分子中不再「井然有序」地跟甘油連結在一起，所以油還必須繼續加工：在去酸的過程中，脫膠的油會摻入鹼液如氫氧化鈉液。以這種方式游離脂肪酸會起「皂化」的化學改變，產生的皂會從油裡分離出來。經過這麼長時間的處理，油的提煉還沒結束。珍貴的色素如β胡蘿蔔素和葉綠素（Chlorophyll），或其他來自抗氧化劑的色素同樣不受歡迎。它們會在**漂白**過程中被犧牲掉。所以最後油品都有無聊、獨特、統一的外觀和口味。並且會在大約攝氏一百一十度的溫度下，借助化學品、麩皮、生石灰和富勒土的混合物去除色素。

對微小善意的植物種子而言，這趟旅行多麼顛簸危險。植物油在旅途中和氧氣接觸，而大家都知道氧氣是油的死敵。氧化後的油有油耗味，氣味難聞，風味盡失，而且我謹慎地說，這對健康沒有助益！加工過的油湯裡面都還可能留有溶劑、殺蟲劑和游離脂肪酸的蹤跡。這個問題的解決方法是極端激烈的最後一步加工過程：**除臭**。在除臭時，油會置於高壓和蒸氣中，在攝氏兩百四十到兩百八十的溫度下好幾個小時（高度真空殺菌）。在蒸汽中，部分的油會形成有害的反式脂肪，並可能對健康帶來災難。

這個消息讓人開心不起來。儘管如此，這些植物油還是很有名，市場上許多植物油都是這樣製造的。而你知道最後的結果：這些味道中性的油站在貨架上，就像是穿了士兵制服的胡桃鉗，有著相同的外貌，相同的顏色，相同的味道和相同的濃度。由於價格低廉吸引了很多消費者，因為化學處理過的油儘管程序繁複，還是比機械榨的油明顯便宜許多。原因在於提煉出來的油量高得不成比例。提煉的油特別便宜，可以保存很久，也能耐高溫，這也是受到消費者喜愛的原因。但是看一下加工過程，我們知道，健康的脂肪已經失去它原本健康寶貴的生理型態。

很多植物油未經區別就被推薦為「健康的」油。溫斯頓．普萊斯基金會（Weston A Price Foundation）用精闢的標題《偉大的菜籽》（The great Con-ola）寫了一篇文章，con的意思是欺騙，玩Canola（油菜籽）的文字遊戲：「菜籽油跟所有現代的植物油一樣經過有腐蝕性的提煉過程……過程中使用高溫或是有安全顧慮的化學品。因為菜籽油富含Omega-3脂肪酸，如果置於氧氣和高溫環境中，很容易有油耗和難聞的氣味，所以必須額外除臭處理……」[78]在德國常受推薦的菜籽油含有大約百分之九的Omega-3脂肪（比較：亞麻籽油有將近百分之六十的Omega-3脂肪），單單因為這個緣故就不應該再加熱。這是個被大大低估的問題。

「冷榨」植物油的騙局

還有更精采的：這些高溫壓榨的油儘管如此還是可以貼上「冷榨」的標籤。「冷榨」的概念並沒有受到法律保護，也不是標籤上的「魔咒」，表示油本身是健康的。它只代表原料在榨油**前**沒有加熱。但是榨油時，在壓力下會產生極度高溫。這個情況卻被隱匿不說，消費者也常看不透箇中蹊蹺。只要「從外面」沒有導入其他熱源，這種厚顏無恥的騙局就被允許了。被矇騙的消費者想要買「健康的冷榨油」，以為可以高枕無憂。實際上這是欺騙消費者的行為，必須馬上修正。

「初榨」這個親切誘人的用詞也會誤導人，因為從這個用詞只能導出原料是以機械方式壓榨。「初榨」這個關鍵字沒有告訴消費者，榨油前是否有加熱而且加多熱，或是否為了提高產量而接著進行提煉。許多標籤上標示的「冷榨油」或「初榨油」反而造成混亂，誘使消費者做出錯誤的選擇。

但有一個例外！一九八八年的橄欖油事件後，歐盟為了保護消費者而嚴格規定橄欖油的生產過程與標示。跟其他的植物油不同，「冷榨」橄欖油的標示說明這個油真的是以機械方式在最高攝氏二十七度的溫度下壓榨的，因此特級天然橄欖油是批發市場上唯一天然不加工，沒有經過提煉的油。儘管橄欖油有這些品質的規定，標籤上還是用了不少手段。有些「天然特級」的標籤並沒有他們保證的品質。如何找到健康的油？我將會在第三部裡給你具體的建議！

結論：在過去幾年，人們毫不挑剔地從劣質植物油和便宜的乳瑪琳中攝取Omega-6脂肪，就像低脂教條一樣，是個龐大不受控制的不幸實驗。好脂肪太少，假脂肪太多，醞釀出疾病、憂鬱症和社會的暴力問題。最新的認知告訴我們，現代文明社會裡的大部分疾病跟錯誤的食物組合和低劣品質，以及健康的脂肪太少有關，我們應該立刻有所改變。因此我在這裡將脂肪療癒力的重要基本原則推薦給你：盡可能少食用提煉過的植物油。重點放在天然、未經加工、謹慎製造的油！現在亟需飲食建議與烹飪習慣的改造！只有這樣才能好好利用到脂肪所具備的療效，而你值得有效運用它。

第5章 脂肪，健康細胞的美味食物。細胞健康＝身體健康

我們人類由無數單細胞組成，是高度複雜的「多細胞動物」。從單細胞的角度來觀察我們的有機體：一個成年人由大約 10^{14}，一百兆，100000000000000 個細胞組成。如果把平均大約四十分之一毫米大的細胞排列在一起，這個「細胞鍊」可以有幾百萬公里長，繞赤道無數次。每個細胞雖然微小到要用顯微鏡才能看見，但是在分門別類的細胞社會裡，每個細胞都知道自己要做什麼，它們從小型的生物體長成巨型生物體，無論是小孩、成年人、螞蟻、鼩鼱、六公尺高的長頸鹿，或是體長五十五公尺的巨縱溝紐蟲（Lineus longissimus）。

為什麼要提到細胞？如果我們要增進全身健康或治療身體，細胞健康是最佳的著力點。如果我們強化單一細胞的小宇宙，就等於強化整個有機體。治療單一細胞的處方就在於脂肪的力量，細胞以及身體健康的命運，跟食物中的脂肪密不可分。

大自然教導我們，就算是只有單一細胞組成的微生物，也必須滿足兩個必要但原則上互相對立的要求：單細胞一方面必須將自己與外界的混亂隔離開來，另一方面又必須開放，因

為它依賴氧氣、食物、廢棄物質和資訊的交流。[79]細胞對外用一層類似城牆的東西保護自己，也就是**細胞膜**。它是細胞城堡的堡壘，偶爾會友善地放下「護城河上的橋」，讓養分和氧氣進入細胞內部。如此才能保障細胞的生存。分析微小的單細胞生物會發現有趣的事：以前人們認為，細胞核，也就是細胞的基因庫，是細胞的腦和智慧中心，現在的分析顯示，細胞沒有細胞核也可以繼續活下去。一個沒有核的細胞並不是完全「腦死」，只是無法再分裂。這種情況很令人著迷。

細胞的智慧「腦」在哪裡呢？很奇特的，是在「滿是脂肪的」細胞膜裡。細胞膜不僅武裝起防護牆，還讓細胞跟狐狸一樣聰明。這個肥滋滋的保護膜有權贏得「神奇」的美名。

神奇的細胞膜

細胞膜柔軟、細緻、無色且不顯眼。歸功於一九五〇年代電子顯微鏡的發明，在七百萬分之一毫米的強度下才揭開了細胞膜神奇的祕密。細胞膜看起來不像無聊的「玻璃紙袋」只把細胞圈起來，而是細胞的老闆和頭腦。如果你了解細胞膜是如何建構的，你絕不會想再缺乏脂肪！因為細胞膜由脂類（Lipide）組成，確切地說是由雙層脂肪組成。它含有兩種不同的脂肪成分：磷脂和膽固醇。細胞膜中的磷脂有點行為失序，所以有點「秀逗」，因為它融合了兩個對立的東西：同時具有親水性和畏水性元素。

磷脂的形狀就好像栗子加上兩根牙籤腿。由磷酸鹽組成的「栗子頭」在它的原子之間有一個極性張力（親水性）。由脂肪酸構成的兩根牙籤腿是非極性（畏水性）。它們形成一個堅固的防護牆，並且是個完美的電氣絕緣層。你可以想像這雙層脂肪是個疊在一起、塗了油脂的三明治。外層的三明治是親水的部分。因為它不怕水，所以面對細胞外含水的環境。細胞膜畏水不親水的部分朝向內部。膽固醇和細胞膜蛋白質擠在這個三明治裡面，就像牙籤般刺穿脂肪層。

膽固醇在這裡完成了一項很重要的工作：它降低了細胞膜的流動性和穿透性。膽固醇堅固細胞的牆壁，並且阻擋不速之客進入細胞。此外，它的作用也像堅固的內嵌櫥櫃，在磷脂分子之間創造一點空間和秩序。細胞膜必須夠蓬鬆和柔軟，才能活動自如。這裡膽固醇也必須完成另一項重要工作：阻止細胞膜的脂肪黏結成頑強的硬塊。因此它不只是塊磐石，也像是一種防凍劑，保障細胞膜裡的元素能自由活動。細胞膜裡膽固醇從事多項任務的驚人天分也表示：我們不能把膽固醇貶抑為可怕的怪物（如果你跳過了〈膽固醇騙局〉這一章，現在可以翻回去看）。

如果含有脂肪的細胞膜只是個堅硬不能穿透的騎士盔甲，那細胞既無法攝取食物，也無法排除有毒物質，更不能和平地跟其他細胞喋喋不休地溝通。大自然因此設計出無懈可擊的結構：整合成一體的細胞膜蛋白質。這些蛋白質儲存在脂膜中，發揮輸送管道以及受體的功用，保持與外界環境接觸。這些膜蛋白常常多次穿透「整個三明治」，就好像是細胞的眼睛、鼻子、耳朵、嘴巴，是細胞的感覺器官，記錄外在環境的一切，並小心地控制細胞內部活動。為了讓細胞適當地對感官刺激做出反應，有些膜蛋白的表現就像個專業的藝術家。大自然替每個身體配備了聰明健康的細胞膜。但是壓力、低脂和營養不良會損害細胞膜的健康。

神奇的細胞膜和它的膜蛋白是保護細胞和身體細胞間溝通的關鍵。所以強化身體最小單位的保護膜非常重要，這樣就能成功地改革身體健康。誠實地接受這個實驗，結果會讓你驚訝。

健康裁判細胞膜

細胞和它的細胞膜需要保護照顧。請想像一隻從窩裡掉出來的小鳥，或是被母親棄養的可愛小松鼠。這種想像會激起助人的本能。但是如果跟自己的健康有關，我們就常常處於得過且過的自我摧毀狀態。想像我們的細胞每天從安全的窩裡掉出來，營養不良、氧化壓力和環境的毒性物質使細胞處於匱乏狀態，健康一點一點流失。我們每個人都會想到要刷牙，但是幾乎沒有人會想到要照顧餵養身體的細胞。

換掉廚房裡的油不只能豐富口味，也能造福身體上幾兆個細胞。細胞壁是由不同的脂肪建構的，所以脂肪酸正確的均衡分配也很關鍵。細胞壁和細胞器的建構物質來自飲食。如果臨時從你的左腳大拇趾取出一個細胞並分析它的細胞膜，可以精準追蹤出你過去四到六個月吃了什麼健康的脂肪。脂肪酸的品質決定你的細胞是穩固、堅實、勤於輸送、通暢、健康，或是相反的：疲軟、阻塞，還是代謝不足。

脂肪很重要，適量的飽和脂肪酸也一樣重要。[80]它們跟膽固醇類似，能給細胞帶來強度和結構，把細胞內「鬆軟晃盪的」內容物聚集在一起，而不飽和脂肪酸，特別是Omega-3，讓細胞壁保持流動和柔軟。有個危險的關鍵點：如果攝取太多液態、不穩定、提煉過的多元不飽和Omega-6油類（來自種籽、穀物、玉米胚芽或者大豆油），細胞膜會變得疲軟無力。對細胞壁最危險的脂肪是工業製造的反式脂肪。它們一旦混進細胞壁裡，就會因為危險的氧化作用讓細胞壁僵硬「生鏽」。細胞膜會失去功能。這些「僵硬生鏽」的細胞不能再與其他細胞交流，會變成聾啞盲的重度殘障，不能決定可以跟哪些養分、有害物質或荷爾蒙接軌。如此一來，通往疾病的大道就鋪設完成了。

我們可以用糖分輸入細胞的例子解釋，細胞膜如何影響養分如礦物質、維生素和微量元素輸入細胞的過程。當我們攝取糖分或者碳水化合物後，身體會要求胰島素安排細胞吸收糖分來降低血糖。所以細胞膜，也就是進入細胞內部的「大門」，要能大聲清楚地聽到胰島素的敲門聲。如果細胞膜內含較多液態、不飽和，因此有穿透性的脂肪酸，它們比較能清楚感受到胰島素。[81]細胞膜含有越多不飽和脂肪酸，越能執行它的功能。

身體最小單位的健康不僅跟它柔軟有智慧的細胞膜有關。我們的健康還有一個鮮為人知，沒有受到足夠重視的祕密，那就是細胞裡微小的發電廠粒線體（Mitochondrion），它們能把攝入的營養、水分和空氣中的氧氣，轉換為可資運用的生命能量。它們的功能還不只這些。這些能量小矮人跟細胞膜一樣，是決定我們整體健康的祕密裁判。

強大卻微小的粒線體之祕密

沒有能量，生命不可能繼續。為了生活下去，我們得依靠能量的輸入。粒線體是一個高度活躍的能量發電廠，而且比人們想像得還要強大。粒線體很微小，是個二至五微米長的橢圓形顆粒，每個細胞裡大約有幾百至幾千個粒線體。它們甚至占體重的百分之十。一個成年人的全身細胞中平均約有十的十六次方個粒線體。[82]想像一個大頭針的針頭上可以容納超過十億個粒線體，這個數字真是多得難以想像。

細胞的新陳代謝越強，能量需求越大，粒線體的數目也就越多。肝臟、腸子、大腦和腎臟細胞擁有特別多粒線體，它們使用氧氣，毫不間斷地生產三磷酸腺苷（adenosine triphosphate, ATP）當作能量。強大的粒線體部隊在我們生命中的每一秒都在工作。它們不只提供能量，還提供細胞新的建材（例如經由合成胺基酸與脂肪酸），並調節自己的垃圾運輸，處理掉來自胺基酸或是脂肪酸老舊沒用的細胞廢物。粒線體有兩層細胞膜：外層平整的細胞膜和內膜。兩層細胞膜主要是由多元不飽和脂肪酸（PUFA）組成，大家都知道它很麻煩，容易氧化。

為了讓完美的粒線體能理想地工作，並讓身體維持健康，它們需要健康的脂肪！

如果它們營養不良，或是受到細胞氧化的壓力，製造三磷酸腺苷的速度會急遽下降。假如發生在靈敏的神經細胞上，很快就會出現注意力不集中和認知能力下降、疼痛、體感障礙等症狀。還有消耗能量的器官如心臟、肝臟和腎臟，以及製造荷爾蒙的組織，都需要很多三磷酸腺苷；它們的工作可能也會癱瘓。這是真的！我們大部分人活在危險的情況下卻不自知。如果失去了完好的細胞發電廠，就好像是對疾病噴撒了助燃劑！身體的能量只夠維持勉強活下去，供應給身體重要的器官繼續運作：心跳、呼吸、大腦活動。身體其他部位則進入休眠狀態，我們無法火力全開地生活。醫生對**粒線體障礙**的認識到目前為止僅侷限在少見的遺傳性粒線體病變。現在認為，非先天性得到粒線體功能障礙也是以下疾病的背後原因：體重過重、第二型糖尿病、冠心病、過敏、慢性發炎、自體免疫性疾病、頭痛和偏頭痛、慢性疲勞症候群（Chronic fatigue syndrome, CFS）、纖維肌痛（Fibromyalgia）、失智症、憂鬱、癌症等等。[83]

這些新認知非常有意思。例如體重過重是由於攝取過多的卡路里所造成的迷思，曾經流傳了很長一段時間。但是目前已證明，攝入養分的品質、腸道菌叢的多樣性和運動量，才是維持理想體重的關鍵，而不是呆板地計算卡路里。[84]這個理論有意思的地方也在於，它認為體重過重的背後原因在於細胞層面，跟粒線體的健康有關。在用老鼠做的實驗中，細胞發電廠故障導致體重過重，因為過剩的卡路里不能完全燃燒，而是被當成脂肪組織囤積起來。[85]隨著年齡增長，粒線體自然而然會越來越不活躍。這也解釋了，為什麼我們老年的時候除了肌肉量減少之外，體重也會增加，即使我們吃得比較少。

救細胞就是治療身體

如果細胞和它的發電廠粒線體運轉不靈光，整個身體就會慢慢陷入混亂，並讓我們生病。但是這裡也是重獲健康的機會！疾病是由細胞新陳代謝障礙而產生的假設，讓我們有很好的機會能有效干預身體遭到破壞。就好像你用一隻看不見的手，透過細胞的鑰匙孔干預身體，在那裡貼心地照顧細胞的小宇宙。你每天吃的食物，就是對細胞有益的東西。如果你吃東西精挑細選，特別是用脂肪來改善細胞的健康，就是從最小單位施以強化和治療。

食用健康的脂肪是營養醫學上的鑰匙，可以讓細胞達到平衡，並減少危險的氧化過程。因此**食物的選擇**非常重要：根據最新的研究，食用豐富的高品質脂肪、適量蛋白質和少量碳水化合物能穩定細胞。它保護細胞膜和粒線體的DNA免於傷害，也是發電廠的絕佳燃料。如果粒線體燃燒脂肪，而血糖同時維持在低指數，這對細胞的氧化壓力負擔會比碳水化合物的食物來得小。所以和碳水化合物比起來，脂肪是較好的燃料。

第6章 棕色脂肪的祕密——你意想不到的健康潛力

我剛才鼓勵你把脂肪當成邁向健康的鎖鑰，那麼還有一種特別的脂肪不應該忘記：棕色脂肪。指的不是長時間在鍋裡加熱、看來不健康的脂肪，而是大大被低估的一種身體脂肪。提到身體脂肪，很多人馬上緊張地想到臀部的肥肉。但是身體脂肪遠超過這些肥肉。人類的脂肪組織是個很有趣的領域。人體有兩種不同的脂肪組織，在生理功能與外在顏色上有差異：眾所皆知的脂肪庫白色脂肪，還有棕色脂肪，它不為人知，卻有意想不到的健康潛力。

我們認為**白色脂肪**是腰部的「游泳圈」和皮下的脂肪組織，這一圈柔軟的肥肉舒服地躺在肚子、腿上和臀部。白色脂肪將飲食中多餘的能量以三酸甘油脂（脂質）的形式儲存起來。如果身體再度需要能量，它會被分解（脂解），並且轉換成為能量和能量貨幣三磷酸腺苷。除此之外，白色脂肪能幫我們隔絕寒冷，並當做器官間的「隔板」（內臟脂肪組織），要不然器官會在身體裡「亂亂飛」。

白色與棕色脂肪的細微差異

脂肪組織的細胞通常叫做脂肪細胞 Adipocyte，adeps（脂肪）是拉丁文，kytos（洞穴，細胞）是希臘文。棕色和白色脂肪細胞在架構和功能上有很大的差別。白色脂肪細胞有二十五到兩百微米大，只有數量很少的小粒線體，裡頭還駐紮了大量其他種類細胞，如免疫細胞或結締組織細胞，纖維母細胞（Fibroblast）。白色脂肪細胞是高產能工廠，並集體形成身體「最大的腺體」。腺體中湧出刺激發炎的因子，例如腫瘤壞死因子-α（Tumor necrosis factor alpha, TNFα），它會引發胰島素阻抗和第二型糖尿病。白色脂肪還分泌重要的荷爾蒙，如瘦素（Leptin，希臘文 leptos＝瘦），能壓抑飢餓感，並通知大腦脂肪細胞飽足的情況。

跟黃白色軟呼呼的肥肉脂肪不一樣的是秀氣的棕色脂肪細胞（十五至六十微米），它們非常堅實也「熱愛顏色」，包括棕色、淡粉紅色到深紅色。顏色和形狀的差別在於它們有許多大的粒線體以及充足的供血。與白色脂肪不同之處在於，它在分泌信號物質方面有所節制，把精神集中在充當「迷你發電廠」的任務上，在粒線體內燃燒脂肪作為熱能。能量生產的祕密就是努力工作的粒線體。它們施展全力，並經由脂肪細胞的氧化產生熱能。

棕色脂肪這種「加熱器功能」對嬰兒的存活特別重要，因為嬰兒特別容易失溫。小嬰孩透過棕色脂肪細胞產生的熱能很令人吃驚。剛出生時，棕色脂肪還占人體體重的百分之五，數量會在最初的幾年慢慢下降。歲數越大，體重（BMI指數）越重，棕色脂肪就越少。女性比男性擁有更多更活躍的棕色脂肪。平均來說，每位成年人體內只有大約五十克到一百克，特別分布在胸部、頸部、脊椎兩側、較粗的血管邊和鎖骨上方。白色脂肪和肌肉裡，特別是暴露在嚴寒環境以後，也可以發現代謝活躍的單一棕色脂肪細胞。

最近幾十年才開始討論棕色脂肪可以作為代謝活躍、能「對抗超重的細胞大軍」，以及充當第二型糖尿病新療法的角色，因為它能提高身體對能量的消耗量，但是又不使用到肌肉。棕色脂肪在老年時減少而白色「脂肪肥肉」增加支持一項命題：含有較多粒線體的棕色脂肪細胞在能量收支和代謝上很有分量，並且會透過細胞的健康狀態和脂肪組織的活動來決定老年的體重是否增加。[86]人們推測，除了在代謝上燃燒來製造熱能外，棕色脂肪還有更多功能。我們期待棕色脂肪未來在對抗疾病上的潛力。如果想要善用脂肪為健康做貢獻，我們現在就應該開始利用這些含有大量粒線體的小脂肪球隊。我們可以訓練棕色脂肪細胞，就像足球教練訓練球隊一樣。

這裡推薦一種低溫刺激的柯耐普療法（Kneipp-Medizin）。發明人塞巴斯提安・柯奈普（**Sebastian Kneipp, 1821-1897**）相信水療中低溫的力量。這個療法因他成名，並且證實有療效。我的建議是：每天早上用溫水，不是熱水淋浴，快要結束時逐漸降低水溫，盡可能低溫。冷水先輕柔地撒在手臂和腳上。當你習慣低溫刺激後，可以用冷水刺激較為敏感的部位，如肩膀、胸部、背部和腹部。低溫刺激可以直接喚醒棕色脂肪細胞。它們的反應是大力製造熱能。當我們在春天跳進冰冷的湖裡或是游泳池裡會發生什麼事？待在冰冷的水中一會兒，我們對低溫的感覺就不再那麼敏感，這是棕色脂肪內部小型加熱器的力量。身體的反應是促進粒線體燃燒脂肪來產生熱能，而不是粒線體平常使用的能量貨幣三磷酸腺苷。如此一來，它們不只全速燃燒脂肪，也將整個身體帶到較高的能量水平上。

因此我建議你投入小型的低溫鍛鍊，克服你自己的弱點。想擁有健康的「熱能產生」方式，這個因素非常值得重視。健康產生熱能的方式表示，我們必須走出溫度的舒適圈，室溫不必一直維持暖和的攝氏二十五度。脂肪的療癒力不僅是靠亞麻籽油、橄欖油和任一種堅果來改善健康，也透過家裡的溫度調節器和冷水澡實驗達成。

棕色脂肪就像粒線體密布的殖民地，因此必然得到一個結果：如果發電機受損，例如不正確的飲食、藥物、氧化或是心理壓力，棕色脂肪就會失去生產能量和熱源的重要執行者。很多人都知道後果：我們會對穿堂風特別敏感，出現討厭的「典型症狀」：脖子僵硬、膀胱感染、傷風和喉嚨痛。你對這些症狀不陌生吧？有些人甚至會在夏天用上羊毛衣、被子、厚襪子和熱水袋。不管在什麼季節都想把自己包得暖暖的就是一個徵兆，表示脂肪細胞中粒線體的健康和棕色脂肪數量不是特別好。要強化棕色脂肪不僅需要定期的低溫刺激，還需要維生素A和D。在高緯度地區，如斯堪地那維亞，人們有低溫和大量高脂肪的魚類為維生素A和D的來源，都是給棕色脂肪「免費送到家」的完美刺激。你也應該利用食物中的脂肪。當你用高脂肪飲食來保護粒線體，棕色脂肪的粒線體細胞膜，也就是生產熱能的指揮，就得到了「完美的一餐」。

有一種脂肪酸特別適合充當棕色脂肪的美食：來自多元不飽和脂肪酸家族的油酸。橄欖油裡有很多油酸，會引起粒線體內必要的短路，促進能活化代謝的脂肪燃燒。正因為如此，我們可以用橄欖油和少量的碳水化合物完美達到減重的目標，這就是棕色脂肪的奧祕。我很期待科學界對它的後續觀察。你不應該知而不行。下次淋浴時，勇敢地想一想棕色脂肪組成的小球隊，然後慢慢把水龍頭的溫度向下調降吧。

第2部

脂肪的療癒力

從青春痘到牙肉發炎，這些問題都可以預防和一勞永逸只要我們把注意力和行動力瞄準在身體最小單位——細胞這個體內小宇宙上，許多事情會成真，有時候甚至是難以想像的事。治療細胞從細胞膜和粒線體開始，粒線體是細胞的發電廠，完美的能量推動器。如果你替細胞和它的微型能源工廠加上最好的燃料，你的身體在剛開始也許沒有感覺，但是之後會明顯有感地一步步朝好的方向改變。

如果你的健康一直無懈可擊，可以每周開心地跑步好幾圈，充滿能量和活力，沒有背痛，頭痛和消化問題，那麼你也許不會馬上感覺到自己的改頭換面。但是受到慢性疾病、疼痛、疲倦、負荷能力受限、體重超重、關節炎、多發性硬化症、癌症和一連串讓人心情不好的症狀折磨的人，他們身上出現的第一批效果最戲劇化。在營養學上可以具體測量到成果。現在到了描述這些成果的時候。食用健康的脂肪，可以讓人煥然一新。

病人的故事和病況發展越來越令我開心。他們獲得更多的能量，生理及心理得到更強的負荷力，較少病痛，睡眠品質變好，成功減重，產生新的生活樂趣、樂觀和好心情，變得幽默開懷。他們以上揚的嘴角取代了陰沉的憂鬱！病人跟我陳述越多驚人的細節，我就越想繼續發展和應用脂肪治療。如果你已經考慮要在日常生活中運用到脂肪的療癒力，本書第四部提供你實用的入門建議。但是首先，我們要深入討論脂肪可以為你和你所愛之人的健康帶來哪些優厚機會。

不管是討厭的青春痘還是牙齦發炎，脂肪可以舒緩症狀，甚至發揮療效！我們先從頭到腳，來一趟環遊全身的旅行。

第7章 頭部與神經系統

眼部疾病

外在影響會減損視力。我們的環境、光線刺激和營養都關係到眼睛，不論健康的還是生病的眼睛。所以現在要注意。睜開你的雙眼！

黃斑部退化（Macular degeneration）

說黃斑部退化令人害怕一點也不為過。德國有兩百萬名黃斑部退化患者，整個歐洲大約有兩百五十萬人受影響。這個疾病分為兩種類型：「濕性」約占病例的百分之二十，「乾性」占病例的百分之八十為多數。「濕性」黃斑部退化的進展通常很快：視網膜下增生新的血管，並破壞原本健康的結構。使用傳統療法可以減緩失去視力的威脅。「乾性」黃斑部退化是因為視網膜上的沉積物引起的，進程較緩慢，到目前為止無法治療。

這個殘酷的疾病會讓視力減弱，很多時候甚至導致失明。我在最近幾年看診時親眼證實了驚人現象：越來越多人，也包括許多年紀明顯較輕的人，正值中壯年，卻突然罹患這個疾病。為什麼這個病症會突然出現？無中生有？二十年前我很少遇到這個病。但是現在有新認知可以解釋：視網膜病變增加與「現代的光源」有關。政策逐步禁用好的老鎢絲燈泡，驅使消費者改用省電燈泡和LED燈泡。人們似乎沒有考慮周全或是完全沒有考慮到：被趕走的鎢絲燈泡有近似日光的燦爛光譜，而「現代」光源跟自然光有非常基本的差異，對眼睛健康會造成嚴重後果。LED光並非安全無虞。它含有高比例的短波藍光（波長四六〇至四九〇奈米），隱藏著巨大的危險。LED的藍光會直接進入健康的眼睛。眼睛功能就像一部忠實的照相機，像素越多，照片就越清晰。眼睛的黃斑會得到最多的光線，尤其是瞳孔張特別大的時候，例如我們在黑暗中看電視或追劇時。當我們看電腦螢幕、電視或手機，視線會直接接觸到藍光。長時間暴露在藍光下的風險還**沒有**做過系統性研究。黃斑部研究專家擔心黑暗時期到來，也擔憂會對眼睛造成不可逆的後果。現在該怎麼辦？

長波的近紅外線就像太陽光、鎢絲燈泡和鹵素燈發射出來的光線一樣，可以增強視神經細胞的抵抗力和自癒力。但是裡面還牽涉更多，也就是要運用聰明的營養策略。要對抗黃斑部退化，我推薦抗氧化的類蘿蔔素葉黃素，它近似β胡蘿蔔素。其他的抗氧化劑如維生素C和E，鋅和硒，類蘿蔔素玉米黃素（Zeaxanthin），以及肥魚身上高劑量的Omega-3脂肪酸也證明有療效。一個研究調查將近四萬個年齡稍長的受試者，結果指出，攝取最高量Omega-3

脂肪酸會降低大約百分之三十罹患黃斑部退化的風險。[87]好的脂肪不僅能遏止黃斑部退化的風險，高劑量的Omega-3脂肪酸（每天大約一至兩克）甚至可以明顯改善視力。[88]千萬別讓好脂肪離開你的視線。

乾眼症

高劑量的Omega-3脂肪已經證明能減緩嚴重的眼疾如黃斑部退化。值得歡呼。但是平常會出現小症狀，雖然不具威脅性，還是會帶來很大的困擾。

例如「乾眼症」就是最常出現的眼疾之一，醫學上稱之為「乾燥症候群」（Sicca Syndrome），sicca是拉丁文「乾的」意思。大約有百分之二十去看眼科的病人有乾眼症狀。雖然乾眼不是什麼太大的問題，不把它當一回事卻也不智。乾眼症是慢性疾病，需要長期的照料。因為不只是淚液量改變，成分也改變了。眼淚必須完成很多任務，不只是在喪禮、婚禮或是足球贏得比賽時會派上用場，它還能濕潤眼角膜和眼結膜，供應角膜氧氣，撫平凹凸不平之處，打敗細菌和病毒，並將異物沖出眼外。正常的淚液分泌不會無緣無故故障。眼睛動過手術後（例如白內障手術）或是罹患全身性疾病，都會減少淚液薄膜形成，並讓眼睛變為小戈壁沙漠。乾眼常常是其他疾病的可疑夥伴，如糖尿病、發炎性風濕疾病（乾燥症候群、全身性紅斑狼瘡，或是類風濕性關節炎）、皮膚病（例如玫瑰痤瘡），或者在更年期，或是使用藥物如避孕藥、鎮靜劑、安眠藥的情形下出現。

還有一個強烈的驅動力：生活方式。我們當中有不少人無止境地坐在乾燥空氣中的電腦前面，有時候在冷氣空間和灰塵底下。這些環境因素會影響淚液薄膜的平衡。美國已經有所謂「辦公室眼症候群」（office-eye syndrome）。從有輕微的異物感和乾燥感開始，之後眼結膜發紅、灼熱、疼痛、搔癢，眼睛在早上好像被三秒膠黏起來一樣。通常只能用人工淚液治療症狀，到目前為止沒有仙丹妙藥。但是有一張被低估的王牌握在你手裡：三餐食用更多健康的脂肪可以有效預防症狀出現。大量的Omega-3脂肪能明顯降低得到乾眼症的風險。

你今天坐在電腦螢幕前面多久了？我不是在反對積極勤奮的工作、求表現的意志力，而是螢幕前的勞動者必須多注意眼睛健康。我勤奮地敲鍵盤，為你的伴侶、孩子、孫子、姪子和姪女、朋友和熟人寫這本書，把很重要的脂肪知識盡可能傳播出去。根據我的經驗，長時期多食用健康脂肪的人都能獲得好處，特別是對乾眼症。好的脂肪可以為我們省下眼藥水的費用。

偏頭痛：神經的暴風雨

抽痛、陣痛、刺痛。突發性頭疼往往只痛半邊。德國大約有九十萬人美好的一天會毀於偏頭痛發作，但是十個人裡只有三個人知道自己有「偏頭痛」。偏頭痛是個很奇怪的疾病，讓許多病人不知道該如何是好。全世界大概有百分之十三的人受偏頭痛折磨。這個「疾病怪人」出現在女性身上的比例大約是男性的三倍。發病的高峰介與二十五到四十五歲之間，不過孩子也有可能會發作。

神經疾病偏頭痛具有許多面向，它的週期性質通常還伴隨著討厭的症狀，例如噁心、嘔吐、發燒、畏光、對氣味或是對噪音和聲響敏感。有些病人會在偏頭痛實際發作前有感覺或是視覺感官障礙的先兆。有時候甚至會暫時失去視力，或是因為動作障礙引起人注意。這種少見的症狀常常會被誤以為是中風。

雖然人人都討厭偏頭痛，但是醫學仍未解開它的祕密，我們還無法精確地解釋病因。科學家仍然不確定，引起偏頭痛的主因是否跟血管或神經系統有關。科學家也在討論，是否是神經引起的發炎，導致血管對疼痛很敏感。發炎不一定有外在因素，可能會因為神經活動增強造成發炎信號物質氾濫而形成。這個假設在現代理論上很受重視，但還有許多問題沒有得到答案。

高壓變壓器大腦

科學顯示，正常的資訊傳輸在偏頭痛時會受到短暫的干擾，也會使腦部改變刺激的處理方式。受偏頭痛影響的人會有點失常。跟健康人的大腦相比，偏頭痛者的大腦對外在刺激的反應極端敏感和活躍，而且「一直處於緊張和高電流」的最高警戒狀態。每天有來自不同情況的影響和刺激，注入這個好似高壓變壓器、「處於壓力下」的大腦。特別的誘因，也就是所謂的「觸發因素」，例如正常生活作息或是日夜節奏上突如其來的改變，壓力、噪音、天氣變化，或是某些食物的刺激。尤其要小心防腐劑（檸檬黃〔Tartrazine〕，苯甲酸〔Benzoic acid〕），含有許多添加物的現成食物，增味劑，和富含組織胺的食物如草莓、柑橘類水果、巧克力、紅酒、義大利香腸和一些較成熟的乳酪。來自身體內部的因素也會刺激偏頭痛：月經期間荷爾蒙失調、飢餓，或是藥物造成的代謝變化。

偏頭痛一發作可能就是幾小時到幾天，這場疼痛馬拉松會讓人喪失生活品質。特別殘忍的是演變成慢性偏頭痛，一陣接著一陣，簡直是噩夢一場。偏頭痛會有個別差異，每個病情發展就跟每個人一樣特殊。療法必須量身訂做，而且沒有魔法能把頭痛變不見。想要擺脫煩惱的偏頭痛必須自己來，因此迫切需要不同的治療方法。目前的診斷和治療（很可惜）都還太著重在偏頭痛的誘因，而不是原因！病人的代謝（還）沒有受到足夠重視。所以病人只能用止痛劑急救。這麼做有個問題：有可能會傷害神經細胞的能量供給。因為止痛劑（Paracetamol）會導致細胞缺乏最重要的抗氧化劑麩胱甘肽（Glutathione），會讓原來的問題更形惡化。因為神經細胞的能量供給會受到干擾。重點是，偏頭痛是因為**神經系統裡能量不足**而產生的，觸發因素只是突然的誘因，不是偏頭痛潛在的原因。

因此從營養學的觀點來看，偏頭痛患者應該要供給大腦好的能量，並特別注意三餐均衡規律。吃飯時間扮演最關鍵的角色。因此我建議偏頭痛患者嚴格規定用餐時間，三餐要有穩定的節奏。間歇性斷食，也就是較長一段時間（超過十四到十六小時）不吃東西，根據我的經驗非常危險，因為這會促使偏頭痛發作。餵給神經細胞的食物也扮演了重要角色。雖然偏頭痛不能視為食物過敏症狀，但最好還是注意個人對食物的接受程度和誘發的觸因。依照現代的飲食標準，並補充充足的水分，對控制這頭怪獸有很大的貢獻。而這裡終於關係到我們最新的好朋友，脂肪。

實驗數據證明，高脂肪和低碳水的三餐能有效減少偏頭痛發作。一篇發表在知名的《歐洲神經學雜誌》（*European Journal of Neurology*）的研究，調查了定期偏頭痛發作的病人：研究員讓一組病人攝取高脂肪的生酮飲食（大約百分之八十到百分之九十的脂肪）超過一個月，接下來超過五個月的時間攝取正常，但是減少卡路里的飲食。一個控制組得到正常，減少卡路里的飲食。結果呢？只有攝取高脂肪那組病人的症狀明顯降低。跟攝取低脂飲食的偏頭痛病人相比，在研究的第一個月裡，他們不僅偏頭痛發作的次數減少，就連服用的藥物量也縮減了；攝取低脂飲食的偏頭痛病人在前四個星期中的症狀並沒有本質上的改變。有趣的是，當「高脂」那組在一個月後轉換到正常、低卡、低脂的飲食後，他們的症狀惡化，但還是比研究開始時要好一些。所以多吃脂肪是對的！身為偏頭痛患者的你會選擇哪一組呢？

如果你還心存懷疑，這裡有個解釋，為什麼脂肪對偏頭痛有幫助。因為偏頭痛的原因跟發炎和因為神經遞質血清素（Serotonin）的釋放所造成的「神經風暴」有關，所以脂肪，特別是Omega-3，可以介入。還有安慰劑控制的雙盲試驗（科學方法上的最高品質保證）也證明了Omega-3能成功治療偏頭痛。在這樣的實驗中，偏頭痛病人或得到Omega-3，或得到安慰劑。雙盲意謂著不僅是病人，連醫生也不知道病人是否得到真正有效的成分。這個研究的研究員把成功定義為發作至少減少百分之八十。結果呢？三分之一的安慰劑病人感覺到緩解。現在要注意，絕對不能低估常常被人不當譴責的安慰劑效應。經證明，安慰劑真的有療效。然而脂肪那組的成績是它的兩倍。三分之二的病例症狀成功減少了百分之八十。特別讓人印象深刻的是，這個實驗為期只有兩個月，在那麼短的時間內就能達到這麼好的效果。太完美了！多一點脂肪就能有效地趕走偏頭痛，甚至阻止偏頭痛發作。

根據我行醫的經驗，我建議少吃白麵粉做成的碳水食物和甜點，給身體高質量的脂肪和足夠的微量營養素，如檸檬酸鎂（Magnesium citrate）、維生素B群和鋅當作「細胞的正分子食物」，可以減緩甚至消除頑強的偏頭痛。還有很重要的一點：放鬆和運動。到戶外呼吸新鮮空氣，接觸陽光和日照，從事休閒活動如騎車、游泳、瑜伽、氣功等。同樣證明有效的傳統療法有漸進式的肌肉放鬆、自體放鬆訓練，和輔助醫學如針灸和生物反饋（Biofeedback）。請選擇對你好，能帶給你樂趣的訓練。你現在知道，脂肪就像一個能有效預防的創傷軟膏，防範偏頭痛的保護傘。開始行動吧！或者馬上建議給身邊受偏頭痛折磨的人。

多發性硬化症

多發性硬化症（Multiple sclerosis, MS）是個中央神經系統慢性發炎疾病，會在大腦、脊髓和視神經肆虐。全世界估計大約有兩百五十萬人患有多發性硬化症，其中德國約有二十萬人。通常是介於二十到四十歲較年輕的人患病。多發性硬化症可能會急性發作，並帶有暫時性的緩解期，叫做疾病的停滯狀態，也可能持續地發展。因為陣發的特性，風濕病醫師常說這是「腦風濕」。人們懷疑病因是自體免疫系統的反應，因為免疫系統對自己身體結構做出錯誤的反抗，加以無情的攻擊。

多發性硬化症具有多重面貌，因為不同類的神經細胞發炎，並且損失了由高脂髓磷脂構成的寶貴防護衣。所以這個疾病既沒有傳統的主要症狀，也沒有典型的病情發展，跟失智症一樣屬於慢性神經退化疾病。粗略地說，偏頭痛、注意力缺失症（ADS），也包括過動症（ADHS）、肌肉萎縮症、自閉症、亞斯伯格症和眼睛損害如老年引起的黃斑部退化，都屬於這不受歡迎的圈子。所有疾病的共同點是自體細胞的死亡，神經細胞不可逆的凋亡（Apoptosis）。

要擺脫這個疾病很困難，直到目前為止無法治癒。現在採用的抑制免疫系統療法沒有突破性的成功，而且有副作用。現在是我們繼續思索的時候。有跡象顯示，受損害的細胞扮演了一個角色，而且能證明粒線體受到破壞，這是現代的說法。用脂肪「治癒」受損害的細胞進而減緩病情，聽起來特別有希望。但是針對高脂飲食所做的科學研究還是狂風大浪裡的一艘小木筏，要等到結果集結成值得重視、有可靠數據的艦隊還需要很長的時間。但是第一批研究結果令人充滿了希望，讓人對高脂肪飲食產生興趣，我也替多發性硬化症病人開出早餐食用脂肪炸彈的處方（書末能看到我推薦的方法）。

一個針對多發性硬化症病人的大型研究裡調查了食用Omega-3脂肪的效用。研究結果一點也不讓我訝異：盤子裡的Omega-3越多，多發性硬化症發炎的頻率和發作次數就越少，生活品質也就越高。[89]另一個研究結果也顯示，儘速採用「脂肪的療癒力」對神經病學的疾病特別重要。如果病人在診斷出病症時馬上把重點放在Omega-3上，接下來兩年發作的情況以及日常生活中出現的障礙會比「無脂肪」的受試者少。[90]

從我長期治療自體免疫系統和發炎疾病的經驗中，脂肪有非常顯著的療效！我有不少病人目前的病情完全處於休眠狀態。用Omega-3、均衡飲食，以及由維生素D、E、B群、鎂、高劑量的生物素和硒組成的正分子微量營養素療法（orthomolekular Mikronährstofftherapie）常常能遏止多發性硬化症發展。但是這個創新、少有副作用的治療策略並沒有受到重視、尊重和支持。必須有所改變！

注意力不足過動症（ADHS）

他們不專心，不安地在椅子上滑來滑去。任何一點小事都能讓他們分心。常常遲到，忘記約會、與別人的協定和午餐。他們的「拖延症」用任何輔導都無效，用全世界最亂的房間挑釁父母，把精力浪費在無謂的小事上，錯過巴士和火車，沒有一刻能安靜下來，內心受到衝動驅使，亂花零用錢。他們精力旺盛，手指在餐桌上打鼓，腳動來動去。他們容易覺得自己受到攻擊，情緒起波動，反應過度。還不能忘記，他們一旦脾氣爆發很嚇人。這就是ADHS，完美的惡夢。

據估計，德國每一百個孩子和青少年中有三至六個人有過動症，總數遠遠超過五十萬人。男孩罹病的比例是女孩的二到四倍。百分之六十於孩提和青少年時期患病的小病人，他們的痛苦症狀會延續到成年。到底什麼是注意力不足過動症？一種常見的時尚病？心理障礙？疾病？

過動症是兒童和青少年時期最常見的行為障礙，遠遠超過其他行為障礙。典型症狀是注意力、精神集中、衝動和自我控制的問題，以及身體強烈的躁動。德國人會說是「動個不停的菲利浦症狀」。這裡補充說明：過動症在一八四五年第一次由法蘭克福精神病科醫生暨童書作家海因里希・霍夫曼（Heinrich Hoffmann, 1809-1894）在《披頭散髮的彼得》（*Der Struwwelpeter*）中以文學形式呈現。這本書是德國最暢銷的兒童讀物，用好幾個有趣故事吸引讀者，裡面孩子因為不謹慎和躁動的行為，甚至造成了生命危險。雖然故事很老，但是又歷久彌新。

過動症的診斷如雨後春筍冒出，但不是每個活潑吵鬧，讓父母和老師傷腦筋的孩子都有過動症。正常到病態的過渡階段是輕微流動的，不容易掌握。有批判的聲音在追究疾病爆增的原因以及藥物開立的適當性。一九九三年在德國開出了三十四公斤含派醋甲酯（Methylphenidate）的處方藥利他能（Ritalin），二〇一三年已經達到一八〇三公斤。小心，這種藥可不是巧克力糖！大量開出的藥丸受麻醉藥物法管制（類似嗎啡），而它的長期作用還沒有得到深入研究。目前根據德國聯邦藥物及醫學產品研究所（BfArM）的數據指出，從二〇一五年起，德國開給小孩的處方藥稍微下降，開給成人的藥卻上升。

除了遺傳的體質外，這個疾病還有潛在的原因和觸發點。神經生物和心理社會因素的交互作用看起來是過動症的絕佳導火線。基因上的配置和細胞代謝障礙，導致神經元之間的信號不能正確傳遞。例如過動症病人腦中神經遞質多巴胺（Dopamine）的濃度比一般健康的人低。如果腦中缺乏這種信號物質，就會影響到神經細胞間歡欣地握手、公開的溝通、喋喋不休的對話。受影響的病人會變成噴火的小恐龍。

一般會建議採用「多重」療法，也就是行為療法、物理治療、運動以及需要時服用額外的藥物。治療可能造成的副作用如沒胃口、頭痛、胃痛、睡眠障礙等。過動症的治療不容小覷。因為如果動個不停的小菲利浦一直到成年都沒有得到適當援助，他的個人生活和職涯都會有潛在災難：學業成績不好、教育中斷、第一份工作出問題、自我感覺不佳、心靈與生理上的抗壓性不足、伴侶關係破裂……救命！我們必須及時採取有效行動。

其實治療過動症比想像中容易，各方推薦的藥物不是唯一方法。這幾年來我在看診時觀察到，過動症狀可以在現代療法的框架下加入健康脂肪而獲得很大的改善。起初我以為只是個別案例，回顧時卻發現是個穩定現象。飲食中的脂肪可以帶來測量得到的正面效果。完全沒有副作用嗎？我等了很長的時間，才有科學研究證實了我把脂肪用在過動症的治療成效：在一個令人印象深刻的研究中，研究對象是六到十二歲患有過動症的孩子，他們服用利他能並做行為治療超過六個月，社會及學習行為上仍然沒有改善。在實驗中，一半難以治療的過動症孩子得到來自肥魚的Omega-3，另一半孩子得到安慰劑。三個月後做了第一次評估。跟安慰劑組相比，多吃脂肪能對過動症發揮效用嗎？結果顯示什麼？沒有什麼很驚人的結果：「多脂肪組」和「安慰劑組」之間並沒有明顯的差別。嗯，脂肪對過動症的療效沒有想像中大？有先見之明的研究者設計了長期研究，並在六個月後安排了後續檢驗。結果是：Omega-3控制了動個不停的菲利浦。多一點耐心。又再經過六個月後，「脂肪組」出現了可觀的改變：孩子們的注意力變好，衝動性急的情況減少了，跟父母和老師的合作意願提高。更讓人印象深刻的是：在攻擊性、一刻不得安寧和工作態度上，孩子的情況有了很大的改善。[91]這個（研究）故事的含意是什麼？

過動症不僅需要很多健康脂肪，也就是有長鏈Omega-3脂肪的來源，像是魚和海藻油，我們還要在**時間上**給脂肪機會和耐心。輕鬆好照顧的孩子、和平願意合作的青少年、得到好成績和好心情，都比家庭聚會演變成末日災難更值得重視，不是嗎？

失智症與認知缺陷

我年輕還是助理醫師的時候，曾經有位名叫艾瑟的可愛病人過九十歲生日。我採了一束鮮花，放在她的白色床單上。那個時刻一直鮮明烙印在我的記憶中，好像是昨天一樣。艾瑟身穿紫藍色睡衣，反映出她明亮的眼睛顏色。她很高興，滿是皺紋又溫柔的臉慢慢溢出一抹微笑。她先注視著花，然後注視我的臉。當我抓著她的手向她祝賀生日時，她輕聲說：「誰生日？」我回答：「妳，艾瑟，妳今天九十歲了。」她沉默了片刻，咬著乾燥的下嘴唇，然後說：「哪裡？我在哪裡？」我回答：「艾瑟，妳在醫院，今天是妳的生日。」她迷惘地低語：「艾瑟？誰是艾瑟？」

失智症是個有嚴重後果的老年心理疾病，[92]也日漸成為社會和社會政策的挑戰。[93]來自德國和全世界的流行病學數據讓人很不安。如果把輕微的初期階段也算在內，德國境內至少有一百五十萬失智病人。[94]研究者估計，到二〇五〇年底，歐洲的病例會增加到一千六百萬。[95]能阻止失智症的海嘯嗎？如果有可能，該怎麼做？

先來仔細看一下引發失智症的誘因。我們很早就知道，失智症跟碳水化合物的代謝障礙有些關係。二〇〇五年首次出現「第三型糖尿病」做為失智症的新同義詞。從那時候起，就有越來越多的研究得出結論：我們經常吃的東西也可能決定我們是否會失智。科學證明：現代低脂但是高碳的飲食是導致全世界失智症爆炸的主要刺激源和幕後操縱者。「吃出來的失智症」，聽起來很嚇人。

我們出生時通常都有健康的大腦。大腦是表現非凡的英雄，讓我們思考、感覺、記憶，可以分析複雜的問題和解答困難的謎題。由一千億個神經元組成的嚴密網絡造就了這個奇蹟。這些細胞透過細微敏感的「突觸」連結在一起，而突觸一直熱絡於溝通；新資訊、大小刺激不斷經由突觸從一個神經細胞傳遞到另一個神經細胞，新的故事就這樣在細胞之間輕聲傳遞。透過信號物質從一個神經元傳到另一個神經元的消息會在腦部不同的區域裡加工處理。失智症剛開始的時候，它無聲無息悄悄潛進這個由勤奮和心情絕佳的細胞所建構的迪士尼樂園，而且常常在病情明朗的幾年前就已經潛入。剛開始是小的突觸受到影響。如果突觸之間訊息的自由流動癱瘓了，細胞就不能對話，對生命很重要的資訊也不能再正確地傳遞下去，神經細胞會馬上開始退化。

這個殘酷悲劇基於一個誤解：我們被灌輸低脂飲食是「健康的」。它一點也不健康，它正卯足全力促使神經細胞不斷凋零。該怎麼想像這種情況呢？因為低脂高碳飲食造成血糖較高，而血糖的刺激喚醒強烈的信號分子，它們又引起一波波的疾病。特殊的蛋白質會被召集起來，從而演變出典型的阿茲海默症現象，即所謂的「β類澱粉蛋白斑塊沉澱」（Beta-Amyloid Plaques）和「Tau纖維蛋白」（Tau-Fibrillen）。這些堅硬的蛋白質塊和纖維束會像石磨一樣，將健康的神經細胞磨碎。

會發生什麼事？每一次血糖的刺激都勒索可憐的胰臟做出新的胰島素反應。胰島素分泌越頻繁越多，胰島素的「呼叫」越強，細胞表面胰島素受體的感應就越遲鈍。到了某個時候，細胞對胰島素的大聲呼叫只會感到「厭煩」。特別是肝臟細胞會對胰島素的呼叫有輕微的重聽，最後產生胰島素阻抗（第二型糖尿病的章節也與此有關）。這些有胰島素阻抗的肝臟細胞因此有不合邏輯的想法，並製造特別的脂肪，也就是所謂的神經醯胺（Ceramide），它的潛在毒性會額外促進失智症。神經醯胺能通過血腦屏障，並刺激特殊酵素行動。受到這些酵素行動的影響，神經醯胺會讓大腦產生胰島素阻抗、氧化壓力和發炎。還沒結束。神經醯胺會導致細胞凋亡，一種設定好的細胞死亡，單一細胞的自殺行動。在這種情形下，主導思考的腦細胞慢慢死亡。[96]這場悲劇可以經由飲食中更多優良的脂肪以及減少碳水化合物來避免。因為脂肪就像溫柔的絲絨能安撫血糖指數：如果攝取脂肪，血糖不會向上飆升，也不會出現危險的胰島素反應。

每天吃麵包和糖霜捲對每天腦細胞死亡的影響，在科學上的證明與日俱增。明尼蘇達梅約醫院的研究員早在二〇一二年提供了破天荒的證據：研究數據警告，飲食重點放在碳水化合物會提高百分之八十九罹患失智症的風險。相對的，攝取高脂肪飲食受試者罹患失智症的風險降低約百分之四十四。[97]脂肪具有維持大腦健康的驚人潛力。用更多的好脂肪和較少的碳水化合物，可以讓大腦細胞的重要胰島素受體對刺激保持活躍和敏感，神經元之間的代謝和信號通路不會隨著時間變鈍，越來越迷糊，而是像上了油般運作順暢。越早讓身體接觸健康的油越好。你的細胞，特別是腦細胞，喜歡脂肪更勝於葡萄糖。

在緊急情況下，細胞（也包括腦細胞）可以從葡萄糖得到能量。大腦也可以利用分解脂肪時的代謝產物酮體，把它當作很理想的燃料來源。失智症之所以會出現，其中一個原因是有胰島素阻抗的腦細胞無法應付能量來源葡萄糖。沒有能量就無法維持生命。身為理想能量來源和宏量營養素的脂肪在這裡勝出。健康的脂肪會減少慢性發炎，不讓血糖濃度起起伏伏，因而能降低罹患第二型和第三型糖尿病（失智症）的風險。思考一下：脂肪是構成大腦的基本成分，那就很清楚了。脂肪是所有宏量營養素中能讓大腦健康聰明的最好營養素。

想在老年仍保有敏捷的思考力，就應該要維持腦細胞的健康和Omega脂肪的平衡。目前為止推薦的低脂、高穀物和高碳水的飲食，意味著有更多會促進發炎的Omega-6脂肪和反式脂肪會在身上擱淺，對健康，也對大腦會產生不利的影響。最理想的Omega-6/Omega-3的比例是三比一，我們大多數人距離理想值還很遙遠。每周大約吃三次來自牧草地富含Omega-3的肉類，以及一次富含長鏈Omega-3脂肪酸的魚的人，Omega-6對Omega-3的比例大約是十比一。很多人每天飲食比例是危險的十五至三十比一，甚至更多。他們攝取的Omega-3太少，又從現成食品或是典型食物（一塊加上「健康」葵花子乳瑪琳的麵包，和一條用大量飼養動物的肉製成的便宜香腸）中，累積太多的Omega-6。考慮到要維持健康的神經系統甚至需要極多的Omega-3脂肪，才能平衡慢性過多的Omega-6，所以缺乏Omega-3對健康的大腦是危險的。

我們的希望在脂肪裡面。優質的Omega-3脂肪可以讓腦細胞動個不停，並降低失智症的風險。定期攝取高劑量的海洋性Omega-3二十二碳六烯酸（DHA）對大腦健康有決定性影響，它是名副其實的Omega-3脂肪酸女王。我會在第四部提供日常生活中的具體例子。

就算失智症已在腦細胞間築出一條小徑，不斷給予高劑量的脂肪還是有幫助的，特別是對症狀輕微的失智症。保持警覺是現在的最高原則！千萬不要等到為時已晚。最好看完這個章節，從今天起就開始預防失智，不要再吝於使用好脂肪。不只Omega-3和DHA是對抗失智症的可靠助手。症狀嚴重時，單單用Omega-3恐怕也不能達到突破性的改善。還有其他脂肪能帶來一線光明。

科學家對一組脂肪特別好奇：MCT家族，中鏈的三酸甘油脂。MCT是飽和脂肪，出現在椰子油、棕櫚油中，奶油裡也可以發現極少量的MCT。目前應用MCT來治療失智症有驚人的效果。一個致力於研究MCT油療效的科學家是美國醫生瑪莉．紐波特（Mary Newport），研究動機出於她的私人悲劇。她丈夫史蒂夫罹患嚴重的阿茲海默症。雖然有使用符合醫學方針的最新藥物，他的病情卻日漸惡化，直到所有療法都嘗試過了。瑪莉．紐波特在絕望中開始尋找，找到一些在那時候還沒有引起科學界興趣的觀察報告。在對比研究中，她確定MCT脂肪對失智症病人的認知能力和行為有可以測量得到的正面效果。紐波特醫生的論點證實，MCT這樣的脂肪對大腦細胞而言是個理想的替代能源。她每天給她先生七十毫升的純椰子油，療程迅速見到曙光：史蒂夫的注意力、記憶力和憂鬱狀況不僅維持穩定，對失智症來說已經算是成功的治療，症狀甚至還有好轉的跡象。紐波特醫生把成果歸功於她嚴格挑選、食用含有大量MCT的椰子脂肪。這只是個例嗎？

不只這個獨特個例，目前有範圍更廣的研究調查MCT對阿茲海默症的效果。在一個寶貴的論文裡，科學家進行隨機採樣的雙盲研究，這是眾所皆知科學研究的黃金標準。阿茲海默病人的記憶力在MCT脂肪的影響下，好轉情況比拿到安慰劑的病人明顯。[98]如果你相信脂肪的療癒力，並把我更換油品的具體建議放在心上，此外在有限的時間間隔裡進食，例如安插短時間的斷食，在晚飯和「晚早餐」之間留下大約十二小時的斷食時間，這樣才有機會刺激細胞自行運走傷害細胞的物質，也就是細胞自噬。每個人都有可能得到失智症，再加上社會經濟上爭議的問題不斷攀升：「誰來負擔失智病人以及受到無情折磨親友的後續疾病費用？」科學界、研究、政治和整個社會都受到了挑戰。這個問題正在尋找新的策略，而我要提出一個近乎挑釁的問題：現今社會如何看待生命「最後幾年」的尊嚴？如何看待成為全民疾病的失智症？今晚養老院或安養院的失智病人，除了得到黑麵包、便宜的乳瑪琳、罐頭火腿或加工乳酪外，能得到多少健康的脂肪？

癲癇，以及牙齒的重要性

癲癇也稱為「羊眩」，今天仍被稱為發作或是痙攣，是中央神經系統最常見的慢性疾病之一，可能會在生命中任何一個階段出現。這個疾病通常在人生的前五年開始出現，或是在六十歲以後。目前德國大約有五十萬人因為癲癇症接受專業治療，每十萬人平均就有四十七個新病例，也就是每年大約有三萬八千個新病人。老年人常常在中風以後出現癲癇症，卻經常被誤解。突如其來出現不由自主的行為與感覺障礙，是因為大腦表面較大的神經細胞連接突然暫時性同步放電所致。在這個異常時期，神經細胞原來的功能完全瓦解。症狀會視大腦在哪個地方釋放出不受控制的電能量，會出現與傳統痙攣發作不同的症狀，例如不明顯的人格特質改變，突然的頭痛，輕微的抽搐，或是視力障礙和麻痺。癲癇有極多面向，所以最好不要說癲癇症，而是「癲癇綜合症候群」。

整體來看，發生癲癇有兩種可能：要不是神經細胞接受刺激的門檻降低了，只要一點電能量就能產生異常的效果，或是腦中有干擾因素，發射出電能在腦中胡亂開槍。傳統醫學只專注在腦中不可預期並且像「掃射」的病態放電，使用藥效強的抗癲癇藥扼殺。使用抗癲癇藥屬於目前標準的治療方法，能成功治療百分之六十到百分之六十五的病例。[99]但問題是，正常和健康的神經細胞也可能被同時扼殺，使得腦功能在其他層面受到影響。服用藥物的後果是出現副作用如疲倦、昏沉、缺乏注意力、頭暈、頭痛、四肢協調問題和視力障礙。會造成身心負擔的嚴重副作用還有掉髮、骨質疏鬆、記憶力喪失、牙齦增生、肝功能和造血障礙、自殺風險提高。除了這些潛在不好的副作用外，藥物對其他百分之三十五到百分之四十的癲癇病例無效。這些人就像走失的孩子，得不到適當的幫助。

缺乏維生素、礦物質和脂肪、腸道菌群受到干擾、太多酒精或是其他食物毒素、太多尼古丁、睡眠不足、重金屬沉積、區域性有毒的刺激如牙齒病灶，或是智齒長進肉裡沒被發現等，都是發病的潛在原因。

我推薦的正分子營養醫學策略，焦點在於平衡礦物質和維生素的不足，清理腸道，並給予高劑量的脂肪。早在一九二一年的研究就發現，合乎生酮飲食理論大量攝取脂肪，脂肪在飲食中占比約百分之八十，是治療癲癇的有效療法。這種高脂肪飲食來自對孩子的觀察：攝取極多脂肪的孩子，癲癇發作的情況明顯少很多。[100]雖然早在一世紀前就有了這項驚人發現，但是時至今日，治療癲癇症的療法中仍然沒有把脂肪當作選項，或是當作藥物治療的例行輔助。歐洲國家還流行過時的治療方法，而在美國，生酮飲食常被當成有效的治療策略。

在一個二〇一六年公布的綜觀論文中，[101]收集了許多針對罹患癲癇症兒童使用安慰劑的隨機調查研究，結果說明了高脂肪飲食的成效（大約百分之九十的卡路里甚至是來自脂肪）：三個月後，百分之五十五的兒童完全沒有發作，發作頻率減少了滿滿的百分之八十五。

俗話說萬事起頭難。實行高脂肪飲食的初期對很多人來說並不容易。如果你也覺得自己做不到，並且感到絕望，我想用數據來鼓勵你，也就是要你把重點放在攝取Omega-3上。一項針對藥物治療無效的癲癇病人所做的研究中，單單每天攝取一克長鏈的Omega-3脂肪（DHA/EPA），就減少了三分之一的發作頻率。[102]一個用安慰劑控制的研究調查了七十個介於四歲和十二歲同樣對治療沒有反應的孩子，部分孩子每天發作的次數在十次以上。科學家每天給小病人六百毫克DHA/EPA組成的Omega-3或是安慰劑。三個月後，Omega-3那組的孩子沒有一個人在一個月內發作超過三次！安慰劑那組的發作次數幾乎保持不變。總體來說，百分之五十七用脂肪治療的孩子的症狀完全消失了，而安慰劑那組每個人都還會發作。[103]

有力的結論是：對每個罹患嚴重或是不能用藥物控制的癲癇症患者，高脂肪飲食是值得推薦的選項。因此我對癲癇症患者的實際建議是，至少執行高脂肪飲食三個月，也就是把Omega-3加到飲食裡，並且觀察自己的反應。拿出勇氣來。驚人的效果並不少見！重要的是：要仔細檢查每個癲癇症患者的牙齒，因為長進肉裡的智齒特別會跟痙攣有關。我建議每個新的癲癇發作者要排除這個原因。另外一件同樣被小看的是牙齒填充材料引起的問題。混合的假牙材料（如水銀、鎳或銅）會釋放電鍍的電流能量，也就是「口中電池」的道理。每一個死掉的牙齒裡即使有完全專業的根管填充物，還是可能有化學有毒物質如硫醚（Thioether）、硫醇（Mercaptane）、吲哚（Indole）和Katole累積，對身體造成潛在傷害。這些是在壞死的牙齒裡形成的有機中間產物，除了引起有毒性的組織反應外，也能引起免疫系統發炎反應。在血液中也可以驗出硫醚和硫醇。受波及的人會覺得疲憊無力，但是找不到明顯原因。這個沒被認識清楚的誘因不僅會促使癲癇症發作，也可以解釋部分慢性疲勞症候群（Chronic Fatigue Syndrome, CFS）的原因（慢性疲勞症候群那章裡會有更多資訊）。我們甚至常常能發現牙齒健康和癲癇發作，以及慢性疲勞症候群的關聯，根據我的經驗，不少甚至在放進填充物幾個月或十幾年以後才發現。針對這種情形，可以讓牙醫或是研究生物牙齒醫學的專業醫生來檢查壞死的牙齒和可能的干擾因素，根據我的經驗，這是除了高脂肪飲食外，還必須推薦給癲癇病患的方法。

身體健康的大門——口腔衛生

健康和疾病都從細胞、細胞膜，以及細胞的發電廠粒線體開始。特別是從嘴部細胞開始。因為嘴是通往身體內部聖地的門戶。科學家多年來就警告：口腔衛生和疾病有莫大的關聯。因此口腔檢查是一項徹底的檢查。根據傳統中醫的看法，一個人的健康可以經由舌頭準確判斷。口腔是個高度敏感診斷器，我在工作時也樂於觀察。齲齒、牙周病或是填充物等就像是個小羅盤，能正確指出身體健康上的風險。

較新的科學研究早在二〇〇二年經由哈佛大學的研究員證實，口腔對整體健康非常重要，但可惜這樣的認知在日常生活中沒有受到足夠重視。[104]讓人絕望的不僅是折磨人的牙痛，固執地不重視這項事實也會讓人絕望。從生病口腔衍生出來的危險，隱藏著更深一層在悶燒的面向。因此口腔對健康的影響比我們幾十年來所認為的還要重要許多。早在古希臘羅馬時期的權威醫生希波克拉底，他也是把醫學建立為科學的創始者，他很重視透過清除牙齒的病灶來治療關節疾病。[105]但是哪些因素可以決定牙齒和口腔的健康呢？

祕密在於口腔內細菌的平衡。口腔黏膜上有無數的細菌和微生物，它們可以透過口腔黏膜的微血管進入血液中。口腔細菌因此開始「環遊世界」，前往它們不該去的地方，讓身體健康出狀況。你口腔裡的細菌數量遠超過生存在地球上的人類。這是真的！我們人類是個充滿細菌的生態系統，細菌數目多於身體的細胞總數。這些微生物組成一個大家庭，各自在口腔內尋找一塊美好的棲息地，或在牙齒上，或在黏膜上。有些細菌和藹可親，對健康有助益；有些細菌具有攻擊性和惡意，會加速齲齒和牙周發炎，讓我們生病。

例如一種具有攻擊性的口腔居民轉糖鏈球菌（Streptococcus mutans）會給身體帶來大麻煩：把通往齲齒的路鑽通。這個心懷不軌的傢伙能把糖和碳水化合物代謝為一種會攻擊琺瑯質的酸。不管你多常刷牙，使用牙線，用漱口水消毒，還是趕不走這些野獸。不少這些細菌能躲過這些防衛，快樂地繁殖和散布。這場抗戰沒有太大的成功希望。

這些細菌流氓不僅讓牙齒上討厭的洞越來越大，還會產生含有硫磺的化合物，它們會抑制負責細胞新陳代謝的酵素，讓微量營養素如鋅和鐵黏合在一起，以至於這些微量元素無法發揮重要效果，特別是在粒線體、免疫系統和消化道的效果。齒垢中的細菌會引起細胞中氧化的壓力，並使牙齦細胞中的粒線體疲軟。[106]如此會促進慢性發炎，給健康帶來嚴重後果。齲齒細菌不僅讓我們蛀牙，還會攻擊整個身體。

布魯斯．菲佛（Bruce Fife）曾在《油拔法》（*Oil Pulling*）一書中引用著名期刊《刺胳針》（*Lancet*）公布的一項研究，研究指出：全球有百分之九十的人有牙周病困擾。[107]幾乎每個人都有輕微的牙齦發炎，有時候粗暴的刷牙方式會導致牙齦出血。[108]經由這個「破口」，口腔的細菌可以經過血管抵達身體偏遠地方，造成那裡嚴重的感染。無害的口腔細菌會演變成凶神惡煞。幾十年的研究也證實了所謂的「病灶性感染理論」（focal infection theory），它描寫並證實牙齒健康和全身性疾病的關聯。[109]但是這個「讓人生病的口腔」在醫學實務中還是被輕忽了。一顆生病的牙齒會引發一個不為人注意的雪崩，並大大威脅身體的整體健康。牙齦疾病會明顯提高心肌梗塞和中風的風險。[110]

口腔細菌不僅跟著血液漂流到身體很遠的區域，我們每天還額外吞進微生物到胃和消化道裡。這通常不會構成問題。胃酸和消化酵素能快速處理掉大部分的侵入者。不請自來的微生物如果挺住這樣的嚴峻考驗，會繼續進入消化系統。一個來自口腔，並在消化道滋事的是幽門桿菌（Helicobacter pylori）。它在嘴裡和其他微生物會造成牙垢，它在胃裡不受歡迎，會引發胃潰瘍和胃癌。[111]品質差的飲食、酒精、藥物如阻礙胃酸生成的制酸劑，會讓口腔細菌一路暢通前往消化道。遠道而來的口腔細菌會在腸道內促進慢性發炎的腸道疾病。[112]人們長久以來也已經懷疑，牙齦疾病會導致骨質疏鬆。[113]

可以說，「周遊列國」的口腔細菌幾乎能侵襲身體的任何一個（神經）組織。[114]一個健康的免疫系統會首先處理這樣的野獸。但是如果病源，例如發炎的牙齦或是生病的牙齒沒有修補好，慢性發炎會繼續發展下去並且侵蝕身體，導致發炎性的風濕疾病、過敏、乾癬（Psoriasis vulgaris）、慢性疲勞症候群、偏頭痛、視力障礙、肝膽系統的疾病，不孕症等等。[115]失智症、帕金森症和多發性硬化症，都跟不良的牙齒和口腔健康有關。[116]胰島素阻抗或是第二型糖尿病也會直接被引發。[117][118]

這是個惡性循環：口腔內細菌失衡不僅導致牙齒和牙齦生病，也是培養流氓細菌的完美溫床，這些流氓闖進血液循環中，讓免疫系統啟動。研究證明：只要一小處不明顯的牙齦發炎就能造成身體內的低度發炎。[119]刷牙時或是使用牙線和齒間刷時流血是牙齦生病的確切徵兆。如果牙齦出血了，可以確定同時有細菌感染和發炎。因此，及早治療口腔內生態系統出現的早期症狀很重要。去看牙醫，並做好防範措施吧。一顆牙齒可以影響一整個人。這麼做不光是對胰島素阻抗和第二型糖尿病等國民病有好處。[120]畢竟，與口腔健康相關的疾病名單長到沒有盡頭，不要讓口腔內的小型感染和因此產生的炎症、齲齒和其他相關疾病發展成龐大的恐怖分子。最好是不要讓這些細菌進入體內。請自己做好嚴密防護！

另外，使用含有維生素B_{12}的牙膏證明能有效降低細胞內有礙健康的氧化壓力。單單刷牙和專業的洗牙明顯不夠，我們需要完整的措施來杜絕危險。化學漱口水也隱藏著把有益細菌一起殺死的風險。我們該怎麼做呢？

多吃脂肪，少用手機！

讓自己吃更好！想辦法減少甜點、糖和含糖飲料如檸檬汽水和果汁，整體上減少攝取碳水化合物，也包括穀物、米飯、馬鈴薯、玉米等「血糖火箭」。攝取大量碳水化合物時，胰臟會釋放出更多的澱粉酶（Amylase），這是一種幫助我們消化碳水化合物的消化酵素。澱粉酶的生產量提高會對口腔健康造成問題，它會打開原本完整無瑕的口腔黏膜屏障。不僅黏膜屏障有危險，造成齲齒和牙周病的細菌如轉糖鏈球菌也會在大量的澱粉酶中快樂地繁殖，飢渴地尋找糖當作能量來源。澱粉酶就是這樣間接地刺激我們對碳水化合物和甜點的胃口。[121]還有一件事會提高澱粉酶生產：使用手機。[122]真的，你沒看錯：使用太多手機會加重你對糖的慾望，並對牙齒有潛在的傷害。我推薦你用脂肪做最完美的應對措施。在飲食中添加更多脂肪不僅有幫助，還可以採用一種特別的方式：所謂的油拔法，這個方法簡單、沒有副作用又實惠，可以有效預防一些疾病。我在第四部會更詳盡地教你如何運用這個祕密清潔武器。

第8章 心血管疾病

雖然二〇〇一年到二〇〇九年間死於心肌梗塞和中風的人數已經下降百分之二十九，但是在美國和德國仍占所有死亡人數的百分之四十。儘管現代醫學已有長足進步，單單在歐洲，每年就有一百九十萬的死亡病例。不只死亡病例是個大問題。國民疾病高血壓、心肌梗塞和中風所造成的嚴重後果，對健保系統是個龐大負擔。惡名昭彰的頭號殺手「心血管疾病」傷害的人數高於一些戰爭的總死亡人數，它就像暴力的恐怖分子組織，施放不尋常的「毒氣攻擊」，奪去不知情者的性命。這樣的悲劇不用光靠藥物和心臟支架也完全可以避免。

幾十年來，我遇到許多患有高血壓、心肌梗塞和腦溢血病史的病人。他們的血管裡多年來產生斑塊沉積，也就是動脈硬化症。這個過程會讓血管硬化，出現所謂「心絞痛」（Angina pectoris）症狀，胸口悶，不舒服；體力負擔造成胸腔的疼痛、灼熱感或是壓力，並會擴散到脖子、左臂或是左手。這些都是要注意的警訊。如果硬化的斑塊脫落，並阻礙了血流，那就會產生梗塞，造成心臟或是腦部的傷害，並摧毀部分健康的身體部位。最好的藥一直都是預防。我們不是毫無抵抗能力，無數的死亡病例可以簡單藉由改變生活方式來避免。

而且，心血管疾病不是要入「中年」才會開始萌芽。不是因為日常生活把我們搞得毛髮直豎，不是因為生老闆的氣，血壓突然飆高。不是。這個沉默殺手早在童年期就開始慢慢成長。一九五三年有一個驚人的研究發表在《美國醫學會雜誌》（*Journal of the American Medical Association*）上，改革了我們對心血管疾病的看法。研究員檢驗了韓戰的美國受難者屍體，死者平均二十二歲。結果令人訝異：這些非常年輕的人當中，百分之七十七已經出現明顯的冠狀動脈硬化徵兆。有些人甚至有百分之九十或更高的動脈硬化現象。[123]這個研究首次讓科學界意識到事情的嚴重性：第一次血管「阻塞」早在「危險年紀」的幾年前，甚至幾十年前就已經開始，而直到危險年紀，我們才發現疾病成了明顯的問題。[124]

我還沒有讓心肌梗塞和腦溢血的強力助燃物請上台呢。就是高血壓。它是讓人提早死亡的最大風險因子。[125]這個長久且不明顯的病理「壓力」每年在全球奪走九百萬人的性命。[126]它會損壞所有的血管，即使是身體裡最小的血管，例如眼睛和腎臟內的血管。會致命的心肌梗塞、腦中風、腎臟衰竭、腦溢血、破裂的動脈瘤（血管壁膨脹），都是高血壓的嚴重後果。

這裡做個小小的回顧：一九三〇年代西方醫生在撒哈拉沙漠以南的傳教士醫院觀察到特別的情形，在那裡「沒有」某些特定的慢性疾病。例如在烏干達，冠心病「幾乎不存在」。[127]但是如果人們從心血管疾病風險低的地區遷往風險高的區域，並改變他們的生活方式和飲食習慣，罹患新疾病的比例就會快速上升。[128]所以我們不是完全聽任基因擺布。基因無罪，生活方式決定一切。我們早就可以在超級市場的貨架上、廚房和餐廳裡選擇食物的時候，把讓人害怕和生病的殺手阻擋下來。誠實檢視生活方式是最簡單的方法。因為對心血管疾病來說，可以造成影響的最重要風險因子除了高血壓外，還有糖尿病、體重過重和脂肪代謝障礙（抽菸、缺乏運動），以及：不健康的食物。在二十年前我們就知道，一頓速食餐點能在幾小時內就讓動脈硬化；血管鬆弛的能力也會減半。[129]不健康食物不是在幾年後才會造成傷害，而是比我們想的更快速，影響更深遠。這也解釋了，為什麼在母體內尚未出生的嬰兒已經能出現動脈硬化。

這個祕密殺手在身體裡是如何進行攻擊的呢？早期主導的論點是「邪惡的脂肪」和「邪惡的膽固醇」阻塞了血管（請參考第一部）。但是決定血管是否比預期還要早衰的因素，是飲食和社會經濟背景，如家庭、工作和朋友圈、壓力、恐懼和擔憂。特別是有嚴重心靈問題的心血管死亡病例大幅度上升。例如在家裡照顧失智或是癌症病人，必須承受極高的內在壓力。不僅是憂慮和壓力會損害血管，一般認為，發炎是擊倒血管的最後一記重拳。所以科學界將降低慢性發炎視為有效避免心肌梗塞和腦溢血的目標。老是在後頭苦苦測量膽固醇指數已經沒有什麼成效，但可惜還是常常有人這麼做。我們需要新的思維和新的行動。這裡告訴你一個我在診所裡的經驗：

在現代預防醫學中，有比膽固醇更顯著的實驗室指標，更能揭示心血管疾病的風險：例如**高密度脂蛋白（HDL）和整體膽固醇的比例**。HDL的數值越低，罹患心血管疾病的風險越高。另外還有**三酸甘油脂和HDL的比例**。商數值的理想範圍應該小於二。另外也推薦測量**空腹血糖和空腹胰島素指數**，這是費用便宜的風險檢驗，一般來說德國的所有健保公司會全額負擔。空腹血糖值如果超過每分升血液中有一百到一二五毫克的血糖，跟空腹血糖值每分升低於七十九毫克相比，罹患心血管疾病的風險幾乎提高百分之三百。[130]這也揭露了：心肌梗塞和中風都潛在跟飲食有關。還有一個實驗室數值可以幫助評量心臟病風險：**鐵含量**。太多的鐵會引起氧化壓力，並給予身體發炎的有利條件，因而有可能傷害血管。要監視的是鐵蛋白值而不是鐵質本身。**鐵蛋白**（Ferritin）是儲存鐵的地方，能給我們很多資訊。理想的鐵蛋白介於每分升血液中有六十到八十奈米克。身體急性發炎和感染時，鐵蛋白可能會提高，因此在詮釋病情時必須考量。

下次去看家醫時檢查一下這些數值吧！不要害怕。你讀本書可不是因為無聊或只是想知道些什麼，你想要有所改變。行動吧！帶著全新的意識去行動，追蹤會造成疾病的第一波身體變化。這裡有個好消息：我們的身體構造是能夠治療自己的。只要有恰當的條件，身體真的能自我治療。即使是心血管疾病殺手也能透過現代飲食影響，減輕甚或是治療病痛的公式在於消滅危險的發炎。關鍵除了減輕壓力和運動外，還要把重點放在「健康脂肪」的**抗炎飲食**上。

怎樣才叫做「吃得健康」？如果比較高脂和低脂飲食會發現，著重脂肪的生活方式遠勝於低脂的生活。因為不只整體的膽固醇、低密度脂蛋白（LDL）以及三酸甘油脂往下掉，保護心臟的高密度脂蛋白（HDL）會同時往上升。發表在《神經化學》（*Journal of Neurochemistry*）的研究也顯示，飲食均衡，但把重點放在脂肪上的飲食能保護我們不發生腦溢血，並在腦溢血發生時發揮保護神經的功能。健康的脂肪能「減輕發炎狀況，並且提高神經成長元素BDNF（Brain-derived neurotrophic factor，腦源性神經營養因子）」，促進神經復原。[131]結論：糖出去，脂肪進來！

攝取更多健康抗炎的脂肪，也就是Omega-3！很好。但是Omega-3是如何影響心臟和血管的健康呢？一方面Omega-3有抗鹽的效果。血壓高無疑可以透過低鹽飲食而獲得改善。[132]含鹽過多的飲食除了引起高血壓外，還會損壞血管的功能。[133]即使對高鹽飲食沒有高血壓反應的人也會出現這樣的問題，太多的鹽即使還沒有對血壓造成不利的影響，也會造成動脈的負擔。Omega-3會壓抑前列腺素E2（Prostaglandin E2, PGE2）的形成，後者會把鹽保留在身體裡面，因此Omega-3有額外降低血壓的效果。但是Omega-3會增進前列腺素E3形成，E3會幫助身體排除鹽分，並讓血管張開。Omega-3就是所謂的「排鹽劑」，擴張的血管承受的壓力就變小了，因此它是最佳的降血壓劑和預防心血管疾病的藥。研究證明，攝取Omega-3可以降低血壓二到五毫米汞柱。從數字上來看雖然不是很驚人，但是從質量上來看，這個微小差別卻是極大的進步。如果所有高血壓的人都從這個策略獲益，每年可以減少上千件心肌梗塞和腦溢血的病例。當然，健康的脂肪不可能省掉所有的高血壓藥，但是可以逐步減少服用劑量和風險。

Omega-3不僅具有不同血壓藥的品質，還具備了阿斯匹靈中類似乙醯水楊酸（acetylsalicylic acid, ASA）的抗凝血效果。一個針對不同研究所做的龐大整合分析調查人數有五十萬人，顯示攝取Omega-3能明顯降低腦溢血的風險。[134] Omega-3跟乙醯水楊酸不同的地方是，健康的脂肪（在類似抗凝血的效果下）不會啃蝕胃黏膜，並醞釀促成胃潰瘍。這裡不能遺漏一個很重要的指示：如果醫生開出要服用阿斯匹靈和其他抗凝血藥物，就要注意出血的風險。如果一邊服用抗凝血藥物，一邊又攝取高劑量的Omega-3，那我們要留心是否有傷口長期流血不止，或是流鼻血的時間比以前長，或是容易出現瘀青。在這種情況下要請教主治醫師，並適當地修正劑量。如果有疑慮，要考慮並減少Omega-3的劑量。雖然我在行醫中尚未觀察到這種必要性。但是預防是最好的良藥。

可以攝取多少呢？根據最新的數據，心肌梗塞可以透過至少攝取兩克高劑量的Omega-3來達到**初級預防**效果。[135]但是Omega-3不是都一樣。植物性的Omega-3，例如單單靠亞麻籽油，並不能像來自海洋，也就是「魚」的長鏈Omega-3脂肪（DHA和EPA）一樣降低風險。

心因性猝死

先把心臟想像成一座房子，它有兩個心房和兩個心室。整棟房子由「管線」心臟冠狀動脈的血液供給氧氣，每棟房子都有這條電線供給「電」。心因性猝死會讓「電氣設備」心跳節奏亂了套。心房的心跳節奏混亂很危險，雖然還不至於威脅到性命，但發生在心室就會造成生命危險。心因性猝死會將心跳節律器（竇房結）嚇跑，帶來混亂，將危險的心律不整閃電似地帶到心室。也許一開始幾個心臟早搏（premature heart beat），然後是心室性心搏過速（Ventricular tachycardia, VT），心室的心跳連續跳動過快，最後可能會發展為致命的「心室顫動」（Ventricular fibrillation, VF）。有生命危險的心律不整就像一匹瘋馬奔跑過心室。患者會感到噁心、頭昏，最後血液循環癱瘓。如果心室顫動沒被發現，而且沒有盡快接受電擊治療（電擊去顫），病人常常會在極短的時間內死去。

現在輪到主角脂肪上場：Omega-3的療效非常驚人，可以穩定心臟、肌肉和神經細胞中的電流活動。它能安撫「興奮的細胞」，因而明顯降低危險的心律不整的發生頻率。一個研究得到轟動的結果：充分補給Omega-3能大大降低心律不整的風險！[136]我目前堅持定期給心律不整的病人高劑量的Omega-3，並在治療過程中監控Omega-3的含量。

心房纖維性顫動

心房纖維性顫動（Atrial fibrillation）以前稱為「絕對心律不齊」，是最常見的心律不整。起源於心房。「沒有節奏」的原因是：心跳的正規「指揮」，所謂竇房扣（sinoatrial node）沒有起作用，結果就是心房產生混亂沒有節奏的心跳，或是心跳停止。無政府的節奏取代了正常節奏，也就是竇性心律（sinus rhythm）。德國國內就有上百萬中年人暫時或是永久受到影響。雖然心房纖維性顫動是上年紀者的國民疾病，但是也可能發生在徹夜狂飲的年輕人身上，也稱為假日心臟症候群（Holiday Heart Syndrome）。不僅是熬夜喝酒的夜晚，生活過於繁忙也會出現這個現象。假日心臟症候群通常會侵襲體重過重、甲狀腺疾病、糖尿病或是有結構性心臟病病歷的人。

我們的目標也要讓年輕人維持健康的竇性心律。研究顯示，攝取越多好的Omega-3，擁有穩定「平靜」的心跳機會就越大。這也適用於典型的心房纖維性顫動：攝取更多Omega-3，能讓心房顫動的風險降低百分之三十四，而治療成功後，充足的Omega-3供給能減少心房纖維性顫動復發。[137]如果計畫採取心率調整（電擊）來治療心房纖維性顫動，值得在至少四星期前就把希望放在Omega-3脂肪上。它穩定心跳節奏的效果能阻止大部分的復發。

心臟無力？不要變得沒心沒肺

「心臟肌肉有氣無力」是所謂的心臟衰竭（Heart failure）隱藏特別多的危險。心肌越無力將血液打入血液循環中，身體能負擔的總負荷量就越低。「呼吸困難，疲憊無力，下肢水腫」，心臟無力時可能隱藏的心律不整問題也不容小覷，心因性猝死也就不遠了。但是，心肌無力時的猝死死亡率也可經由攝取Omega-3來降低。到目前為止，人們認為這層保護是單獨受到Omega-3穩定心跳的效果影響，但是我們現在知道，Omega-3不僅能安定心跳節奏，甚至能直接影響心肌的結構。衰弱的心臟需要脂肪，它希望被「上油」！[138]研究顯示，六個月內每天給兩克Omega-3，改善心臟衰弱症狀的效果驚人：心臟超音波中的心臟幫浦功能向上提升。

實驗室心臟衰弱的標記，所謂的BNP值（Brain natriuretic peptide，腦利鈉肽）也得到改善。[139]這裡指的是在心臟形成的肽類激素（Peptide hormone），它是診斷心臟衰弱和檢查心臟運作時很重要的標記物。當心臟因為「心臟衰弱」而負擔過重時，這樣的標記物會被釋放出來。

適當攝取來自海產的Omega-3（DHA/EPA）的健康者，罹患心臟衰弱的機會少了百分之五十。Omega-3不僅讓我們的生活變好，也讓存活的機會更高。如果除了藥物外，我們還額外給心臟衰弱的病人Omega-3，死亡病例會變少。想像一下，我們本來可以用更多脂肪來排除本來可以成功卻沒能成功的病例，並且避免死亡！就在這一分鐘，有不少受心臟衰弱威脅的人坐在椅子或是沙發上，雖然他們因為「傳統的建議」而得到五顏六色的藥丸，但是距離治癒還有十萬八千里遠。優質脂肪必須出現在治療準則中，並且成為健保資助的處方藥。

Omega-3脂肪毫無疑問可以避免心肌梗塞和腦溢血，平緩「節奏」，並減輕心臟衰竭的情況。但是，還有個很小卻能聽得見的「但是」！已經受過心肌梗塞或是腦溢血嚴重打擊的人該怎麼辦呢？已經有心血管病歷時，Omega-3是否還能保護我們不會（再次）遭受到疾病如心肌梗塞侵襲？研究做了調查，但是結果互相矛盾。在一個新的整合分析研究中包括了十個大型隨機干預性研究，總共有七七九一七名平均六十四歲的人參與，討論Omega-3脂肪的積極保護效果。[140]為什麼不同研究對Omega-3做出不同的結果？如果細心檢驗研究方法可以看出，Omega-3的生物利用度，也就是「力量」被削弱了。受試者被指示早上不管進食與否，吃Omega-3「就是了」。我們找到了問題點，因為那些「也會」或是完全不會放在盤子裡的食物能決定成敗。

因為我們應該三餐攝取Omega-3，只有這樣，身體才能好好利用它們。但是Omega-3不喜歡孤獨，它需要脂溶性的微量營養素（維生素D、A、E、K、胡蘿蔔素、葉黃素）等「好夥伴」，甚至「脂肪」。一塊「肥美的魚」喜愛跟一些蔬菜沙拉，以及幾滴高品質特級冷壓的橄欖油為伴。另外一個關鍵點在於：要準確判斷Omega-3的效用，我們必須知道身體內Omega-3的原始值有多高。這個重要細節到目前為止都未受到所有大型干預性研究重視。因為每個人都不一樣，吃的也不一樣。要達到發揮效用的程度，每個人必須的攝取量也不一樣。

我們迫切需要新的研究，這些研究中的受試者不僅要正確攝取Omega-3脂肪，特別要測試Omega-3指數低的人。Omega-3指數能顯示二十六個脂肪酸總數中DHA和EPA的百分比，理想值要大於百分之八。考慮到Omega-3攝取的時間和體內Omega-3原始數值的研究指出，Omega-3對發生過心肌梗塞的病人有保護作用。未來要密切注意，什麼是讓Omega-3發揮理想效果的最佳先決條件。

第9章 消化系統與胃腸道

胃食道逆流

有過「燒心」的感覺嗎？胃食道逆流（GERD）也被稱為胃灼熱，是醫師看診時會遇到的典型病症，也是腸胃道最常見的疾病。估計西方工業國家人口中百分之十到二十的人身受「食道燒灼」之苦。這樣的數目可不少！「逆流」表示酸性的胃內容物從胃回流到食道。當第一批症狀出現，而且食道敏感的黏膜因為胃酸的影響而有所改變時，我們就稱它為胃食道逆流。

如果食道黏膜發炎，就存在所謂的食道逆流。這會出現在百分之四十的病人身上。如果食道持續受到發炎的刺激，就會在那裡形成低壓風暴：食道會結疤，緊縮和變窄。另外還存在一個風險，食道黏膜問題可能會因為多年不引人注意而永久地改變，發展成為所謂的「巴瑞特氏食道症」（Barrett's esophagus 根據英國外科醫師諾曼·巴瑞特命名）。這是黏膜改變中最危險的：百分之十患有巴瑞特氏食道症的胃食道逆流患者，後來會演變成食道癌。大家都知道的「主要症狀」是胸骨後面燒灼的痛感，「腐蝕性」的燒心。不少時候會嘔出酸液，口中會有一股不舒服的酸味。有一個常見的警訊，即使沒有打「酸嗝」，也能夠確實指出食道逆流疾病：胸骨後面和上腹部有壓力感、吞嚥困難、噁心、嘔出食物殘渣、喉頭和咽喉發炎、咳嗽、慢性沙啞等等。我們大多會在飽餐一頓後察覺到這些症狀，因為腹部的壓力增高了；也會在吃了甜的，辣的和煎炸的食物，以及喝酒後出現症狀。病情緊急的時候，上腹部疼痛或是胸骨後的灼熱感可以強烈到很像心肌梗塞。順帶一提，出現這樣強烈不明的上腹部疼痛一定要做鑑別診斷來排除心肌梗塞。這是急救時最重要的規則之一。

胃食道逆流是如何產生的？有不同的可能性，例如橫膈膜斷裂、食道括約肌障礙（也就是食道和胃中間的「看門人」問題）、胃有清空食物的障礙、糖尿病、風濕性疾病如硬皮病（Scleroderma）、懷孕，或飲食上肆意享受因而造成胃液大量分泌：豐盛的食物、太多酒精、太多調味料、太酸、太甜，和在劣質油裡煎炸的食物。有些藥物如阿斯匹靈、硝酸鹽、高血壓藥（鈣離子通道阻滯劑）、含有薄荷油和精神病藥物的制劑也會刺激產生胃食道逆流。

有一個流傳的錯誤觀念：人們以為胃食道逆流基本上是因為胃酸過多引起的。但是沒有想到，胃酸**太少**常常也是問題。「制酸劑」處方就是出於這個思考模式。更令人擔憂的是長期使用制酸劑可能帶來的副作用：缺鎂、維生素B_{12}吸收障礙、腎結石和骨頭鬆脆，造成骨質減少和骨質疏鬆的威脅。吃「胃藥」時，誰會想到骨頭會變得跟乾麵包一樣酥脆呢？

所以長期服用制酸劑不是最好的解決辦法。在我剛開始從事預防醫學工作的時候，我會額外運用飲食法當輔助治療。我常常很驚訝，「吃不一樣的東西」能很有效地減輕胃食道逆流。簡單改變飲食習慣常常是安撫「噴火的」胃食道逆流最有效的策略。刪掉含糖量高的食物，就等於把「製造胃食道逆流」的基礎連根拔起。研究證明，飲食對胃食道逆流和食道癌發生有舉足輕重的影響。胃食道逆流和早期癌症與經常食用含有蔗糖，也就是家用糖或是結晶糖，以及任何一種形式的濃縮糖、人工代糖及澱粉食物和飲料有明顯的關聯。

這表示，不只「邪惡的」家用糖會在食道撒野並造成傷害，任何一種形式的濃縮糖、人工代糖和澱粉，都有造成胃食道逆流以及最後形成癌症的風險。糖和代糖悄悄地在腸道裡造反，傷害健康的細菌叢，並使小腸的酸逆流惡化。要對抗胃食道逆流，我們必須採取一個健康的策略。

現代營養學把希望放在不經處理的低糖和低碳水化合物的「真實」食物上，也就是大量的蔬菜、沙拉、高品質的蛋白質和健康的脂肪。脂肪？是的。脂肪經常會與胃食道逆流增加扯上關係。這裡要做嚴格的區分。質量不好的脂肪以及和糖的搭配，例如蛋塔、香腸三明治、現成餅乾和爆米花，劣質的炸油也會造成問題。相反的，把飲食調整為更多優質脂肪和較少碳水化合物，會有效減少逆行到食道的胃酸。[141]只要施行幾天後就會見效。快速的效果特別鼓舞人心，我的經驗可以證實這個結果。還有：光是脂肪本身不會讓人發胖，反而會幫助我們變瘦變健康。因此，著重脂肪的飲食能成功幫助我們擺脫胃食道逆流，還會順便排除掉一個造成胃食道逆流的主要祕密原因：體重過重。降低體重不僅能減輕胃食道逆流的症狀，甚至可以讓它完全消失。有百分之六十五的病人用確實的數據證實了這項成果：他們改變飲食六個月後症狀完全消失，並且平均瘦了六公斤。[142]

天底下沒有不可能的事！對抗胃食道逆流的完美公式是優質脂肪！而且例外值得推薦的是：一天**多次**攝取容易消化的高蛋白質，最後一頓最晚要在睡前三小時前。少吃甜的、辣的、酸的，或是調味重的食物。減少咖啡因的量。避免高濃度和酸性的酒精如葡萄酒或燒酒，也盡可能避免抽菸。睡覺時，把上身稍微抬高一點，放一本厚重的書在床墊下是個好主意。穿著寬鬆沒有束縛的衣服。

腸道疾病

古老的中國諺語說：病從口入。樂觀的我比較想說：生命力藏在腸子裡。因為大約八公尺長的腸子是最重要的健康中心和最強的免疫系統，那裡是大約百分之八十的免疫細胞和百分之九十自體幸福荷爾蒙催產素的家。[143]它的黏膜是個高度複雜、多層防護屏障中的主幹，而這個防護屏障的起點是嘴巴。它控制食物的攝取，保護身體不受病原體和有害物質侵襲。腸裡面有超過一百兆的微小居民「細菌」，它們是被低估的重量級人物，對健康的影響遠超乎我們想像。無數的研究證明，腸子不只是個消化器官。不是！所有我們知道的重症中，絕大多數具有決定性或是直接的原因在腸子，黏膜屏障受到影響，或是整個腸道微生物「細菌叢」

失去了平衡，會導致過敏、支氣管哮喘、乳糜瀉、慢性疲勞症候群、第一型糖尿病、橋本氏甲狀腺炎（Hashimoto's thyroiditis）、偏頭痛、自體免疫系統疾病、多發性硬化症、類風溼性關節炎、乾癬、濕疹、心血管疾病、阿茲海默症、腸躁症、慢性發炎的腸病、憂鬱症和精神分裂症。[144]

所以我基本上會根據營養醫學的觀點，透過腸子來治療這些疾病。健康的腸子是體內的大力士和健康的保障。考慮到腸子並好好照顧它，應該成為你理所當然之事，就像我們每天會下意識拿牙刷刷牙一樣。

有些頑強的因素會破壞腸道：酒精、果糖、亞油酸、抗生素、止痛藥、氫氧化鋁（**Aluminium hydroxide**）和壓力。

■ 酒精：活化腸黏膜裡的肥大細胞，會製造和分泌促進發炎的信號物質。[145]

■ 果糖：在果汁、濃縮果汁、能量飲料、現成食品，或是蛋白質棒和甜點裡的果葡糖漿裡，都有大量的純果糖，會對腸黏膜發動「原子彈級」攻擊。此外，攝取游離的果糖會消耗細胞很多能量，然後會導致黏膜細胞缺乏能量維護穩定的腸道防護牆，影響吸收工作。自然的果糖不會帶來問題：適量的水果，最好在早上攝取一到二把滿手的水果，這是無害的。

■ 亞油酸：如果體內屬於 Omega-6 脂肪酸的亞油酸占多數，會影響到 Omega 的平衡而導致發炎：白血球、紅血球和肝細胞會直接受到損害，並透過特定的信號物質NFKB活化發炎過程。[146] NFKB（nuclear factor kappa-light-chain-enhancer of activated B-cells，核因子活化B細胞κ輕鏈增強子）是一個特別的蛋白質複合物，能控制免疫系統的反應、細胞的成長和死亡。NFKB的活化不只會促進發炎，目前還被認為對癌症形成有越來越大的影響。

- ■抗生素：連屋頂上的麻雀都知道，救命的抗生素也會帶來不良後果，它會重創健康的腸菌叢。不受歡迎的細菌惡霸通常比善良的細菌要來得有抵抗力。在施用抗生素後，這些「惡霸」快速繁殖，並在腸道形成更大的致病細菌堡壘，搶奪「好」腸道菌的生存空間，把它們趕出微生物天堂。[147]
- ■止痛藥：NSAID（Nonsteroidal anti-inflammatory drugs，非類固醇消炎藥）如阿斯匹靈、布洛芬（Ibuprofen）、雙氯芬酸（Diclofenac）和萘普生（Naproxen），它們會直接破壞健康的腸道屏障。[148] 此外也會活化細胞壁的受體，支持促進發炎的信號物質生成，並因此惡意破壞腸黏膜。[149]
- ■氫氧化鋁：廣告上很常見帶有氫氧化鋁化合物的保胃藥劑，它很受歡迎，可以在胃食道逆流或是胃酸引起的胃病時「清理」胃部。但有一個常常沒被注意到的副作用：它會提高腸黏膜細胞間的穿透性，以至於破壞健康的腸道屏障。[150]
- ■壓力：急性和慢性的內在壓力會因為分泌壓力荷爾蒙皮質醇（Cortisol）和正腎上腺

素（Noradrenalin），讓腸黏膜的穿透性和蛋白質的消化能力消退。壓力還跟胃潰瘍、腸躁症，和與腸有關的自體免疫疾病如克隆氏症和潰瘍性結腸炎有關。

經由這些因素引起的症狀和疾病很多樣。你可能很了解，但不是你願意的。接下來先介紹非常常見的腸躁症。

腸躁症

腸躁症（Irritable bowel syndrome）是最常診斷出來的腸胃疾病。惱人的症狀如噁心、腹痛、脹氣、腹脹和飽食感，腹瀉和（或是）便秘造成生活上的不便。腸躁症通常會有家族史。直到目前為止沒有專門靈敏的測試可以清楚地確定病症，因此推斷，有許多病例沒有計入官方統計。據估計，全世界大約有百分之十一的人罹患腸躁症，女性病患是男性的兩倍。腸躁症的診斷必須採取排除法，這表示，專業醫師必須排除其他類似症狀的疾病，例如慢性發炎的腸病、食物不耐症、過敏、寄生蟲病或是癌症。

但是大部分病例沒辦法確認導致腸躁症的單一元凶。長期接受抗生素治療而受到影響的腸道菌群，或是嚴重的腸胃感染，使得腸道內天然的微生物群亂成一團，都可能是腸躁症的部分原因。如果健康的腸道菌群受到干擾，例如好的細菌被抗生素隔離，我們稱之為生態失調。忠實的好腸道細菌是有力的防護盾牌，腸黏膜的邊界警衛；在微生物混亂的情況下，腸黏膜特別會受到傷害。如果「不好的」腸道細菌占多數，邊界防衛的軍力就會吃緊，衰弱的腸黏膜會被病原體和有毒物質穿透。它會發出警報，大聲呼叫免疫系統：「請注意，這裡有不歡迎的入侵者！」免疫系統的防衛中心就會指揮士兵，也就是派遣防禦細胞去腸道，透過促進發炎的信號物質以及接踵而來的發炎反應來抵禦入侵者，造成混亂和暴動。

一旦腸道內細菌的和諧平衡受侵害，腸道健康的「生態系統」就有傾覆的危險。因此，所有能培養或是損害腸道重要微生物健康的東西都意義重大，例如飲食就對腸躁症形成扮演了主要角色。快速容易消化的碳水化合物和高糖食物會削弱「好的」腸道細菌，並且誘惑微生物中致病的「壞」傢伙。腸道細菌失衡，由高碳食物繁殖出來的強勢「壞」腸菌會導致消化不良、脹氣，最後引發令人害怕的腸黏膜發炎病變。腸道的自律神經受到刺激，它會告訴腦部：「唉喲，很痛！」生活品質會受到影響。不只是飲食要負責。就我的經驗，很多腸躁症病人有情緒上的壓力，這個壓力就像在冷靜外表底下悶燒的火；或者病人有嚴重的焦慮症狀。心靈上的失衡破壞了健康腸道菌群的和平氣氛。很久以前就證明了，腸和腦之間有非常緊密的關係，腸腦軸線就像一條繁忙的七線道高速公路。反過來說，腸道裡每條「高速公路」的建築工程也會影響塑造心靈健康以及我們的情緒、憂慮、願望、困難和恐懼。

這表示，所有我們吃的東西，怎麼吃和什麼時候吃，都直接跟情緒和**反應**有關係，甚至引導行為和決斷力。平日的內在壓力和負擔雖然無法在短時間內「歸零」，但是實實在在地改變飲食可以安撫腸道的風暴。「吃不一樣的食物」可以帶來希望，我們應該善加利用。

低碳飲食，所謂**低 FODMAP 飲食**有助於改善腸躁症。在為期幾週的時間內，病人完全放棄可能會刺激腸道的碳水化合物和糖類，因此通常會增加脂肪的攝取比例。

> FODMAP 是 Fermentierbare Oligosaccharide, Disaccharide, Monosaccharide And Polyole 的縮寫。指的是隱身在甜點、麵包、含核水果或是甘藍蔬菜裡的能快速消化和發酵的碳水化合物。多元醇（Polyole）是一種特定的糖醇，被當作甜味劑或是保濕劑，用於許多工業產品中。

施行一段期間後，就可以再逐步引進含有 FODMAP 食物。坦白說，FODMAP 飲食很複雜，必須由在這方面有經驗的醫生指導進行。患有腸躁症的人首先也可以採用「較簡單的」方式。注意！因為基本上已經證明，低碳飲食加上健康的脂肪能明顯減輕症狀並改善生活品質。[151]根據現代標準，著重健康脂肪的飲食會自動減少快速消化的碳水化合物攝取，並緩解症狀。我用我的經驗證明這點。

潰瘍性結腸炎和克隆氏症

除了傳統的腸躁症之外，慢性發炎的腸道疾病範圍也很廣。潰瘍性結腸炎（Ulcerative colitis, UC）和克隆氏症（Crohn's disease）是潛伏在許多人體內的頑強敵人。德國大約有三十萬人有潰瘍性結腸炎，患者通常是介於二十到四十歲的成年人。它的特點是結腸的表層黏膜發炎病變，形成化膿的潰瘍。疾病從直腸開始，在急性和緩解階段中間會一陣陣地發作；只侵襲大腸，是一種自體免疫系統疾病，自體的防禦細胞攻擊健康組織，造成腸道黏膜疼痛發炎受傷。雖然人們懷疑是基因先天缺陷造成的，但是表觀遺傳學的理論告訴我們，**環境**尤其是這個疾病的誘因。所以潰瘍性結腸炎也是經由不健康的飲食、腸道菌群生態失調、免疫系統紊亂和心靈壓力而引起的。過度清潔也可能是誘因。人們懷疑這是由多種不同原因造成的疾病。

潰瘍性結腸炎開始的時候會沒有感覺。它偽裝成脹氣，腹痛和絞痛。發病過程中出現帶血性黏滑的腹瀉，在急性發病階段次數頻繁，常常一天腹瀉四十次左右，讓人無法忍受。無數次突生的便意是很殘忍的負擔。此外，腹瀉不僅會讓身體流失血液和水分，還有重要的養分如鎂、鉀、鈣、鐵、鋅和維生素也會從生病的腸道匆匆滑過。因此而引起的營養嚴重不足會帶來新的煩惱：負荷量受限、體重嚴重下降、衰弱、容易受感染。還會出現更嚴重的：如果患病拖上幾年，就會提高罹患大腸癌的風險。

該如何發現這個疾病的詭計？驗血尋找發炎的指標，如C反應蛋白（C-reactive Protein, CRP）和紅血球沉降率（ESR），貧血和缺乏微量營養素都是診斷方法。此外還可以用糞便篩檢和大腸鏡檢查，加上組織採樣讓診斷更完整。如此就可以從細微的組織和診斷上來區別潰瘍性結腸炎和克隆氏症。傳統療法把希望放在可體松上，用它來當作抑制發炎和免疫反應的藥物。

但是成功戰勝這個疾病的必要條件是仔細觀察整個生活狀況，細究內心壓力的問題。是否有潛意識的衝突？是不是有東西藏在心裡「沒有真正放下」？沒有真正挖掘出來的心理壓力是潰瘍性結腸炎的主因，也是讓疾病不斷復發的原因。因此這裡值得多寫幾行字。

心理壓力也會對另一個發炎的腸道疾病**克隆氏症**有負面影響。一九〇四年，波蘭外科醫生安東尼·雷斯紐夫斯基（Antoni Lesniowski）已經提到了這個疾病的現象。紐約醫生博瑞爾·班納德·克隆（Burrill Bernard Crohn）到一九三二年才第一次仔細描述了病徵，疾病也以他命名。克隆確認了這個出現在小腸的發炎症狀，特別容易受到侵襲的是小腸的最後一段，所以病也被稱為Ileitis terminalis或Enteritis regionalis。克隆氏症會出現在任何年齡層，嬰兒或小孩也不能免除，較常出現在十五到三十五歲之間。這個大部分也是陣陣發作的病到目前無法治癒。據估計，德國每一千人中有一到兩人罹患此病，城市人比鄉村人多，男性和女性的比例均等。過度的清潔衛生，缺乏膳食纖維的飲食，以及環境因素例如抽菸，會觸發這個疾病。跟潰瘍性結腸炎不同的是，克隆氏症會侵襲消化道所有部位，也就是說從口腔到肛門。腸黏膜的所有組織層都會受到攻擊並發炎。克隆氏的特點是，健康的腸段和生病的區域會交替。急性發炎一旦消退，之前受侵襲的區域常常會結疤和增厚。這使得腸道體積減少，連帶使腸道內容物的運輸不通暢。病徵從潰瘍、腸道狹窄，到形成連結鄰近器官或是腹壁的通路（瘻管）。發炎像鼴鼠一樣挖通道，例如從腸道挖到鄰近器官如膀胱，或是在其他地方穿透皮膚。瘻管這些「鼴鼠地道」雖然少見，卻是潛在會危及生命的可怕併發症。

克隆氏症第一個不明顯的徵兆是嘔吐、腹瀉，和地獄般的痙攣性疼痛，通常發生在右下腹部，這種絞痛跟盲腸炎很相似。生病的腸道只能有限度地完成工作，不能好好地吸收食物糜中對生命非常重要的養分和維生素。特別受到影響的是脂溶性的維生素A、D、E和K，以及水溶性的維生素B群（B_6和B_{12}）、蛋白質、鈉、鎂、鉀、鈣、氯化物、鐵、銅、硒和鋅。營養不足的結果會造成很嚴重的問題。病人的體重常常會大幅下降。他們精疲力盡，一直感到無力，疲倦，無法承受壓力。骨質密度也受到影響，骨質疏鬆症正逐步形成。很險惡的是：克隆氏症並不只限於腸道。它很像古怪的變色龍，三分之一的病例會出現混亂不明確的症狀，甚至會完全掩蓋原本的克隆氏症。以下器官可能會被牽連：眼睛、關節和肌腱系統、肺、肝、膽管、胰腺、腎臟、中央神經系統和皮膚。如果克隆氏症經年不癒，病人也會像潰瘍性結腸炎一樣有較高的大腸癌風險，風險會隨著罹病時間逐年攀升。病情輕微時，治療絞痛和腹瀉症狀的療法可以減輕病痛。發作嚴重時，為了減緩自體免疫系統的反應，醫生會指示服用可體松和現代的基礎藥物（美沙拉嗪〔Mesalazine〕，TNF抑制劑）。不少時候得動大手術擴張結疤狹窄的地方，開刀去除瘻管、潰瘍，或是生病的腸道。

看起來很不妙。我們還能做些什麼來對抗這個疾病呢？自然療法推薦額外使用沒藥、乳香和甘菊來治療腸道黏膜的炎症。然而我們絕不能把這個策略當成萬靈丹。如果慢性腸道疾病如潰瘍性結腸炎和克隆氏症有發炎的特色，它們應該對Omega-3的抗炎療法也會有反應吧？或者甚至能夠預防？這兩個問題的答案是：沒錯！

有個大範圍的長期研究根據飲食記錄，分析了超過兩萬五千名健康受試者所攝取的Omega-3脂肪。在為期四年的時間裡，科學家記錄每一個慢性腸道發炎疾病的新病例（潰瘍性結腸炎），從病例中計算生病的風險和攝取脂肪的關係。結果顯示：三分之一「加了油」的人得到痛苦腸炎的風險只有一半。[152]用好油可以避免大部分的痛苦，減少許多可能從潰瘍性結腸炎發展成大腸癌的病例。醫學上可依此對症下藥！但是我們沒有相應的健康政策。

為了研究健康脂肪如何影響克隆氏症的發展，科學家在一個用安慰劑控制的研究中調查了罹患克隆氏症的孩子，這些孩子一直到研究開始前都是服用傳統藥物。一組孩子額外得到Omega-3「補藥」，另一組孩子得到安慰劑。在脂肪的治療下，發炎發作的頻率減少了。研究結果顯示：百分之九十五的安慰劑組孩子有急性發作；脂肪組孩子至少省去超過三分之一的發作痛苦。[153]能阻擋一次就是一次！但是很可惜，這份認知沒有廣為流傳，也幾乎很少應用在治療上。如果發炎是原因，那就要撲滅造成發炎的那把火。用健康的脂肪可以辦到。

結論：每個扎實療法的應該都要從原因下手，而不只是弭平症狀。在戰場上認出地雷的人可以採取具體行動。死神藏在腸子裡，生機也藏在腸子裡！從這一頁開始，要給你的腸子更多呵護和關心。注意你個人的「地雷」，發覺生活中的負面影響。從現在起，著重使用Omega-3脂肪抗發炎。還要注意什麼呢？也把對腸道健康的發酵食物帶進生活：新鮮的酸菜，土耳其酸奶，來自洋車前子（Psyllium）、菊粉（Inulin）或蘋果果膠中的益生元膳食纖維，可用來當作腸道菌叢的保健食物，還有來自雙歧桿菌／乳酸菌製劑（Bifido/Lactobacteria）的益生元。按照個人需要補充微量營養素麩醯胺酸（Glutamine，修補黏膜屏障的主要物質，像石灰一樣能治療小缺口），最重要的輔佐元素鋅也很受歡迎。還有一件很特別的事：關心自己的心理健康與睡眠。因為降低壓力和改善睡眠品質很有益於腸道復原，特別是腸道在晚上想要好好地休息。所以在晚上不要吃會加重負擔的食物如生鮮蔬果！

第10章 代謝疾病與體重過重

第二型糖尿病和胰島素阻抗（糖尿病前期）

幾年前我在看診時認識了當時四十七歲安東妮雅。這位親切的女性有一雙明亮的綠眼睛，二十年前診斷出有第二型糖尿病。從童年開始，她就不斷與身體上過多的體重奮戰，從只有超重幾公斤和覺得自己是有點肥嘟嘟的孩子，到變得嚴重超重和患有糖尿病的成人。從青少年時期開始，安東妮雅試過一個又一個節食法，經歷多年體重高高低低的溜溜球效應。她很沮喪，並堅定地告訴我：「一定是因為我的基因。」整個家庭，父母和兩個哥哥，所有人都體重超重，都有第二型糖尿病。他們的命運看起來像是無法改變了。「就是這樣，我們不能真的與疾病相搏！」我們第一次見面時，安東妮雅是這麼想的。在我們見面之前的幾年裡，安東妮雅用藥物和胰島素等「傳統」方法對抗糖尿病，可惜未能成功。胰島素讓她一年比一年胖。她一直很疲憊，覺得自己像一條「沒有水的魚」。當我鼓勵她，並解釋說：「第二型糖尿病不只能緩解，也能治癒，只需要簡單的食物和健康的脂肪。」她吃驚地看著我，眼神裡有莫大的懷疑和問號。在今天，也就是幾年後，安東妮雅痊癒了，沒有服用「魔法藥水」，也沒有執行滿是甜味劑和糖的公式化節食法。她的體重維持不變，可以心情愉快地享受食物，比以前更有活力，覺得自己變年輕了，能承載更多重擔。她也用這個方法感染了家人，並有了明顯的效果。安東妮雅的方法很簡單：食用**較少**的碳水化合物，**較多**優質脂肪。

二十一世紀的黑死病

糖尿病海嘯席捲全世界。第二型糖尿病以前也稱為「成人糖尿病」，占所有糖尿病病例的百分之九十到百分之九十五。[154]現在我們不能再說「老年糖尿病」，因為連三歲小孩也受到這個疾病箝制。這個全世界流行病傳播快速廣泛，現在人稱它為「二十一世紀的黑死病」。以前讓人聞風喪膽的鼠疫經由跳蚤和老鼠殺人，現在糖尿病經由「病原體」高熱量、高碳水和高糖的飲食，以及椅子、沙發、洋芋片殺人。第二型糖尿病非常狡詐。它殺人於無形，沒有疼痛，通常也沒有預兆。幾乎有三分之一的糖尿病患甚至完全不知道自己有糖尿病，[155]像睡美人一樣無憂無慮地沉睡在無知中，之後才殘酷地驚醒。可怕的併發症會說話。糖尿病是個貪婪的八爪章魚，要了很多人的命。

四分之三的糖尿病患會死於心肌梗塞，罹患失智症的風險是健康人的三倍，額外患有高血壓是十一倍，腦溢血的風險比健康人高出四倍。會有傷口痊癒的問題，腿部傷口無法癒合，還有幾乎無法治療的痛苦神經疾病多發性神經病變（Polyneuropathy）、性無能、不孕症、免疫力衰弱、感染性疾病等問題。糖尿病對個別病患而言常常意味著一生的痛苦。最新的數據讓人警醒：德國介與十到十九歲罹患第二型糖尿病的兒童和青少年人數在短短幾年間爆炸。[156]這個趨勢帶來災難性後果：如果第二型糖尿病出現在童年期，死期也許就在中年，也就是在鬢角花白之前。[157]科學上殘忍的數據警告我們：在兒童時期就發展出糖尿病的人，壽命減短大約二十年。[158]

這些殘忍數據是赤裸裸的事實，不是歇斯底里妄想。是對那些擔心社會運作和維持健康系統社經穩定的人的一記耳光。「一切都是基因造成的」——這個解釋不能算數，因為第二型糖尿病不是由基因決斷，而是自己造成的。幾百萬人的問題。全世界日以繼夜、分分秒秒都在培養這個現代流行病，它的爆炸性發展是現代「久坐式」生活的不良後果，也是幾十年來對健康脂肪發動戰爭的災難後果。高明的行銷手法將低脂、高糖的產品打扮成健康年輕和時尚的形象，早餐的玉米片、水果優格、果汁、軟性飲料、堅果巧克力醬、蛋白質棒和甜點，透過電視螢幕跳進我們的客廳，被我們記住，讓我們在超市裡拿起這些食品。但錯誤不光是在這裡。

第二型糖尿病在醫學上有太長一段時間被認為是「血糖控制」的問題。這個錯誤評估帶來了嚴重後果，不但把病因排除在外，也沒有顧及疾病的特徵。現在是把放大鏡拿出來，認識一下糖尿病的現象和原因的時候。

甜如蜜的災難

糖尿病（Diabetes mellitus）一字由希臘文diabetes（流）和拉丁文mellitus（像蜂蜜一樣）組合而成，是一種由不同原因造成的糖分代謝障礙。古希臘時期的醫生用一種簡單測試（以現代眼光來看非比尋常）來診斷：嚐病人的尿。如果尿的味道甜得「像蜂蜜」，那就是血糖過高的明證。血液中累積過多的糖，會造成腎臟的負擔過重，因此會有越來越多糖進入尿液中。之所以會出現甜如蜜的糖流，要不是因為胰臟製造太少能降低血糖的胰島素（第一型糖尿病），就是身體不再「聽」胰島素的呼喚（胰島素阻抗），因而掉入第二型糖尿病。如果空腹血糖值飆升到極限，但又不是明顯到可以算做第二型糖尿病時，病人已經不知不覺進入一個危險階段。疾病前期通常早已出現在體重過重的孩子身上，不少時候也出現在苗條的（！）吸菸者身上。悲觀估計，世界總人口有三分之一的人身上有糖尿病。

糖尿病的背後原因是荷爾蒙分泌失調，特別是胰島素。胰島素不僅主控血糖，它還控制流向所有身體細胞的卡路里。每當我們吃了點東西，胰島素就會上升。胰島素邀請養分，以及也許有點扭捏的葡萄糖，一起開車兜風到脂肪細胞。胰島素擁有唯一一把可以打開細胞之門的鑰匙，讓養分進入細胞。沒有胰島素開門，養分只能在細胞外面請求進入。然而視我們攝入的碳水化合物和糖量而定（脂肪是宏量營養素中對胰島素的分泌影響最小的），胰島素分泌越多，「胰島素的共乘計程車」就越大，有越多的卡路里會被帶進細胞內。脂肪細胞也就被塞得越滿，體重也就增加更多。[159]因此，胰島素藥物或是讓胰臟製造更多胰島素的藥物都會讓體重增加。[160]「大量的」胰島素也會給好心腸的脂肪帶來困境，它們會越來越胖，而且表面的胰島素受體會越來越不敏感，越來越被消磨，越來越有阻抗性。越來越多的胰島素讓細胞越來越大和不健康。巨大飽滿的細胞用局部發炎反抗。於是，默默製造發炎的工廠一座座蓋起來，有害的信號物質源源不斷湧現。今天人們把胰島素阻抗（以前稱為糖尿病前期）當作獨立的疾病討論，並且認清一個極端的危機：身為糖尿病前期的胰島素阻抗有時候能在一夜之間演變成糖尿病。

在這個一聲不響的階段裡，不可逆轉的傷害已深入身體：血管上、眼睛、腎臟和神經的傷害。[161]但是只有到出現明顯和惱人症狀，如視力減退、靈敏度障礙、神經痛、勃起障礙或是性無能的時候，有些人才明白事情嚴重了。目前科學上也假設，胰島素阻抗和偏頭痛、記憶力衰退、代謝症候群、呼吸困難、多發性神經病變和罹癌風險增高都有關。胰島素阻抗甚至也出現在大腦裡，因為大腦皮質、下視丘和海馬迴也有胰島素的受體。

還有一個荷爾蒙在第二型糖尿病發展上扮演了決定性角色：瘦素（Leptin）。它主要是在身體脂肪細胞裡產生，用來調節飢餓感和體重。瘦素是天然克制食慾的荷爾蒙。當脂肪細胞飽足的時候，會透過瘦素傳訊息給大腦：「好了，我們飽了！」瘦素會和下視丘的受體連接。下視丘是間腦的一部分，而間腦是自主神經系統的重要控制中心，並在那裡刺激分泌控制食慾的荷爾蒙或是抑制增進食慾的荷爾蒙。因此瘦素是飢餓肽（Ghrelin）的對手。飢餓肽會增進我們的飢餓感。

此外，瘦素跟胰島素有直接交互作用，並還有一項重要任務：對於胰島素信號的準確性具有決定性影響。一個人是否會有胰島素阻抗跟瘦素有關。你要是經常吃高碳高糖的「食物」，你的胰島素和瘦素會過度受到刺激，飽足感的天然煞車會消失。身體產生瘦素阻抗，而大腦產生致命的想法：「你太瘦」，並要求你再多吃一點。所以，說確切點，你會先有瘦素阻抗，因此不斷想要吃糖，然後才會得到胰島素阻抗。屆時，你會需要更多的胰島素。大量湧入的胰島素甚至會導致反效果：反應性低血糖（Reactive hypoglycemia）。血糖太低讓你疲累、脾氣大、滿腹牢騷、發抖，而且因為缺乏飽足的信號，你會一直感到飢餓，處於「我立刻需要一些甜食」的狀態。這個時候，你的身體不需要食物，它卻把你束縛在糖的枷鎖下。還不趕快踩緊急煞車，徹底改變飲食，否則可能在一夕之間墮入痛苦的第二型糖尿病。順帶一提，有些藥物會讓身體的代謝出現糖尿病反應，例如利尿劑（diuretic），它藉由鉀和鎂的流失來抑制胰島素釋放。還有藥物可以助長胰島素阻抗，例如β受體阻滯劑、糖皮質素（glucocorticoid，即可體松）、抗憂鬱藥和抗精神病藥、免疫抑制劑（例如硫唑嘌呤Azathioprine）和羥甲基戊二酸單醯輔酶A還原酶抑制劑（Statin）。我們要怎麼控制這個棘手的情況呢？

保持警覺，嚴格檢查用藥情況，而且採用著重脂肪的飲食！我再把重點重複一遍：太多胰島素會讓細胞遲鈍，產生胰島素阻抗，並且「生病」。細胞處於囤積狀態，糖尿病和體重超重於焉形成。想要認識並治療這個疾病的**原因**有一個決定性問題：是什麼刺激胰島素分泌？當然是碳水化合物，尤其是用許多糖和澱粉加工的食物，它們肆無忌憚地將血糖以暴風似的速度推上高峰，讓身體渴望胰島素。另外，科學界把失智症稱為所謂的「第三型糖尿病」，告訴我們糖尿病和失智症有類似的原因。

我們吃的食物讓我們得糖尿病、變胖、變笨、還失智！沒關係，更大的重點是我們吃得「很健康」，也就是搞不清楚狀況，少吃脂肪。這是多大的錯誤啊！第二型糖尿病的傳統療法常常走入死胡同。目前除了建議病人減肥之外（可惜不是很成功，體重超重是恆久的話題），醫生還把希望放在藥物如胰島素上。很可惜，這個方法可能會造成不少問題。我經常觀察到的是對血糖情況的診斷不足。許多病人的血糖極高，但是也有過高的胰島素。這表示有大量的胰島素快速通過血液循環並大聲呼叫，請求讓它們能進入脂肪細胞，但是請求沒有「被聽見」，因為細胞有胰島素阻抗，它們「又聾又啞」。雖然血液中有大量的胰島素，卻起不了作用。情況變棘手了。如果沒有檢查（空腹）血液中的胰島素，而讓病人接受標準的胰島素治療，必然之事就會發生：病人有難以想像的強烈飢餓感。他只好不斷地吃，吃，吃，讓血糖從一個高峰升到另一個高峰，身體受到傷害。胰島素阻抗會越來越大，人也越來越胖。

不只體重超重讓人有壓力，還打開了通往其他病痛之路。蛋白質「糖化」（Advanced glycation end products, AGEs），例如在軟骨和關節，或是在結締組織和皮膚上的膠原蛋白糖化會帶來不舒服的後果。如果有一種蛋白質如膠原蛋白受到「糖化」，可以確定之後會造成關節傷害、關節炎，或是皮膚迅速老化。這是個快速旋轉的惡性循環。讓我生氣的是，有幾百萬糖尿病患接受這種模式的治療。悲傷的是，德國是全世界開出最多胰島素藥物的國家之一。糖尿病的晚期病痛不會因此一勞永逸，更不用說因為胰島素而大量增加的體重。這個「標準療法」不只賠上了生活品質，還會造成費用支出的無底洞！

我們什麼時候才會改變想法？科學界雖然在慢慢地改變準則，但對我來說，他們的行動太遲疑了。糖尿病組織還好意思支持低卡路里、低脂肪、添加大量人工甘味的「糖尿病患者食品」。人工甘味會引起第二型糖尿病，並使體重增加、降低整體代謝、刺激飢餓感產生、將腸道細菌設定為讓人「變胖」，現在仍然有很多組織和「營養顧問」在宣導和推薦，替第二型糖尿病和肥胖提供絕佳的沃土。[162]同樣情形也適用於果糖。有些糖尿病治療法不夠謹慎。

最新的科學新知教導我們什麼？相信脂肪的療癒力！特別是在第二型糖尿病的治療上，高脂肪飲食帶來許多希望。一個大範圍的分析證明，高脂肪、低碳水的飲食對糖尿病有特別正面的影響，甚至比限制卡路里更能有效地降低血糖。[163]這樣也能實際減少用藥。因為充分供應含有DHA和EPA的Omega-3會改善糖尿病長期的血糖值糖化血紅素（HbA1C）。[164]就算是經常出現的妊娠糖尿病，身為病因的胰島素阻抗也能受到Omega-3正面影響。懷孕婦女若得到Omega-3供給，她們的胰島素的作用比得到安慰劑的婦女要更好。[165]每位婦女基本上都要攝取健康的脂肪，尤其在懷孕和哺乳期（請參閱胎盤吞噬大腦的章節）。當空腹的血糖值升高，攝取健康的脂肪甚至是絕對必要。很可惜，這項認知仍未在一般大眾的飲食習慣上獲得認同。

脂肪經證明能瘦身，所以著重脂肪的飲食能讓糖尿病的幕後操縱者，也就是多餘的體重消失，還讓腰圍，隱藏在褲腰帶後面的「杯子蛋糕」溶解。[166]預防勝於治療。用正確的脂肪可以預防糖尿病：廣泛的分析證明，Omega-3能防止糖尿病。越常吃肥美的魚，罹患糖尿病的風險就越低。每天八十克的魚，相當於一星期兩到三次正常分量的魚，可降低百分之二十的罹病風險。精瘦的魚沒有保護效果，只有脂肪豐厚，含有高量Omega-3的魚才具有完美的保護作用。[167]如果飲食攝取高含量的Omega-3，放棄會被快速吸收的碳水化合物，多運動，並且視需要減掉多餘的體重，這麼做會讓糖尿病風險小到不能再小。據推測，攝取足夠的Omega-3甚至能逆轉遺傳造成的第一型糖尿病。

定期攝取優質脂肪的孩子會製造較少的自身抗體，這些抗體經常出現在第一型糖尿病患身上。[168]每兩個星期吃幾條可口的炸魚塊是不夠的。只有當DHA和EPA的Omega-3含量越高，罹病的風險才越低。重要的是：從亞麻籽、亞麻籽油、奇亞籽或是菜籽油中獲取的植物性α亞麻酸並沒有證明出有防止糖尿病的效果。[169]這表示：**海洋性的長鏈Omega-3脂肪酸在這方面比較優越，而且對生命不可或缺。**

儘管全世界對糖尿病的建議仍有缺陷，根據最新的證據，著重脂肪和低碳的飲食有最大的希望能減輕第二型糖尿病。甚至不只如此！如果再改變生活型態，將運動帶進生活，就還有完全痊癒的希望！

超重和胖子瘦子都有關

我們有個全球性的大問題。體重超重像雪崩席捲所有現代工業國家，較貧窮的開發中國家也緊接在後。世界衛生組織預測，德國到二〇三〇年有百分之八十九的男性和百分之六十八的女性將會體重超重。褲子穿不下還只是小問題，危險會在其他地方出現。體重過重大流行有可能成為個人、社會，和整個健康醫療體系的致命一擊。超重不僅是不速之客，還會帶來其他殺手和堆積如山的費用。危險殺手包括糖尿病、非酒精性脂肪肝、心血管疾病、高血壓、失智、不孕症和癌症。還有更嚴重的：超重會快速傳染到下一代。下一代的體重在母體內就已經「設定」好了。母親懷孕時體重越重，孩子的體重也會傾向比較重。這不僅是指出生時的體重，還包括兒童和青少年期的體重。肥胖的孩子到成年時也會有過重的傾向。

於是這個跨世代的命運就飛也似地，奔進一條看似沒有出口的健康政策死巷。跟超重有關的疾病治療費用已經爆炸，如果想像現在體重過重的小孩將來成為體重過重的成年人，並想像這筆龐大的費用可以讓健康醫療系統破產，並決定未來的競爭力，想像起來實在令人膽戰心驚。還有一群所謂的「偷肥族」，專業用語是TOFI（從英語Thin Outside, Fat Inside，外瘦內胖）而來。這些人外表苗條，體內卻有很高的脂肪比例。從隱藏看不見的脂肪和內臟脂肪中會釋放出發炎性的信號物質，刺激產生出來的疾病跟傷害「胖胖子」的疾病類似。這表示，「瘦胖子」或「胖瘦子」同樣跟「胖胖子」一樣，有心肌梗塞、腦溢血到癌症等等相同疾病的威脅。據估計，大約百分之四十體重正常的「瘦子」受到波及。讓我緊張的是：到目前為止沒有任何指導準則、健康醫療系統、健康保險公司顧慮到這批人。他們在雷達監測之外，身處於高度危險中卻不自知。

我們必須考慮：超重將疾病拖上舞台，但它本身並**不是**原因。它只是一面巨大的「警示牌」，指示某些東西完全走樣了。我們必須認識經過證明的真實原因：紊亂的代謝，因為失控的荷爾蒙讓代謝不平衡，並引起胰島素阻抗。所有卡路里都一樣是錯的，一杯可樂跟酪梨一樣健康也是錯的，導致了荒謬的產品發展和致命的消費行為，為體重和健康帶來災難。在麵包、玉米片、米花餅、蘇打餅乾、洋芋片、蛋糕、甜點和含糖飲料裡面可快速吸收的碳水化合物，才會真正引起代謝災難和「生病、有胰島素阻抗的脂肪細胞」。

還有一項事實也許會讓你吃驚：造成肥胖的並不是大吃大喝。脂肪細胞越胖越不健康，我們才會吃過頭。換句話說：強烈的飢餓把電冰箱一掃而空不是原因，而是後果，一個巨大的代謝問題後果。如果你因為不是自願增加的體重而生氣，你絕對不是沒有意志力的失敗者，而是身體很體貼地向你表示，你的身體代謝有問題，整體健康有危險！胖不只是因為吃「太多」和動太少，這個童話已經被反駁，但是你可能還是會在無數媒體和諮詢的角落裡聽到看到。我們能在科學上證明肋骨上半斤脂肪的實際卡路里數，但是強調只要省下等量卡路里就能甩掉這半斤脂肪的主張，犯了邏輯上的錯誤。科學早就明示，宏量營養素脂肪、碳水化合物和蛋白質在身體內的代謝完全不一樣。堅實的研究證明，攝取了等量卡路里的受試者，低脂高碳飲食燃燒的熱量明顯少於高脂低碳飲食。[170]

再強調一次：攝取的卡路里**形式**決定我們肥胖生病還是健康苗條，不是單看數量決定。脂肪不會讓我們肥胖，而會讓我們苗條！現在是改變想法和行動的時候，就算放下這個錯誤想法並接受新的「事實」非常非常困難。你不必再計算卡路里，不必再在彈簧床跳上跳下直到絕望。運動是件好事，但不是全部。你要勇敢做一件事：「面對脂肪！」當你習慣了這位新朋友，不再嚴格控管脂肪，而是控管碳水化合物，你的生活將會有更多的享受和飽足感，就連體重也會無痛地往下掉。胰島素阻抗是體重超重和糖尿病之母，你能透過平衡的飲食逆轉它，並且要戒除不停吃碳水點心的習慣，讓餐盤裡有更多健康瘦身的脂肪和豐富的膳食纖維。用更多健康的脂肪來取代碳水化合物會成功地讓「生病的細胞」再度聽到胰島素的呼喚，對胰島素感受靈敏，安靜下來，自願釋放出囤積的卡路里。脂肪細胞終會打開，前往另一個方向。

非酒精性脂肪肝

除了低脂食物之外，現代生活還有其他的陷阱。較少體力活動，長期缺乏睡眠和日照不足以及壓力的完美組合，帶來了新的國民病：脂肪肝！

現代工業國家有百分之三十到四十的成年人有脂肪肝，根據估計，甚至有百分之四十過重的孩子也有脂肪肝。[171]體重過重的人甚至高達百分之七十，而第二型糖尿病病患將近百分之八十。[172]幾乎沒有人知道自己正坐在這個隱藏「炸彈」上。脂肪肝不痛不癢不刺人，就跟糖尿病和其他疾病一樣是悄悄地上身。它是個狡猾的流氓。

直到一九八〇年代初期才發表出第一批針對脂肪肝的文章，之前人們並不認識這個病。科學界把非酒精性脂肪肝稱為NAFLD，源自英文Non-Alcoholic Fatty Liver Disease。如果肝臟超過百分之五的重量來自小的脂肪囤積，就稱為脂肪肝。很可惜NAFLD常常無法早期診斷出來，因為百分之十的病例在超音波下看來完全沒有異狀。只有當百分之十五的肝臟細胞滿載脂肪的時候，才能在超音波畫面中清楚證明出。為了彌補這個診斷缺口，我在看診時會計算所謂的**脂肪肝指數**（Fatty-Liver-Index, FLI）。[173]脂肪肝現在已經被研究透徹，並被視為是引起心血管疾病和第二型糖尿病的獨立原因。如果脂肪肝沒被發現也沒有獲得治療，百分之二十五的病例會有脂肪性肝炎的威脅，幾年後可能發展成肝細胞癌（HCC）。

診斷出脂肪肝的病人容易常被人懷疑「酒喝太多」。但是「非酒精性」是指肝臟就算沒有酒精影響也堆積了脂肪。打破這個錯誤聯想其實很簡單，只要想像一下生產鵝肝或鴨肝的悲慘景象。這些可憐的小動物在三個星期內，每天被強迫灌食含有高碳水的穀物、玉米和脂肪的粥。成功育肥的飼料是由碳水化合物和脂肪組成，讓體重增加的絕佳組合。碳水化合物用胰島素的鑰匙打開細胞的門，塞進脂肪和碳水化合物的卡路里。有些肥肝醬製造商有道德上的顧慮和動保觀念，因而放棄殘忍的灌食，餵食以過熟的水果，也就是給鵝吃水果泥。大家都知道，吸收的果糖首先進入肝臟。吸收的量超過承受範圍，肝臟就會被果糖滅頂，然後變肥。

脂肪肝就跟糖尿病一樣，可以在飲食上轉變為著重脂肪、減少碳水而完全治癒。想要快速達到治療效果，還可以在醫師指導下做兩個星期的禁食來加快速度，禁食期間把每日卡路里限制在六百卡的健康食物上。如果覺得這樣的禁食太辛苦，也可以用點耐性，以正常飲食花幾個月時間達成目標。如果你早在年輕的時候或是為了預防，飲食已經著重健康脂肪並減少碳水化合物，就可以省去這個大麻煩。

第11章 關節病

退化性關節炎和關節炎

抓取、咀嚼、寫字。走路、跳舞、跳躍、跳遠。我們的身體和肌肉骨骼有傑出的構造，共有兩百零六塊骨頭，約六百個肌肉和超過一百個關節讓我們可以成為特技演員。所有關節（包括最小的關節）都有透明的軟骨保護，像小保護蓋包在骨頭的兩端，一個有效的防震器，能承擔施加在關節上的壓力。關節需要健康的軟骨防衛隊來承受身體重量。對關節軟骨很重要的「飼料」來自關節的滑液（Synovia）。這個滑液就像給汽缸活塞的機油，維護關節軟骨的滑動能力，並在關節裡分散壓力。如果這個關節裡的和諧運作受到影響，就會發展出不同的關節疾病。軟骨組織受到損害，保護關節的滑液消失，疾病於焉形成。

風濕發炎性的疾病大約有四百種病例，從退化性關節炎到關節炎，集合了各式各樣不同的病痛。單單在德國估計有八百萬人患有退化性的關節疾病骨關節炎，關節慢性磨損。

令人吃驚的是，超過一半的病人相當年輕，介於四十五歲和六十四歲。[174]這是個很驚人的現代現象。從歷史上來看，退化性關節炎多半跟需要大量體力的工作、磨損和競賽運動聯想在一起。事實是，體重過重和肥胖症找到了新的犧牲者：退化性關節炎出現在體重過重的人身上比在體重正常的人身上多出兩倍。每一公斤的體重對關節而言，不只是單純「機械性」的負擔。體重過重者身上「生病」的脂肪細胞是高度活躍的炎症工廠，能透過發炎的信號物質「脂肪因子」（Adipokine）默默促使關節發炎，關節磨損，甚至引起動脈硬化。不少時候還會在退化性骨關節炎上再加上一個發炎的元素**關節炎**（Arthritis），出現明顯的傳統發炎病徵：腫脹、疼痛、發紅、關節功能損失。

整體健康狀況遭受壓力，而壓力到處都是：我們走路時，腳承受了體重五倍的壓力。請想像一下，某人體重一百二十五公斤（目前並不罕見），每走一步就有六百二十五公斤的壓力壓在關節上。一匹馬或一頭牛就有這麼重。後果是很嚇人的：脫衣、盥洗、穿衣、走路、爬樓梯的問題越來越嚴重，越來越難在生命中站穩腳步成了字面上真實的意思。如果你屬於那幾百萬個受關節發炎疾病折磨的人，或更好的是，如果你還沒有受到影響，「只是」想要預防：有一個有效策略能成功對抗疾病，也就是把希望放在含有高品質Omega-3脂肪的飲食方式上，並努力追求長期維持正常體重，不再相信各種可怕節食法的胡說八道。

我必須插入一段警告：風濕性疾病如類風濕性關節炎、乾癬性關節炎（Psoriasis-Arthritis）、全身性紅斑狼瘡（Lupus erythematosus）或者強直性脊柱炎（Spondylitis ankylosans）不能單靠現代的飲食治療，它們需要扎實的藥物治療。**類風溼性關節炎**在德國境內大約有一百萬個成年患者和兩萬個小孩受波及，是最常見的風濕性疾病。早期診斷對病情發展有決定性的影響，因為從出現第一批症狀開始有將近三個月的空檔時間，有機會藉由投用現代藥物將病情引導至期望達到的靜止狀態。科學界稱這段期間為「希望之窗」，不應該讓風濕病患錯過。然而根據我的多年經驗，用設計精巧創新的飲食輔助治療發炎性關節疾病如風濕病，可以達到巨大的效果。

健康的脂肪在這裡同樣也能打開不為人知的健康大門，這項認知很可惜還沒有在流行的治療方法上生根。研究顯示，Omega-3能明顯降低疼痛，甚至改善關節軟骨的問題。但是**正確的**脂肪是關鍵。一篇二〇一三年發表的報告指出，軟骨細胞對注射Omega-6油類的反應是局部嚴重發炎，但是給予單元不飽和以及飽和脂肪酸都能阻止發炎破壞軟骨組織。動物實驗中成功地證明，均衡高脂肪飲食可以深入緩和發炎程度和疼痛症狀。[175]同樣在人身上也證明了使用高品質Omega-3有巨大的成效。根據最新的數據，每星期吃三份魚，罹患關節疾病的風險能降低到百分之二十四。[176]研究顯示，連續服用超過二至三克的Omega-3脂肪連續三個月以上，能顯著降低風濕典型的主要症狀，如早晨全身僵硬和關節腫脹。[177]著重大量健康脂肪的病人可以跟主治醫生討論，很有希望減少傳統藥物服用並因此緩和副作用。一個小小的醫學革命，但是有一個重要規則：大口大口地吃Omega-3脂肪。關節需要潤滑，但是只能用好脂肪。

脂肪是這裡不能缺少的公式。但是我們可以期待多少成效呢？老實說，就像在生活中總需要一點耐心，脂肪在人身上發揮療癒力也是。端視你使用的脂肪品質和數量而定。根據我的經驗，每個人的成效會有很大的差異。有些病人一到兩星期就能感受到第一個效果出現，有些人可能要等上幾個月。對病人（Patient）要有Patientia（耐心）。下面一個「有耐心的人」的故事應該可以激勵你。這樣的經歷是為我行醫中的光輝時刻，也加強了我寫這本書的動機。

風濕病的成功案例

莎拉，一位年輕的風濕病患者，患有一種有高度攻擊性的青少年類風濕性關節炎。當她來找我時才二十歲出頭。這位親切、長相吸引人的年輕小姐有著一頭蓬鬆的金色捲髮，正在接受語言治療師的培訓。她的眼神疲累，抱怨著手和手指關節有極端的痛楚，早上全身有好幾小時僵硬不能動。因為這個沉重的病痛，她逐漸從社交圈隱退。她想要周末狂歡，外出，跟朋友一起跳舞，可是根本無法實現。當她第一次來找我時，她正服用高劑量的可體松，每天到五十毫克的康速龍錠（Prednisolone），和最高劑量的新一代風濕病藥物。實驗室裡測出的發炎指標意味深長：紅血球沉降率（BSG）在五十到八十毫米，正常值在十到二十毫米，而風濕病指數DAS-28（Disease Activity Score）顯示出很高的疾病活躍度六點二。實驗室數據也顯示出維生素D_3不足，這會促進慢性發炎，無疑會讓她潛在的心情沮喪潰堤。她看起來絕望，心理受煎熬。飲食中Omega-3比例一塌糊塗，因為她從小就不吃魚也不吃其他富含Omega-3的食物，例如DHA植物油或是堅果（第三部會更仔細描寫這些）。

除了給予藥物之外，我還改善了她的維生素D_3數值，並推薦她每天攝取「健康的」Omega-3脂肪，也就是在保護Omega情況下壓榨出來的植物油。因為她無法忍受魚和魚油的味道，我推薦她服用高劑量海藻油、添加DHA/EPA的亞麻籽油，另外還有核桃、長山核桃、夏威夷果來供應Omega-3；富含膳食纖維、礦物質和維生素的蔬菜、沙拉、含糖量低的水果、豆莢植物、菇類做為膳食纖維和蛋白質的來源；特級初榨橄欖油，另外使用椰子油、芝麻油、乳脂或印度酥油來煎炸。禽類的攝取量有限制，一星期只吃一次，加工過的肉，尤其是豬肉和香腸製品是禁忌。必須減少熱愛的甜點，但是非常推薦一把可可超過百分之七十的黑巧克力，一杯綠色蔬果泥或是一杯腰果、杏仁，或是燕麥牛奶加上肉桂和有機巧克力粉。得到通行證的食物還有抗炎的佐料和藥草，如薑、薑黃、黑胡椒、辣椒和紅蔘。結果呢？

把「脂肪帶進廚房」三個月後，早上身體僵硬的情況大幅度減輕到幾分鐘，而實驗室測試出來的發炎值從之前的五十到八十毫米，降到十二到二十毫米。這個治療成效細節非常值得注意，因為莎拉逐步將可體松的劑量從一開始很高的五十毫克減少到每天只有兩毫克。DAS-28也從原本的六點二降到驚人的三點四。再經過三個月，發炎指數繼續下降，疲倦現象得到改善，關節腫脹也消失了。即使沒有可體松的保護，DAS-28最後也顯示出疾病「停滯」的狀態。風濕病的藥物可以長期減少下去。

第12章 疲勞與疼痛：纖維肌痛、慢性疲勞與慢性疼痛症候群

纖維肌痛（Fibromyalgia, FM）一字源自拉丁文fibra（纖維），希臘文mys（肌肉），和álgos（疼痛），是一種慢性病。據估計，歐洲和北美洲有百分之零點五到百分之五點八的人罹患此病。[178]二〇一三年德國大約有百分之二的人口符合纖維肌痛的標準，男性和女性比例相當。女性較常去看醫生，因此目前超過百分之八十正在接受治療患者是介於四十到六十歲之間的女性。[179]從傳統醫學的角度來看，纖維肌痛很難診斷。人們將它列入「非特定功能性和身心障礙疾病」（NFS）。這個名稱聽起來很不舒服也很繞口，疾病本身也很奇特，人們不知道該如何對待病人。當我大約二十多年前第一次在大學醫院工作時，還很少遇見纖維肌痛的病例。這個疾病的範圍當時很難估計，因此不少病人經年在換醫師，直到診斷確定為止。問題是，這個疾病一直都還沒有專門的診斷測試方法，也沒有明確的實驗室數據可以讓醫師準確無誤地診斷。現在的情況跟當時一樣。但是過去幾年我還是發現了一個新趨勢：我遇見的纖維肌痛病例比以前更多。另外，在纖維肌痛的「圖章」下似乎成了各種症狀的大雜燴。

纖維肌痛的診斷是一個禁忌話題，並且讓人心情沉重。因此一定要避免做出錯誤診斷。發炎性風濕疾病如類風濕性關節炎，或特別是乾癬連帶關節疾病，所謂的乾癬性關節炎，它們都會有肌腱和肌肉疼痛，也就是跟典型纖維肌痛重疊的症狀。如果在沒有弄清楚原因是風濕性疾病的情況下，沒有被發掘出病因，也沒有緊急給予適當必要的藥物治療，將會產生嚴重後果。過去幾年我找出無數個「乾癬病患」，他們感到不明確的肌腱疼痛，經年來卻被誤診為「纖維肌痛」。醫生沒有從根本的原因上去治療，反而給予大量止痛藥或是抗憂鬱藥物。造成了大災難。

典型的纖維肌痛會在全身變換位置，肌肉、肌腱和韌帶會出現疼痛。特徵是在特別的身體部位如手肘內側、膝蓋關節、髖關節和鎖骨有壓痛感。其他症狀有呼吸、心血管系統、泌尿生殖器官和消化器官的障礙，自律神經系統的症狀如睡眠問題、腸躁症、疲倦、筋疲力盡、四肢無力、慢性疲勞症候群（CFS）。纖維肌痛和慢性疲勞症候群兩個疾病都會出現嚴重的筋疲力盡症狀，所以兩者要一起仔細地比較。纖維肌痛通常會伴隨著憂鬱症；百分之六十二到百分之八十六的病人符合憂鬱症的所有標準。[180]

傳統醫學在治療方案上推薦病人要定期運動、有正向的生活觀、健康的生活方式和「均衡飲食」、充足的睡眠並放鬆心情、擁有穩定的社會關係和良好的工作條件。目前針對纖維肌痛的治療重點放在所謂的「多模式疼痛療法」，目標在於維持日常生活中的基本功能並改善生活品質。這個理論包含病人的健康教學、運動和功能訓練、物理治療（浴療、Spa或是海洋療法、水電浴）、心理治療和放鬆方法（根據雅可布森提出的漸進式肌肉鬆弛法、自體訓練放鬆法、大笑瑜伽）、冥想式運動治療（氣功、瑜伽、太極拳）等等。除此之外，傳統醫學通常只能提供某種止痛藥和精神病藥物，例如抗憂鬱藥物。

人們推測，神經元發炎和損傷也會對纖維肌痛火上加油。疾病起初並不明顯，慢慢會發展出一些不是很特別的症狀如筋疲力盡、睡眠障礙和腸胃病，後來才會出現典型的疼痛。疾病開端被偽裝起來，相當麻煩。我們面對一個困境：目前為止還沒有一個療法對所有病患同樣有效。

慢性疲勞症候群（CFS）的病情發展並沒有比較好。慢性疲勞？聽起來像膽小鬼或是懶惰蟲！看起來無害的病名不足以表達它的戲劇性和嚴重性。見過這個病情的人能感受到病人的絕望：身體承載負擔的能力受到很大的侷限，也連帶使得日常生活受盡折磨；無止境的疲累、虛弱、無力。即使早晨起床、上廁所或是拿牙刷都很費勁，外人難以理解，本人難以接受。病人告訴我，他們覺得好像得了「長期感冒」和「中了毒」，他們也許必須睡一整天，卻仍然沒有得到休息。大部分的病例還有淋巴結疼痛、關節和肌肉疼痛、腸胃症狀、注意力和記憶力的問題，以及許多食物不耐症（包括乳糖、果糖、組織胺和麩質不耐症）和其他的過敏形成的殘酷病狀。

據估計，德國大約有三十萬人罹患慢性疲勞症候群，全世界大約有一千七百萬個病例。慢性疲勞症候群出現在每個年齡層的成年人身上，每個族群的男性和女性，以及所有社會經濟階層，連小孩和青少年也會發生。確切病因尚未解密。奇怪的是慢性疲勞症候群和纖維肌痛常常同時出現。慢性疲勞症候群可能會悄悄地在幾星期、幾天內，有時候也很突然（「像天外飛來似地」）出現。誘因可能是感染，慢性壓力和心理負擔，化學有害物質也被納入討論。人們推測是免疫系統慢性不正常的反應。慢性疲勞症候群又稱為myalgic encephalomyelitis（ME），意謂「大腦病態的痛苦伴隨著肌肉疼痛」。這個概念很貼切地描寫了疾病的特色，因為大腦嚴重受到慢性缺乏能量的痛苦。病人的大腦成像顯示白質的改變和退化，腦電圖可以發現緩慢的Delta和（或者）Theta腦波，這指出大腦缺乏能量。日常生活中的瑣碎小事都能立即讓能量值惡化，然後人覺得沒精神，沒力氣，好像電子吉他沒電一樣。

如果能量消失，身體每個細胞的反應都會很敏感，尤其是神經細胞特別依賴細胞發電廠粒線體提供的能量。如果發電廠得到的脂肪太少，它很快就會出現眾所皆知的症狀：注意力不集中、記憶力不好、感受能力障礙和慢性疼痛，有感地擾亂我們的日常生活。德國家庭醫學學會（Deutschen Gesellschaft für Allgemeinmedizin und Familienmedizin, DEGAM）給慢性疲勞症候群的最新治療建議是「更多的運動和心理治療」。雖然病情可以透過心理治療方法和放鬆過程得到改善，但是身體上的缺陷和「細胞的健康」還是沒有得到足夠的照顧。很可惜，人們再度只把焦點放在症狀上面。

還有一塊拼圖很重要：慢性疼痛不是單純的心理問題。在這裡也值得仔細觀察。就像在纖維肌痛和慢性疲勞症候群兩個疾病中出現的慢性疼痛，經證明，大腦和脊髓在解剖學和生理學上有結構性的改變。[181]病人的情緒和心理起了變化，做出恐懼反應並擔憂未來。此外，神經細胞會經由發炎、病毒或是細菌啟動。這相當是大腦裡系統性的免疫反應，如此一來，促進發炎的信號物質被釋放出來，而「信號物質的暴風雨」讓疼痛出動。疼痛帶給纖維肌痛和慢性疲勞症候群病人的折磨，絕對不能貶抑為「心理」問題！當然，疼痛也會經由心理與情緒的元素如壓力、恐懼和不安全感而點燃。[182]

我們應該怎麼做？想成功減緩纖維肌痛、慢性疲勞症候群和慢性疼痛，需要一個整體性療法。脂肪抗炎的療效也包括在內，但是這樣的營養建議尚未建立起來。雖然現有的證明很少，但還是有證明：它們有力地證實飲食能發揮正面效用。我從我的經驗中知道，病人明顯能從低碳飲食中獲益。纖維肌痛病人放棄了小麥、玉米和糖，「疼痛明顯減少」。[183]另外，研究也推測，氧化壓力和粒線體上細胞損害之間的關聯是纖維肌痛和慢性疲勞症候群的發病誘因，正是在這裡，健康脂肪能提供緩解的效果。針對「高脂肪飲食」以及它對纖維肌痛、慢性疲勞症候群和慢性疼痛的效果，科學界還處在研究開端。最新數據清楚地解析：著重脂肪，但尚未達到生酮（也就是在百分之八十脂肪比例之下）和低碳飲食，可以讓疼痛和能量值明顯改善。[184]

第13章 皮膚病（青春痘、乾癬、異位性皮膚炎、玫瑰痤瘡、老人斑）：皮膚反應精神與脂肪的狀態？

光滑純淨的肌膚是美麗的理想典範，也是有效測量身體健康的地震儀。我們的皮膚一共有兩平方公尺面積，是最大的感官器官。我們用皮膚感覺、觸摸、感覺周遭環境，並透過它與外在隔離。皮膚是我們的防護盾牌，柔軟敏感的繭。這層細緻不顯眼的外衣能夠做不少事。皮膚保護我們阻絕紫外線照射、寒冷和炎熱侵襲，並阻擋危險的病原體；努力不懈地為困難時期儲存水分和養分；龐大的表面是傾倒毒素的地方，也是珍貴養分的降落跑道和接收站。我們透過皮膚排除代謝的分解物，並吸收藥膏裡的有效成分。這件脆弱外衣的功能遠超過一件「潛水裝」，它把巨大的細胞組合——我們的身體——聚集在一起：它是標記，更是身體健康狀態的警告牌。它暴露我們生理和心理的現狀。

想像一下皮膚廣泛的任務，我們會很清楚，皮膚也強烈反映出心靈的狀況和它的陰影：什麼讓你感興趣？你跟什麼保持距離？你反抗什麼？想要有整體性治療，以便能找到一條通往痊癒的道路，就要公開誠實地對待一個疾病，也必須把病人的心靈面向包括在內。事實是這樣的：沒有一個地方像皮膚一樣可以明顯看出內心壓力。

皮膚是心靈的鏡子：搔癢感、濕疹、乾癬、痘子、皺紋、色素沉澱，這些不僅是因為年紀的關係或是討厭的皮膚問題。目前為止已證實，特別是氧化壓力、發炎以及缺乏礦物質和活力物質等因素會破壞表面皮膚的狀況和皮膚的功能。想要維護皮膚健康，需要的不只是水、肥皂和面霜。好幾年來我在看診中看到，「小心」攝取碳水化合物，並把脂肪從角落中請出來的個人化飲食，不僅能改善一般的身體狀況，並能「順便」使膚質戲劇性地變好了。再補充充足的液體，如水分、茶和不含糖飲料，就足以完成其餘的工作。我們的皮膚也想從內部得到灌溉和乳液的保護，最理想的就是用純淨的水和優質的脂肪給皮膚從裡到外的滋潤。讓我們一起進入皮膚底層。

國民病乾癬和異位性皮膚炎

乾癬（Psoriasis vulgaris）是一種有多重面貌的皮膚慢性發炎疾病。它屬於自體免疫系統疾病；免疫系統會攻擊或是破壞身體本身的組織，這裡攻擊的是皮膚細胞。健康的皮膚細胞突如其來受到攻擊，使得新皮膚細胞的製造失控。身體以渦輪的速度，在流水線上大量製造新細胞，結果新皮膚細胞以「皮屑」方式，像熱帶季風雨般掉落。通常健康的表皮平均需要四個星期來修復自己，但是乾癬將這個過程加速到大約三至四天。新皮膚細胞混亂大爆炸，使得正常「滑潤的」皮膚功能受到干擾，沒能形成健康光滑的表面，反而形成典型的皮屑

「島嶼」。它們通常是皮膚上有不規則界線的紅色斑塊，覆蓋著典型銀白色的乾皮屑，或者是不好看的黃色結巴區域（由嚴重的區域性發炎造成）。

想要對抗乾癬，特別需要高品質的Omega-3脂肪來做抗炎食物。愛斯基摩人就不認識乾癬這個疾病。研究證明這跟富含Omega-3的飲食和來自肥魚身上寶貴的長鏈脂肪酸（DHA/EPA）有關係。乾癬病人在傳統療法外還額外服用Omega-3的話情況會更佳：討厭的搔癢感會減少，皮膚發紅的情況也會改善，病情活躍程度和指甲受侵襲的範圍與「沒有上油的病人」相比，都朝好的方向轉變。[185]這個研究報告很清楚地顯示，Omega-3本身不是萬靈丹，健康的脂肪必須和諧地跟其他治療手段一起合作才能發揮最好的效果。輔助醫學上應用更多的脂肪絕對不會跟傳統醫學起衝突。剛好相反！沒有副作用又贏得一些健康，會有什麼損失呢？

除了來自DHA和EPA的Omega-3炸彈和高維生素E的小麥胚芽油外，使用椰子油（椰子脂肪）和阿育吠陀的酥油（純奶脂）也有很好的效果。我建議乾癬病人每天除了服用高劑量Omega-3脂肪外，還額外用小麥胚芽油為皮膚補充維生素E，並用椰子油或酥油來烘焙或煎炒食物。上述的脂肪也可以外用，特別是小麥胚芽油和椰子油，是成功療法中的傑出夥伴。它們沒有添加物和防腐劑，是保護皮膚的絕佳天然藥劑。建議每天將油抹在生病的區域，並小心按摩。大部分人喜歡椰子油因為它香氣宜人。椰子油不只能用於乾癬的病灶，還是價錢實惠，「從頭到腳」都可以用的全身護膚品。

第二個重要的慢性皮膚病就是讓人癢得難受的是**異位性皮膚炎**（neurodermatitis），

也稱為異位性濕疹（atopic eczema）或是過敏性皮膚炎（atopische dermatitis）。早期稱為Neurodermatitis源自十九世紀，當時人們推測神經發炎是其原因。德國境內估計有三百五十萬到五百萬人受到皮膚嚴重搔癢紅腫的痛苦症狀折磨，趨勢還不斷上升。這種不會傳染的疾病大多出現在嬰兒和兒童階段，大約每八個學童就有一人受到影響。這個惱人症狀到了青少年時期大都會消失。有時候也不會消失。大約有百分之三的成人罹患此病。這個疾病的病情是一陣陣發作，每個人的差異很大。它有多種面貌，就算表面看起來平靜，仍喜歡在幕後活動。發作時，皮膚通常極端乾燥，發紅，並且特別敏感。典型發病的地方是手肘、膝蓋窩、頸子和頭皮，但是也會出現在額頭、眼皮或是手臂和手。嚴重的也可能遍布全身皮膚表皮。

原因可能是遺傳性免疫系統的過度反應。亢奮過頭的免疫細胞對每一個外來刺激起反應，這些刺激對健康人來說都是無害的。某種物質如家裡的灰塵或食物突然激起局部的發炎反應，並刺激免疫球蛋白E（IgE）促成肥大細胞活化。結果是釋放出組織胺。這個信號物質讓發炎的情況更嚴重，並產生嚴重的搔癢感。癢得要人命的異位性皮膚炎常常讓病人在發癢時甚至抓出血來。皮膚的阻絕功能也受到高度危害。因為皮膚保護的柵欄是由上下疊在一起的角質細胞組成，這些細胞是由脂肪（epidermale Lipide，表皮脂質）連結在一起。有異位性皮膚炎的時候，這個重要脂肪的生產量不足。皮膚缺少可以綁住水分的脂肪。角質層中好的脂肪太少，導致水分流失，因而使皮膚過於乾燥，不能提供保護柵欄。沙漠於焉形成。這有利於感染，並促使局部皮膚繼續發炎下去。皮膚發炎讓微生物毫無阻礙地進入血液循環系統，並在那裡促使免疫系統的專門防衛細胞行動。這場戰鬥又會刺激形成一個新的發炎小病灶。刨木的地方總會有木屑掉落。

即使沒有發作，異位性皮膚炎患者的皮膚也有潛在炎症，皮膚表面有完全看不見的小型炎症風暴在祕密進行。皮膚一直處於發炎的等待狀態，直到某個「引信」從外面或是裡面隨時點燃。這些能喚醒沉睡的疾病，或是讓既有症狀惡化的引信目前已經具體舉出來了。傳統的「誘發者」有環境因素，如花粉、家裡的灰塵、化學物質如洗滌劑、護膚產品或是緊身的合成纖維衣服、飲食（個人對特定食物或是添加物的反應）、氣候因素（乾燥、過高的室溫、寒冷）、削減身體承載壓力能力的細菌感染、羽毛和動物的毛髮（貓、倉鼠、馬、天竺鼠）和心理因素如內心壓力，特別是衝突。異位性皮膚炎通常跟花粉熱和過敏性氣喘一起出現，也是所謂的「遺傳過敏症三人組」。然而也有一些過敏症狀不明顯，出現的時間會延遲，所以有時候很難把過敏反應跟食物牽扯上關係。因此我建議要留心特別會引起過敏反應的食物，並視接受程度來食用。這些容易引起「過敏」的候選人特別是果酸高的水果種類，酸性水果如檸檬類、草莓，或是奇異果以及牛奶製品（奶油除外）。其他懷疑可能會刺激異位性皮膚炎發作的食物有番茄、堅果、魚、蛋、乾乳酪或是義大利香腸以及色素、防腐劑和香料。想要找出自己對哪些食物過敏，可以寫食物日記來探查。

異位性皮膚炎是慢性無法治癒的疾病。但是病患能用替代醫學的「配料」來過正常生活，並把必要的藥物如可體松藥膏／乳霜的用量減到最低，或是完全擺脫藥物。攝取包含健康脂肪的飲食，觀察腸道環境和壓力因素並加以改變，這樣的治療有最大的希望。用更多脂肪真能改善這個掉皮屑搔癢難忍的皮膚病嗎？根據營養學的意見，所謂的「西方食物」，也就是工業國家的「現代」文明食品是罹患皮膚病的高風險因素。原因很明確：西方人每天飲食中Omega-3含量急遽減少，卻攝取促炎的Omega-6，這是現代生活中的祕密發炎火箭。

科學上有什麼證明？在一個研究中，在為期八星期的時間裡給患有中度或重度異位性皮膚炎的病人Omega-3，結果超過百分之八十的症狀獲得改善。[186]哺乳動物身上也出現類似成效。一項用患有異位性皮膚炎的狗所做的實驗，在投用Omega-3的情況下，皮膚長濕疹的情況明顯好轉。當人們把狗飼料又調整為缺乏Omega-3的時候，皮膚發炎的情況就加劇了。[187]有意思的是，我也想起病人類似的有趣說明：「醫師，我的狗的皮膚變好了，我現在給牠的飼料是根據你的晚早餐建議加上好油。」不只四隻腳動物的皮膚變健康了，我還常聽到，這些寵物的關節炎和癌症或是其他疾病的症狀也驚人地好轉，因為寵物舔了主人「吃剩的好脂肪」。健康脂肪對動物的影響也是一個好問題，也許跟人類「哺乳動物」類似。或許我應該跟獸醫做些交流。（可能正好有位獸醫在讀我的書？還是回到人類身上吧。）

皮膚斑點和酒糟鼻（玫瑰痤瘡，老人斑）

幾乎每個人都認識老人斑、痣、玫瑰痤瘡，或是自己有經驗。我個人身為色素沉澱受害者，而且皮膚對太陽光抵抗力極低，所以很清楚這種現象，可以觀察到自己的雀斑，甚至長壽的痣在夏季以慢動作成長，在我的皮膚上擴散成不同的大小、顏色和形狀。

老人斑不要跟痣或是雀斑混淆在一起，它是皮膚色素障礙中完全無害的一種。我們不用擔心這種出現在手背、臉上、頸胸部和手臂上淺棕色，牛奶咖啡式的斑點，除了也許有美觀上的擔憂外。最早會在四十多歲或年紀更長後發生。

色斑，隱藏的警訊

老人斑由陽光照射產生，導致局部皮膚下的脂褐素（Lipofuscin），所謂的「老年色素」累積。脂褐素形成並不是為了保護皮膚隔絕強烈的日光照射。跟褐色的皮膚色素黑色素（Melanin）正好相反，黑色素是讓皮膚變黑的色素。脂褐素反倒可以說是身體潛在氧化過程的標記，當寶貴的不飽和脂肪酸在細胞膜裡受到自由基攻擊時所產生的「廢物」。年輕的時候，「細胞廢物」脂褐素會被充分處理掉。年紀老的時候，清理廢物的能力逐漸消失，因此老人斑出現，並顯示身體無法再理想地「處理」氧化的壓力，換句話說，氧化壓力造成身體慢性負擔過重。身體明顯缺乏抗氧化劑來阻擋氧化，並支持細胞膜裡的脂肪。抗氧化劑的指數在年老時下降是完全正常的。但是我們應該把恣意生長的老人斑當作一種動力，讓我們留意去攝取充分但不過量的抗氧化劑。對皮膚最重要的一個抗氧化劑是維生素E，它能阻止脂肪酸的氧化，也能阻止皮膚細胞裡的脂肪酸氧化。所以缺乏維生素E常常也是老人斑蜂擁而現的祕密原因。想要遏止老人斑，就要好好補充健康的脂肪和維生素E。在平日我會推薦每日服用小麥胚芽油。

在短褲、T恤、迷你裙、太陽傘、沙灘度假的夏日時光中，可以從各個角度看到不同形狀和大小的**痣**（拉丁文naevus，胎痣）。有些人的皮膚像是星空撒滿了痣；只有極少數的人會意識到，痣的數量和大小在感染後，例如得了流行感冒或是使用抗生素治療後會跳躍似地增加。皮膚科醫師觀察痣就像科學家用顯微鏡觀察昆蟲，很合理。因為本為良性的痣變質成惡性時必須及早發現，才能阻止危險的後果如皮膚癌。預防是最好的治療。身上有特別多痣的人不要輕忽。不僅是罹癌的風險大增。如果曬了一下午的太陽後，永久留在皮膚上的痣像花園裡的野草一樣大肆生長，就需要特別注意了，這表示身體裡有巨大的氧化壓力。大量出現的痣是在黑暗中閃爍的警告標誌。

痣很多的人應該好好思考一下自己的飲食和生活方式！要考慮種種因素，如暴露在紫外線下、藥物、化妝品和家用化學品的使用等；食物也一樣。你常常食用帶有反式脂肪的現成食品嗎？喜歡咖啡、茶、酒精或是尼古丁？過度氧化總是跟使用的脂肪酸品質和使用脂肪的安全方式有點關係，所以在這點上也要詳加檢討。在富含抗氧化劑的飲食框架下，注重脂肪攝取可以也應該成為你的救星。請多攝取高品質的Omega-3脂肪和維生素E來保護你的細胞，節制速食大餐，特別也要克制在家裡毫無顧忌地「揮動煎鍋」（請參閱第三部〈死神藏在煎鍋裡〉）。

不受歡迎的玫瑰痤瘡（Rosacea）

Rosacea聽起來像是一朵有異國風味的花名。但是對患者來說，這個疾病沒有這麼美，因「臉上的紅玫瑰」讓臉部呈現淡紅色，就像真玫瑰開花。根據美國國家關節炎與肌肉骨骼和皮膚疾病研究所（National Institute of Arthritis and Musculoskeletal and Skin Diseases）的報告，單單在美國大約有一千四百萬人深受玫瑰痤瘡之苦，德國大約有百分之二到百分之五的成年人受影響。玫瑰痤瘡通常出現在三十歲到六十歲之間，尤其好發在有淺色皮膚和眼睛顏色的婦女身上。只有極少數人才知道，特別喜歡在兩頰出現的淡紅色斑塊意味著這個慢性疾病已經被點燃。這個在臉上不受歡迎的奇特「花朵」是由皮膚的微血管構成，它們擴張，並造成臉部發紅，蜘蛛網狀靜脈曲張（Telangiectasias）。皮膚局部的發炎會造成惱人的小癤（丘疹）或是發膿的青春痘（膿包），因此玫瑰痤瘡常常看起來很像一個痤瘡。這個疾病大都侷限在臉部中央，很少時候會出現在頸部，胸前和眼睛（造成眼睛乾燥、結膜和虹膜發炎，需要眼科醫生一起診治）。男性可能常會在鼻子上出現結節狀硬塊，也就是所謂的「酒糟鼻」（rhinophyma）。

玫瑰痤瘡很難隱藏，它在臉中間擴散，替人印上戳記。患者心裡常常很痛苦。玫瑰痤瘡的原因是醫學研究的最新標的。學者們討論這是身體對毛囊蠕形蟎（Demodex folliculorum）的免疫反應，這種蟎蟲在玫瑰痤瘡患者皮膚上寄居的數量比健康人身上多。再者，除了基因特質外，也猜測體溫調節的功能失常；肝的代謝障礙也在討論之列。血管神經系統衰弱加上免疫系統出問題，尤其是表現在自體免疫反應，兩者還會導致微血管擴張和發炎。皮膚會在某些地方大塊發紅，毛細孔擴張和皮膚腫脹起硬塊。如果持續發炎，就會長出不好看的膿包和丘疹。

確定的是，某些特定因素會導致「玫瑰」開花：熱飲、辛辣食物、寒冷、風、熱、紫外線、化妝品或是藥物。分析《護士人員健康研究一》（Nurses Health Study I）的數據可以證明，經常喝白葡萄酒和利口酒的婦女罹患玫瑰痤瘡的風險較高。風險會隨飲用的酒精數量而提高。我的經驗指出，不只是白葡萄酒，還有對糖、麵包，以及其他容易「致炎」食物，例如典型的糖霜捲和香腸麵包，都有替玫瑰痤瘡施肥的危險。為了拔除臉上玫瑰的刺，建議要多重管道小心著手。用迴避誘因的策略：限制曝曬在紫外線下的時間、限制造成血管擴張的酒精和辛辣食物，減少促進發炎的食物如現成加工食品、香腸、豬肉和Omega-6含量高的穀類。玫瑰痤瘡的病情大幅度改善不是荒謬奇想，而是能夠「簡單辦到」的。

要成功治療自體免疫的發炎疾病，我特別推薦由抗炎和健腸飲食組合而成的治療方法。富含膳食纖維和蔬菜的飲食有助於健康的腸道菌叢。抗發炎的策略包括減少能快速消化的碳水化合物和糖，並把重點放在來自肥魚的大量Omega-3脂肪，以及添加DHA/EPA的高品質植物油。如此一來，身為免疫器官的腸道以及微血管和神經的細胞膜都能得到整體強化，臉上的玫瑰終將枯萎。

青春痘

每個人都對青春痘不陌生。大約百分之八十五的人一生中總有一次為青春痘煩心的經驗。青春痘是分布最廣的皮膚病，德國和全世界都一樣，尤其是青少年。每個人都可能會長青春痘，甚至有些人超過五十歲了也會長。有些青春痘和粉刺只是曇花一現不會造成傷害，但是大約百分之四十的皮脂腺疾病的病情不輕。因為原本沒有發炎的黑頭粉刺後來可能會演變為發炎，成為所謂的第二級贅生物。然後就會形成明顯帶有紅腫的硬塊，摸起來疼痛的丘疹，膿包，青春痘。在臉上，特別是下巴附近敏感的「壓力地帶」，也會出現在頸部和背部，甚至整個上半身都可能分布有轉為發炎的青春痘。

雖然青春痘本身不會對生命造成威脅，不是讓人聞之色變的癌症，也不是無法扭轉的截肢。但是如果發炎面積較大，也可能會因為發燒和感染的風險而讓我們不得不關注。而且，青春痘還牽引著其他被低估的併發症。嚴重的心理社會壓力和生活品質降低都是不容小覷的問題。臉上的青春痘印記會降低自我價值，破壞心靈的平衡。百分之二到七的病例會留下紀念品，遺留下來伴隨一生的疤痕也讓不少人痛苦。很多人會變得沒有安全感、難為情，進而遠離社交圈；工作和私人生活，還有生活樂趣瓦解。恐懼障礙、精神官能症、關係問題、工作上的霸凌折磨著病患。這對病患常常意味著：終點站是憂鬱症。[188]

所以這遠遠不是個和善、「僅止於」難看的小青春痘而已，而是必須重視的問題。我們有足夠理由再深入了解。青春痘的問題很複雜：皮脂腺生產量提高，身體做出免疫的反應發炎。基因「要為一切負責」嗎？這個說法不是完全正確。基因的束縛雖然讓我們有長痘痘的傾向，但是每個人的病情發展大大受到環境和生活方式因素如壓力、抽菸和酒精的影響。還有其他因素嗎？

飲食對青春痘的影響比想像中大得多。我們不去審視餐盤上的食物，反而一直把希望放在面霜和去角質的護膚產品上。美國人每年估計要為青春痘產品付出二十二億美元的巨大金額。[189]但是不少這些產品看起來不是對抗青春痘的利刃，而是鈍刀。根據我的經驗，在立意甚好的塗塗抹抹中並不會發現痘痘的祕密縱火者，治療策略中也沒有被考慮進去：就是錯誤的飲食。只要攝取不同的食物，就不用再拿青春痘筆在臉上滑來滑去，這不是很好的一件事嗎？

工業國家的常見食物是青春痘的推手：瑪芬、酥皮糕點、奶酥蛋糕、扭結餅、甜甜圈、貝果、乳酪三明治、義大利香腸麵包、巧克力棒和蛋白質棒、洋芋片、蘇打餅乾、奶油餅乾、小熊軟糖、甘草糖、(咳嗽)糖果、冰淇淋等等，含有大量的糖和快速消化碳水化合物的食物名單長不見底，整個社會淹沒在隨處可得的高碳食物洪流中。有趣的是，去觀察明顯少吃糖和精製碳水化合物的社會，他們也較少受青春痘的氣。在那裡，青春痘似乎是侷限在少數人身上。[190]這樣的數據證明了食用快速消化的碳水化合物和青春痘的明確關聯。從營養生理學來看，甜點、穀類製品或是含糖量高的水果優格讓我們的胰腺（Pancreas）澎湃洶湧，促使它分泌胰島素，並攀升到令人目眩的高度。那些聽起來像是好夥伴的糖類如果糖或龍舌蘭糖漿隱藏著風險。我們不僅在水果和果汁中會遇到果糖，很多工業產品也用價格便宜的果糖來提升味道，因為脂肪從產品中被驅逐出境。「果葡糖漿」這個極小字樣在標籤上閃耀，但是很危險，因為含有果糖的糖漿會毫不遲疑直接進入肝臟細胞。

而現在會有青春痘的危險：血糖上升得越快越高，身體的反應就越強烈，分泌出來的胰島素和 IGF-1（第一型類胰島素生長因子）也越多。很多人沒有意識到這個嚴重問題。不僅太多碳水化合物，太多蛋白質也會刺激身體釋放 IGF-1。血液裡有太多的 IGF-1，荷爾蒙原本和諧的跳舞節拍將會亂了套。例如性荷爾蒙睪酮允許自己跳一段踉蹌的舞，助長無數青春痘在臉上跳躍。「男性荷爾蒙」在男性和女性身上的濃度和作用不一樣，會誘使皮脂腺分泌更多的油脂。

經由胰島素和 IGF-1 分泌所生產出來的皮脂又會促使引起青春痘的細菌暴動。皮脂會吸引居住在皮膚上天然菌群中的丙酸桿菌（Propionibacterium），並藉此創造出理想的微型氣候，讓粉刺和青春痘任意孳生的完美溫床。而 IGF-1 分泌量提高還可能變出更卑鄙的把戲：生產含有脂肪的皮脂的腺體幾乎都會與毛囊相連，毛囊裡鋪滿角質細胞（Keratinocyte）。IGF-1 讓角質細胞不受控制地增長，以至於一般的「垃圾清理」，也就是把排除的細胞運到外面的運作不再正常。角質細胞大量增生加上死細胞的堆放，讓皮膚生出新的青春痘。

人如其食。這句話又應驗了。特別是青春痘，目前已經有無懈可擊的證據表示，引起較少血糖反應（低升糖指數）的飲食，也就是少碳水和少糖的食物，可以明顯改善青春痘的形成和症狀。減少奶製品和咖啡因也對許多病患有正面效果。有名的《美國臨床營養學雜誌》（*American Journal of Clinical Nutrition*）中的一篇報告展示了替換食物所帶來的驚人成效：介於十五歲到二十五歲有青春痘的年輕男性進行為期十二個星期的低升糖（低GI）飲食，也就是三餐攝取不會讓葡萄糖和胰島素飆升的食物，結果讓青春痘的病情緩和下來，並改善了身體對胰島素的敏感性。[191]韓國學者也根據一項針對低升糖飲食所做的隨機控制實驗數據得到類似明顯的結果：實驗中顯示，減少攝取碳水化合物十周之後，皮膚發炎的範圍大大縮減。[192]最新的科學證明，青春痘和「傳統飲食」，也就是限制攝取健康脂肪並且歌頌碳水化合物的飲食有緊密關係。脂肪可以舒緩代謝情況，因為文不會刺激血糖上升並引起胰島素後續反應。令人高興的是，給皮膚科醫師的新準則現在接受了這項新認知，並對碳水化合物提出評論。[193]

我在這裡插上一段話：重點並不是要攻擊碳水化合物並將它趕出我們的生活。生活裡總是有好和不好的東西。超市貨架上加了糖或是果葡糖漿精製過的白麵粉產品，是品質不好的碳水化合物而且會促進青春痘形成。當然也有不會滋生痘痘，健康的碳水化合物。這些碳水化合物來自蔬菜、綠葉沙拉、含糖量低的水果如莓果或豆莢類食物。所以小山似的綠色蔬菜或一盤燉扁豆，都好過披薩、義大利麵、蛋白質棒、水果優格和「甜點」。

給皮膚高脂肪和其他養料

高品質脂肪的飲食和富含礦物質和抗氧化劑的食物，加上許多蔬菜、葉菜類沙拉和低糖水果，就能改善皮膚的新陳代謝，保護它不受氧化壓力的影響。而我們的生活方式和飲食習慣則決定體內氧化壓力有多大，有多少自由基在體內亂竄。如果選擇添加物和防腐劑幾乎爆量的現成食品或食物，而不是選擇「真正的」食物，我們就給了自由基完美的動力，就像抽菸和飲酒過量一樣。給皮膚和抗氧化劑的最好養料就是維生素E。維生素E含量最多的食物之一是大家都知道的小麥胚芽油。根據我的經驗，攝取小麥胚芽油對**所有的**皮膚疾病都有幫助。這表示，在高品質脂肪和礦物質、微量元素和維生素的合作下，會讓身體達到促進痊癒的平衡狀態。

每個人不一樣，吃的也不一樣。每個治療也要**因人**而異。這也適用於營養療法。但是有幾個基本原則適用於慢性皮膚病：要減少甜點和白麵粉製品中能快速被吸收的糖；同樣要減少的還有酒精、咖啡，以及會促進皮膚血液循環並引起搔癢的重口味調味料。整體來說，對糖的態度要謹慎，包括濃縮果汁和蜂蜜，因為它們跟家用糖一樣是由蔗糖組成的；還有代糖。

好的脂肪呢？除了Omega-3和抗氧化劑火箭小麥胚芽油外，來自多元不飽和脂肪酸家族中少見的γ-亞麻酸（GLA）也慢慢證實出有緩解皮膚病的特殊天分。植物如琉璃苣籽、見月草或是醋栗籽油中可以發現少量這種傑出的脂肪酸。除此之外，它只出現在珍貴的母乳中。

GLA對「免疫系統，皮膚和心理」能發揮平衡作用；可以影響代謝調節中荷爾蒙的分泌，降低壓力荷爾蒙，並且是抗炎專家。這使得它成為治療皮膚病的最佳夥伴。不僅如此，對其他慢性皮膚病以及由壓力引起的症狀、情緒惡劣、「精神崩潰」和慢性發炎的疾病，含有GLA的油類絕對是我的祕密武器。還有一種香味十足的脂肪黑孜然油，它的多元不飽和脂肪酸含量超群，跟它的精油一起可以強化免疫系統。某些人可能認為它的味道太濃烈。除了內服外，大麻籽油和小麥胚芽油也是治療異位性皮膚炎絕佳的外用護膚油。它們很快會被吸收，特別適用敏感、易發炎和騷癢的皮膚。在盆浴或淋浴後可以用這種有修復功能的油保養，尤其是在異位性皮膚炎沒有症狀發作的階段。

在專注於慢性皮膚病時，也要供應身體足夠的維生素D，這是脂溶性維生素，需要有脂肪幫助才能被身體吸收，這樣我們可以一起獲得脂肪和維生素D的好處，對健康產生巨大的增值效益。乾癬裡新皮膚細胞不受控的增生情況會受到抑制，瘋狂發動攻擊的免疫系統會得到安撫，發炎信號物質的生產量也會減少。人們推測異位性皮膚炎病情的嚴重性跟維生素D不足有明確關聯；缺乏維生素D有極大的可能會使異位性皮膚炎惡化，並提高對食物過敏的風險。適當攝入維生素D和脂肪會減輕症狀和減少感染，讓長期不斷發炎的循環終於停止。

勇敢地向脂肪前進吧！

第14章 癌症疼痛——認識真正的敵人，戰勝敵人

癌症是我們這個年代最著名的殺手之一，估計全球每天大約有兩萬一千人死於癌症。最新的數字很嚇人：約有百分之四十的人一生中某個時候終會面對這個疾病。[194]醫學已有長足進步，但是對於癌症，我們還在令人氣餒地磨蹭，犧牲了幾百萬人的性命。現在我意識到這樣**根本無法**在抗癌戰爭中獲勝。在對抗癌症中，我們還是太常節節敗退，束手無策。這個疾病不是那麼容易趕走，因為我們還緊緊追隨著錯誤的出發點。人們有一個世紀以上的時間堅信癌症是因為細胞核的DNA受損傷所造成的。真的是這樣嗎？每個癌症都必須追根究柢，哪些單一因素或是哪些因素的致命組合引起這個不幸。確定原因，並準確地消滅它們，這才是聰明的路線。傳統癌症醫學主要採取的「三部曲」是手術、化療和（或者）放射線治療。這三部曲真的能命中癌症的原因嗎？

我們先環視一下，並問自己，哪些疾病會明顯提高罹癌的風險？讓我們揭開真正的惡棍和危險人物的面紗：肥胖、胰島素阻抗、第二型糖尿病、慢性發炎疾病、乾癬、憂鬱症等。

從病理生理學的角度打量一下這些疾病，很快就能明白，癌症也跟代謝障礙、發炎和細胞健康息息相關，這當然也表示間接跟我們的飲食有關。

創新的論點動搖了現有的癌症理論並得到一個結論，癌症就跟幾乎所有的慢性疾病一樣，是由於細胞中故障的代謝過程連帶造成的。如果我們分析細胞代謝，會發現細胞長期受到氧化壓力攻擊，代謝受到改變進而導致細胞不幸病變成為腫瘤細胞。[195]什麼會帶給健康和平的細胞壓力呢？正常的細胞代謝因為胰島素和瘦素的阻抗而絆跤，也就是說細胞感覺不到荷爾蒙的刺激，這是因為攝取過量碳水化合物造成的。在代謝受到干擾下，生病的細胞不能正常運作。癌症細胞逐漸成形。

科學家幾十年來密集研究癌細胞的特性，在一九二四年終於揭曉一個大祕密，這是個劃時代的發現：癌細胞基本跟健康細胞不一樣的地方是在能量代謝上。這項認知稱為瓦式效應（Warburg Effect）。奧圖．瓦堡（Otto Warburg）教授甚至因為這項科學突破在一九三一年得到諾貝爾生理醫學獎。瓦式效應推論，癌細胞粒線體的功能障礙是導致癌症生成的**主要**原因。因為受損的細胞和衰弱的粒線體不能適當地利用氧氣來有效地燃燒能量，因而改變成致命的「燃燒糖」。當細胞的代謝逐漸不靈光，會有越來越多的粒線體功能故障，最後細胞失去對生命很重要的健康生物節奏；在這個節奏中，細心安排的垃圾運輸會清除受損的細胞。生病變質的細胞沒有正常的垃圾運輸，也就是沒有**細胞自噬**的過程。

細胞自噬（Autophagy）源於希臘文autóphagos，「吃掉自己」，表示一個發生在細胞內部的過程，細胞會在這個過程中，把從單一蛋白質到受損細胞器堆積產生的「細胞廢物」回收利用。自噬過程在細胞的粒線體內進行。如果是清理掉受損不能用的粒線體，這個過程就稱為「粒線體自噬」（Mitophagy）；細胞發電廠把自己吃掉，給細胞康復的機會。這種細胞自癒的完美能力是身體最重要的機制之一，可以確保健康。這個自噬過程是由日本科學家和細胞生物學家大隅良典（Yoshinori Ohsumi）發現的，他也因為這個決定性研究於二〇一六年得到諾貝爾醫學獎。[196]

癌細胞跟健康細胞不一樣，它熱愛所有形式的糖和碳水化合物，並且也要求得到甜點、麵包、麵條、米飯、高澱粉的馬鈴薯、玉米等等。研究建議我們可以去掉癌細胞鍾愛的糖和碳水化合物，換上更多健康的脂肪，藉此施加壓力在癌細胞身上。[197]我們可以用這個方式持續扼殺癌細胞的「活力」，就像拔掉震耳欲聾音響的插頭一樣。現代的研究證明：食用脂肪的品質和數量對細胞健康有驚人的效果，或有保護作用，或有傷身的後果，端視情況而定。很多代謝障礙都歸根於缺乏高品質的多元不飽和脂肪酸，以及攝取過多化學或是物理加工而成的脂肪酸和反式脂肪所造成的「過度傷害」。基於這些細微的關聯性，科學家約翰娜・巴德維（Johanna Budwig）博士研發出一種「油蛋飲食」來緩和慢性疾病如癌症。為什麼是油和蛋白質？因為所有的細胞膜都是用脂肪和蛋白質建構而成的，所以身體特別需要這些宏量營養素，以保持完整的細胞膜，並預防或影響慢性疾病如癌症。脂肪和**適當**劑量的蛋白質是完美的夥伴，相互扶持，不離不棄，在營養醫學的實際工作上有令人信服的表現。

請不要忘記，這本書是為了讓你做好準備，照顧身體最小的單位，你的細胞，以便盡可能保護你不受惡棍如癌症或是其他討厭的疾病欺凌。這是我對你的期望！因此：讓細胞有和諧的代謝應該是每個有意義的癌症治療和現代預防醫學的目標，從現在起也將是你的目標。如果你想要付諸實踐，我在這裡要做一個重要的說明。人們對蛋白質的建議太氾濫，建議的攝取量也太高，幾乎已經到了推崇的地步。幾乎到處，包括媒體和諮詢，都在強調要攝取「充足的」蛋白質。蛋白質毫無疑問是生命必需的宏量營養素，沒有蛋白質，生命就不可能繼續！當然我們也需要蛋白質將健康的脂肪帶進身體內。然而有一個大大的**但是**。你需要的蛋白質比你想像的少！認真審視你每天攝取的蛋白質有迫切必要性，因為人們推測，過早的老化和癌症跟過量攝取蛋白質有關連。這也是為什麼我認為不控制攝取蛋白質和蛋白質飲品會有嚴重後果。除此之外，這些飲品還常常加了大量的糖或是人工代糖。

如果你的目標是有效預防慢性疾病如癌症，並且盡可能活得長壽健康，那特別是在青壯年時期，你應該避免長期大量攝取蛋白質。含有太多蛋白質和碳水化合物的飲食會刺激身體「過動」：細胞會快速「毫無顧忌地」分裂。要為這種過動的興奮狀態負責的是神祕的蛋白質物質mTOR（mechanistic Target of Rapamycin，雷帕黴素靶蛋白），它在上個世紀末才被發現。所有哺乳類動物身上都可以找到這個蛋白質，屬於細胞核層級上的關鍵物質，控制生長和細胞分裂，因此也決定了生命的延續。例如透過攝取大量的蛋白質會活化mTOR，造成細胞分裂增加，進而促進細胞和器官系統的老化。一些較不受歡迎的細胞也會受到刺激成長。透過飲食影響mTOR是目前為止還不為大眾認識的理論。定期「關掉」mTOR，讓身體或細胞休養恢復健康，是一種對抗老化、癌症和退化性疾病的最佳武器。除了限制蛋白質的數量之外，減少碳水化合物和進餐頻率（一天最多三餐）也有幫助。另外，「限時」進食，也就是一種「小型禁食」，例如間歇性斷食，也是盡可能不讓癌症囂張的重要關鍵。

根據這些新認知基礎以及我長年的經驗，我確信，高脂肪的飲食加上大量的微量元素，以及適合個人但是不過量的蛋白質，這種飲食不會讓血糖上升太多，是預防慢性疾病如癌症的最佳策略之一。很慶幸，脂肪不會刺激mTOR蛋白質和胰島素反應。另外，脂肪也提供身體建構穩固細胞膜的絕佳建材，並提振粒線體的士氣。脂肪確保細胞面對外界環境的安全，並讓健康的細胞彼此之間能活躍地交流對話。

如果你或者你親愛的人裡有人罹患了癌症？正是這個時候，健康脂肪能帶來很大的益處。用更多脂肪、較少碳水化合物以及適量蛋白質，你有可能逐漸餓死癌細胞。攝取更多的脂肪表示，你將癌細胞最心愛的美食，也就是快速消化的碳水化合物和糖從它手中搶走了。坐在只有「脂肪」的監牢裡，癌細胞悶悶不樂地被拘禁起來，會讓它的陰謀不能得逞。癌細胞比較喜歡糖，健康的細胞比較喜歡脂肪。所以，你還等什麼？

脂肪提供健康細胞理想的燃料，比在身體內燃燒葡萄糖更乾淨更好；因為它能減緩造成細胞生病的氧化壓力，增強健康的粒線體功能和減輕發炎狀況；也因為癌症在病理生理學上也跟發炎有關；因為體內慢性發炎不僅會促進腫瘤形成，也會促使腫瘤擴散。所以，有高品質脂肪的抗炎飲食，**一直**也有抗癌的效果。

哪一種脂肪有抗炎作用？沒錯，Omega-3脂肪。在一些用Omega-3來處理癌細胞培養的研究中顯示，Omega-3脂肪會引發細胞凋零。如果這樣會導致癌細胞自然死亡，這就是減緩癌症，甚至可能是治癒癌症根本的一步。[198]科學證明：供應充足的Omega-3脂肪可減少罹患乳癌[199]、子宮癌[200]、黑色素瘤[201]和前列腺癌[202]風險的一半多到三分之二的比例。這是很大的成果！還有一點也應該提起：根據我的觀察，許多癌症病患在罹病期間會沮喪憂鬱。不要低估，健康的Omega-3脂肪證明有抗憂鬱效果。因此脂肪也屬於治療的一部分，不單是為了讓病人有好心情並接受病情。惱人的疲憊感會緩解，存活率也會提高。在一個研究肺癌病人的實驗中，用大量Omega-3脂肪治療的病人存活率比較高：百分之六十的「脂肪組」病人存活一年；只有不到百分之四十的非脂肪組受試人存活一年。[203]

要如何成功對治癌症？如果嚴肅提出這個問題，有一種食物很重要：亞麻籽。很久以前大家就知道，這個不起眼的小朋友是德國這個緯度裡Omega-3脂肪含量最高的植物。還有一個原因讓亞麻籽成為名正言順的抗癌祕方：它的木脂素（Lignan）含量很高。木脂素是植物界的養分。雖然在芝麻、纈草根、深色莓果和綠色菜葉類蔬菜裡也有木脂素。但是相較之下，亞麻籽的含量是一百倍。[204]木脂素是植物雌激素，能透過抑制身體本身雌激素的功用來影響荷爾蒙平衡。出於這個理由，行經期時胸痛也推薦攝取木脂素。[205]在擺脫癌細胞這點上，亞麻籽真的是一項祕密武器。研究證明：每天服用大約一湯匙磨碎的亞麻籽能帶來極大的好處（第三部有更多資訊）。[206]這個數量已經能使婦女的經期晚到一天。新的研究導出一個假設，生命中月經的次數較少，雌激素暴增的情形也可能降低，連帶減少乳癌的風險。[207]

另外還有一項抗癌準則：咀嚼！青花菜和甘藍類蔬菜因為有高含量的蘿蔔硫素（Sulforaphane）而被推崇為抗癌食物。但它們本身並不含蘿蔔硫素，只是蘿蔔硫素的前身。需要經由長時間咀嚼，「直到嘴裡流口水」，才會轉變為蘿蔔硫素。咀嚼對提升亞麻籽的健康價值也同等重要。因為這個種籽並不含木脂素，只有木脂素的前身，必須先經由腸道裡的好細菌兄弟辛勤工作才能被活化。還有一些驚人發現：特別是因為亞麻籽中Omega-3脂肪和木脂素的組合，你應該讓這個小不點成為早餐的主角，我喜歡稱之為「晚早餐」（因為早餐稍微晚點吃比較好）。每天只消幾茶匙亞麻籽就能讓健康向前邁進一大步，而且好處在於：亞麻籽很便宜，到處都可以買得到。

結論：有許多頂尖的論點支持每個健康的人與癌症病患都應該注意飲食中要有健康的脂肪和植物營養素。只是偶爾多攝取一點木脂素和脂肪並沒有太大幫助。劑量是毒性的關鍵，也是效果的關鍵。許多癌症病人在絕望中緊抓著沒有根據，既可疑又昂貴的治療當作最後希望。相較之下，應用Omega-3脂肪和簡樸實惠的亞麻籽經證明是個安全、沒有副作用和嚴謹的方法，可以跟任何形式的傳統以及有穩固科學基礎的替代醫學合作無間。對狼寬容，就是對羊不公！為你健康的細胞奮戰，這些太常沒有受到保護的「羊」，給它們生存需要的東西。

向「狼」（癌細胞）宣戰吧！

第15章 生病的心靈

憂鬱和心理

心理因素所引起的疾病數目節節上升。研究得到結論，將近百分之七十五的就診病例後面都有慢性、持續不斷的內心壓力。[208]事實是：壓力目前在致命率上是比吸菸還大的風險因子。未經消化過的壓力最後會演變成恐懼和憂鬱。德國每兩個人中就有一人至少經歷過一次憂鬱的階段。每兩個人中就有一人！每十人中就有一人每年有短暫的情緒低潮，而每五個沮喪期就有一個會變成慢性的憂鬱。當許多慢性疾病因為醫學進步而成功被壓制時，因憂鬱症引起的病例卻繼續攀升。憂鬱症的原因不只一個，是由極端不同的影響因素相互交織而成。憂鬱症有兩個不同的面相：心理社會層面和生理神經生物層面。身體和心靈是無法分割的。到目前為止，一般對憂鬱症的治療把希望放在藥物和心理治療上。一切都沒問題嗎？

服用藥物和開藥方，尤其是精神疾病藥物大幅增加。但是這些藥物對情緒穩定和心靈健康卻不是安全的萬靈丹。病人可能買進了一大袋的副作用：胃口差、噁心、嘔吐、消化問題、口乾、齲齒、乾眼、視力障礙、頭疼、心神不寧、失眠、性功能障礙如勃起障礙和高潮的問題。

心靈的新藥

幾十年來的經驗告訴我，心情可以用相當簡單的東西給予肯定和療癒：與周遭的人建立真切良好的關係、恢復體力的睡眠、足夠的日光和維生素D，還有大量優質脂肪。這些都是給心靈建造堅固救生艇的理想材料。不是每個憂鬱症都能用這些材料擊退，但可以阻止或減輕許多憂鬱症狀。

醫學上必須有一個新出發點，一個現代的「壓力醫學」。因此它是我醫療方法裡一個重要部分，而我希望這個面向在整體醫療體系裡能得到更多空間和重視。治療情緒的新醫學也慢慢相信，不用大把藥物也能成功撫平痛苦、恐懼、壓力和創傷留在心靈上的疤。我的工作重點在於結合壓力醫學中嚴謹的科學方法和有效的放鬆技巧，如自體訓練、雅各布森（Jacobson）的漸進式肌肉鬆弛、眼動減敏法（Eye Movement Desensitization and Reprocessing, EMDR）、針灸、光療、溫和的運動，以及含有許多高品質脂肪的飲食策略。**甚至要吃很多脂肪！**Omega-3脂肪酸的革命性力量就像治療壓力心靈的萬靈藥膏。善用創新飲食和好脂肪可以遠離恐懼、憂鬱和心理的脆弱。「由飲食引起和由飲食緩和的憂鬱症」是最新的魔咒。

有個例子是所謂的「速食憂鬱」（Fastfood Blues）。要得到這個疾病很容易，因為市場上充斥著滿是反式脂肪的現成食品，我們人類很容易受到誘惑。就算是較注重飲食品質的人，在派對、公司宴會、會議或者度假時，一定會接觸到垃圾食物和其他反式脂肪炸彈。經常食用劣質、高度加工、營養成分低的飲食一定會對健康身體造成後果。最新的科學證明，食用垃圾食物和工業製含有大量反式脂肪的糕點會造成「因飲食而引起的憂鬱症」。[209]人們甚至認為，定期食用帶有反式脂肪的食物會明顯提高罹病風險，因為工業反式脂肪會透過發炎過程引發憂鬱症。相反的，傳統食物或是「自己烤的生日蛋糕」看起來沒有風險。脂肪的品質決定一切！摒棄工業反式脂肪，食用更多好的脂肪！經證明這一切是值得的。

在一個概觀研究中，研究學者指出食用長鏈Omega-3脂肪酸（DHA）和減少憂鬱和恐懼症狀有明顯關聯。多一點魚脂肪就代表少一點憂鬱。[210]在一個受控制、隨機和雙盲的干預性研究中調查了患有憂鬱症的病人，並將其分為兩組。[211]一組受試者得到海產的DHA和EPA（兩百毫克DHA和九百毫克EPA）長鏈脂肪酸，控制組只得到安慰劑。兩組人都得到足夠的抗憂鬱藥物。在同時給予有效藥物的情形下，很難確定附帶治療的優越性，在這個例子指的是食用高劑量的Omega-3脂肪。然而在短短四個星期之後就已經能證明，「加了油」的那組憂鬱症得到明顯緩解，八個星期後的差異更令人吃驚。Omega-3脂肪還會加速抗憂鬱症藥物的效果。

如果你現在考慮單靠Omega-3脂肪來治療嚴重的憂鬱症，這將大錯特錯。罹患嚴重並可能有生命威脅的憂鬱症病患必須接受足夠的治療，也就是藥物和心理治療。自殺是心理疾病最嚴重的後果，是對自己最暴力的攻擊。飲食注重脂肪、食用更多Omega-3脂肪可以減少自殺行為嗎？謹慎小心的研究者分析將近一百位曾嘗試過自殺的人血液中的Omega-3含量，並且拿實驗室結果跟心理健康者的血液相比。研究的結果是：自殺組的Omega-3（EPA）只有整體脂肪酸的百分之零點七四，心理健康的那組占百分之一點零六。這項比較也顯示出，「油上得不夠多」的人企圖自殺的風險提高了八倍。[212]很多受到威脅的人並沒有意識到這個結果意味的災難性關聯。攝取Omega-3越少的人，心靈不穩定的風險也就越高。年紀較大的人和退伍士兵也處於這個受威脅的風暴圈內。目前學界正密集研究Omega-3脂肪對防治自殺的效果。

在這些研究結果之下，我推薦所有罹患憂鬱症和心理疾病的患者有針對性地攝取Omega-3，特別是來自海洋（DHA/EPA），也就是來自肥美的魚或海藻油。我也推薦想要保護自己不受心靈傷害的人如法炮製。很可惜這個「新壓力醫學」並不是普遍的標準治療方式。憂鬱症的病徵和「生病的心靈」需要更新醫學典範和激進地改變用油，所以我在這裡大聲疾呼脂肪的療效，深切希望本書裡的知識能幫助許多受苦的人，並且貫徹到家庭醫生、心理醫師和心理治療師的一般診療裡。衛生醫療政策應該要支持這項替代醫學的理論。已經到非做不可的時候了！

胎盤吞噬大腦

想像一個懷孕婦女：每天她都會製造新細胞。一方面她需要好建材來製造自身的新細胞，另一方面現在有了未出世的嬰兒，胎兒每一秒也需要「食物」給自己製造新細胞。因此母體子宮內開始大量製造細胞，成長的馬拉松開跑。九個月裡，一個單一的卵細胞發育成為一個胎兒。懷孕期間平均每分鐘大約會塑造出八百萬個新細胞；到預產期為止，大約要形成三兆個細胞。這是未出生的胎兒和母親一起合作的偉大成果。不僅如此！這些新細胞還要發展出高度精密、有專門功能的細胞：血細胞、腺體細胞、腦細胞。當細胞長成後，擁有幾兆細胞的交響樂團必須小心翼翼地合作舉行音樂會。只有這樣，未出生的胎兒才能健康地長成期望的模樣。

胎兒需要的卡路里和養分約是成人的兩倍。特別有趣的是，胎兒每天需要特別大分量的「好脂肪」。他每天等候母親飲食中高價值的建材，以便能理想地發展。大自然並不笨，它知道這個小小人類多迫切需要脂肪。如果母親吃「低脂」食物，或者攝取營養不足的速食或其他營養生理學上的「垃圾食物」，大自然會未雨綢繆，果斷踩下緊急煞車，讓嬰兒得到細胞健康成長所需要的最重要東西：脂肪，並且是來自最好的來源。母親高級的脂肪庫存在哪裡？你猜到了：在大腦裡。大腦堪稱是裝得滿滿的脂肪油箱，讓飢腸轆轆的胚胎徜徉的美食綠洲。所以胎兒在與「缺乏脂肪」的緊急狀態做殊死鬥時，就毫無顧忌地跟脂肪油箱搭上線，將母親腦細胞中Omega-3脂肪吸出來。

每個胚胎，每個新生兒，他們的大腦和整個身體都在不斷成長中，就像需要呼吸空氣和日光一樣，他們也需要脂肪。沒有健康的脂肪就沒有健康的發育。在前十二周，健康的寶寶每天成長一毫米多。這個成長趨勢解釋為什麼大量脂肪對製造新細胞不可或缺。如果母親體內美味的Omega-3脂肪被吸光了，而母親又沒有在每天三餐裡給予充分的補給，她將會非自願地隨情緒波動，陷入嚴重的憂鬱。情況會出現得飛快，並讓全家人蒙上陰影。特別是缺乏長鏈的Omega-3脂肪，對情緒的影響絕不容小覷。

我在診所裡遇到一個病例叫露易莎，她的大女兒出生三年後，二女兒寶拉健康活潑地來到世上，那時她二十七歲。他們很高興迎接新生命。但是就在可愛的小寶拉出生後幾周，一朵烏雲蓋住了家庭的幸福美景。丈夫羅伯覺得露易莎生產後的行為古怪乖僻。小寶拉非常好帶，但是這位年輕母親的反應很特別，不是很快樂，情緒惡劣、好哭、敏感、易怒，並且膽小害怕。這些奇怪行為完全不符合露易莎的個性。每件小事都能讓她激動，不斷大聲地跟丈夫、父母、助產士和最好的朋友爭吵。沒人能接近她。她只想獨處，一動不動躺在床上或是蹲在沙發上。讓羅伯覺得特別奇怪的是她幾乎不關心寶寶，明顯對這個家庭新成員不感興趣。哺育第一個孩子的時候，哺乳還帶給她很大的樂趣，現在只剩下痛苦。

發生什麼事了？因為胎盤吞噬了大腦！露易莎在生完第二胎後像是「換了一個人」，她對生命的喜悅與抗壓性像是「被吸走了」。兩次孕期相當接近，使得好脂肪不足的情形更形嚴重。這是產後憂鬱症的例子。你們當中也許有不少人有過這個不幸經驗，或是因為伴侶、女兒、女性朋友而體驗過。這個重擔是可以避免的。懷孕期間補充足夠脂肪的女性，孩子常常有健康的正常體重，明顯少有早產的傾向。還有一件事要告訴懷孕和哺乳中的母親：出生後至少要哺乳九個月以上。每天從母親吸取高質量脂肪酸的嬰兒，跟沒有被哺乳的相比，幾十年後智力表現較強。[213]露易莎短期服用藥物，接受心理治療，並得到高脂肪飲食的建議，很幸運地又站了起來。

重要的結論：脂肪讓腦健康。好脂肪不僅讓人苗條，還讓人聰明，會讓嬰兒變成非常聰明的小傢伙。母乳的品質是關鍵。在盛行吃魚的國家，母乳的品質高並且富含Omega-3。這對孩子和母親都好。那裡的母親較少罹患產後憂鬱症。[214]

第16章
沒生病，但可以更健康：給年長者、孕婦、哺乳母親、期望懷胎受孕者、運動員的最佳建議

健康而且有尊嚴地老去是個重要目標，為了我們自己，也為了年輕人和逐漸年老的人。老實說，以人口統計學來看，我特別希望這個主題能在醫療衛生政策和媒體討論中受到更多關注。不要有誤會，老化當然不是病！但是上了年紀就有一些疾病會慢慢出現。隨著年歲增長，細胞受損的程度更大，活力也變差，這是完全正常的。

隨著年紀增長，能保持多少活力或是會變得多脆弱雖然也由基因決定，但不是唯一的關鍵。我們一生中努力強健身體和細胞的發電廠粒線體來避免、減輕，甚或是治療老年的疾病是明智之舉。為了不引起誤會：「永遠年輕」，光滑的眉頭、不自然的臉部線條並不是值得追求的目標。臉上有歲月真實的痕跡不是很親切，甚至特別討人喜歡嗎？希望生命讓許多笑紋和表情在臉上迴盪，這些都是幾百萬秒生命時光在臉上刻畫的紋路。

抗老從生命的起點開始

我們應該用對生命的熱愛和坦然接受生命有限的事實，來取代對抗自然老化的悲哀戰爭。**你想如何老去？**充滿健康活力、心情愉快、心存感激並知足地迎接每個嶄新的一天，還是在不健康、煩悶、沮喪無力、對好轉不抱期望的情況下度過餘生？

保持「健康」，有意識地攝取高脂肪和多變化的飲食，多做運動，把感激和謙卑當成日常儀式，這樣的人比較可能在良好的健康情況下老去。時代變了，我們也在時代中改變。新一代的老人明顯比祖先還活躍。模範年長者更注意自己，攝取更好的飲食，不窩在沙發上，因此降低了受人照顧的風險。我們不能把每個疾病都歸咎於基因，越能拋棄意識形態的教條和汲汲營營的堅持，轉而找到一個有意識、充滿樂趣的生活形式越好。「晚做總比不做好」，這個座右銘很酷，值得嘉獎。

基本上，健康的生活型態和健康的老化從生命的第一秒鐘就已經開始了。當我們受孕的那一秒鐘起，我們的人格和健康也開始成形。胚胎學教導我們：這個小小孩從第四個星期起就有了一顆跳動的心臟，不再是一堆毫無知覺的平凡細胞。我們生命開始的時刻，也就是健康狀況成形的時候，這是懷孕前期，母親都還不知道有了我們。這個常常被忽略的產前發展具有決定性關鍵，也對健康的老去有關鍵性影響。

順帶一提，中國人也把這段在隱藏在母體的時間算在歲數裡。在子宮的九個月也算一歲。很正確，因為在子宮的保護下，胎兒「體驗」並感受到周遭的環境，也感受到母親的感覺和她整個生活型態。如果有企圖心一點，要說聰明的抗老行動應該從生命的「起跑點」開始。雖然胎兒像是在深藏在「腹腔的繭」裡孵化，但是它很清醒，並且暴露在母親的行為和周遭環境影響下，當然也包括飲食習慣。這帶來很重大的後果。生命的最初幾個月影響到後來的基礎；慢性病如高血壓，胰島素阻抗和第二型糖尿病，有可能在這生命的前幾天和前幾個星期就種下了病根。

健康老去是我們的目標。我們從生命的第一天開始就在老化。但是身體是如何老化的？生命的過程中，我們的細胞累積了越來越多的小傷害，到了某個時間，這些傷害無法再好好修補。有些人的細胞損害累積比較快，有些人比較慢。年紀越大，細胞分裂的修復機制就越慢。細胞時鐘走得慢，但是堅定地往前走。在複雜的細胞分裂中，細胞「複製」自己來取代老的細胞。直到某個時候，細胞內部的計時器像是突然走到終點，細胞層面的「更年期」宣布到來。每個正常會死亡的細胞有一定的壽命。但是細胞怎麼知道它已經分裂了多少次？大自然的智慧為此發明了所謂的端粒（Telomere）。它位於染色體末端，在DNA前面充當緩衝區的保護蓋，保護DNA不受細胞分裂的不利影響。但是端粒會隨著每次細胞分裂變短。每一次分裂，端粒就被切斷一小截。當所有的端粒用盡，保護的緩衝區就沒了。

這表示細胞分裂將無法挽回地結束了。細胞進入休眠狀態，或者說：遊戲結束。細胞死亡。我們如何保護脆弱的端粒避開「歲月的剪刀」，減緩老化的速度？在細胞層面上的抗老要成功（我希望你已經猜到）要用好脂肪。一個標準嚴苛的研究在五年的時間裡測量受試者端粒的長度，同時並確定血液中長鏈Omega-3脂肪的DHA和EPA，研究結果是給來自海洋的Omega-3脂肪如雷掌聲：攝取最多Omega-3並且有較高DHA和EPA的人，端粒損失最小，也就是「以慢動作老化」。他們的端粒只減少了將近百分之二的長度。其他脂肪供應量最差的受試者，端粒減短了足足百分之八。

老化速度飛快，還是像蝸牛一樣慢動作？老化速度可以藉由健康的Omega-3脂肪來降低。[215]不僅會慢速老化，而且是**健康地**老化，這是一個有意義的動機。如果我們不斷思考構成身體大宇宙的最小單位細胞，那我們會了解：打開健康老化大門的鑰匙就藏在細胞裡。不僅是如此，重點放在健康脂肪上的飲食，也是實現長久以來生孩子的願望和達成夢想運動員生涯的肥料。

運動萬歲！

想要有絕佳的運動表現，所有條件都必須配合到位。當然也需要有一點運氣。體壇名將的表現不僅和嚴格的訓練和心理健康，或是和天才教練的精密方法有關。哲學家費爾巴哈（Ludwig Feuerbach）的永恆名言「人如其食」適用於每一個人，更適用於業餘或是職業運動員和選手。我們吃的東西會影響身體和心理的強度。多年來，我替（職業）運動員和團隊在身體和心理健康上做諮詢工作，我可以確定：三餐和營養補充的質量越差，越常攝取速食和缺乏營養的食物，運動員就越容易受傷或是發生感染。不只是「吃什麼」很重要，「什麼時候吃」也很重要：如果三餐的節奏不理想，就會錯過表現出最好成績的大好機會。

如果閱讀到關於運動員受傷的消息，我常常會想：「這個人最近幾天到底吃了什麼？」脂肪不應該受到排斥，而且應該成為主角。三餐也應該吃小心處理過的真正的食物。最佳的進餐時間要經過評估。大量服用營養補充劑，彩色的萬用藥丸（含有對腸道健康不利的添加物），蛋白質奶昔，或是特別的飲品（將運動員的舌頭染成藍色小精靈的顏色），這些都應該加以評估。這世界充滿神祕仙丹妙藥，運動界裡由非純天然營養補充劑當道，我覺得自己「這裡用一茶匙大麻籽油和椰子油，那裡用兩個巴西堅果」的療法看起來就像小矮人。

團隊運動的飲食常常會用粗略的「澆花壺原則」，這是德國甲級聯盟職業球員和一位有名的守門員告訴我的。原則是「好廚師替所有人做飯」。另外似乎還有一個標準程序，就是給一份「額外的藥丸」。但是每個人對健康的需求不同，添加物會促進過敏，而飲料和奶昔中的人工甘味會大大削弱腸道菌叢的健康，這些都（還）沒有受關注。哎呀，這不是很可惜！讓我們錯過機會，錯失勝利。

但是運動員中也有輝煌成功的例子，他們按照自己的需要安排自己的飲食，贏得一場又一場的勝利。網球選手諾瓦克．喬科維奇（Novak Dokovic）是個乳糜瀉病人，他把世界第一名的成績全歸功於貫徹改變飲食習慣，按照他個人喜好和接受程度來設計，並攝取更多脂肪。改變飲食習慣加上利用脂肪作為理想能量來源，這解釋了他為什麼能成為最好的網球運動員。強健、快速、靈活，全身上下是勁。經由好的飲食和健康脂肪所獲得的勝利！也因為這個勝利，使得目前職業運動員非常流行降低碳水化合物的飲食。以前廣受推崇的肝醣超補法（Carbo-Loading）已經過時了。但還是有不少運動員和教練大大低估了脂肪是身體最佳能源的事實。

今日頂尖運動的訓練方法已經用盡，成績幾乎無法再提升。所以輔助和修復身體的策略將在未來贏得更多重視，也會受到更多認可。飲食是成功的必要條件。攝取固定養分、碳水化合物、蛋白質和脂肪百分比的方法已經是過去式。想要在力量上與人一較高下，需要更多的蛋白質如魚、肉、蛋、菇類、堅果和豆莢植物；想要訓練耐力，除了優質脂肪之外，可以享受稍微多一點的碳水化合物。想要獲得頂尖成績，運動員和教練最好要制定一個適合個人的飲食計畫，而且飲食裡不含可疑添加物。向前進吧！

上了油的運動員

加入添加物、高糖的蛋白質奶昔、蛋白質棒、能量飲料等產品創造出幾十億的營業額。我鼓勵大家帶著懷疑眼光探究這個流行的消費行為。不僅該追究這對運動員是否有好處，這些往往很貴的產品也造成一筆很大的開銷。運動學家、個人教練或是醫生聲稱蛋白質奶昔是必要的。但是人們似乎忽略了一點：在中年過度攝取蛋白質會活化mTOR的信號路線，促使身體提早老化，並提高細胞成長，也包括那些不受歡迎的細胞。到底為什麼要這麼做？目前已經有足球隊和世界級運動員了解這點，並且把希望放在優質脂肪上。健康的脂肪能提高能量、耐力和抵抗力、恢復時間、氧氣的吸入和使用、脂肪燃燒和蛋白質合成（建構肌肉），減少肌肉痠痛、關節和肌肉疼痛（透過Omega-3脂肪遏止發炎），改善反射動作和注意力、跟運動有關的氣喘、強烈飢餓感、心律、睡眠品質等。

在一個研究框架底下，接受標準化訓練的受試者在訓練前得到足夠的Omega-3，他們的肌肉痠疼情況比控制組少。[216]另一個老鼠實驗則比較植物油的Omega-3脂肪和薊油中Omega-6脂肪對肌肉的供血效果。在經過六星期油療後，研究者檢查器官和肌肉的供血狀況。雖然器官的供血狀況不比之前多，但是Omega-3那組的骨骼肌供血量幾乎比對照組好百分之二十五。[217]這個事實對每個比力氣和比耐力的運動員來說意義重大。但是有一個批評點：這個研究是動物實驗，但是研究學者認為結果可以套用在人類身上。

肌肉承受的壓力越大，肌肉受到小傷害的危險也就越大。肌酸激酶（Creatine kinase, CK）可以做為這方面的生物標記，在家裡長時間踩訓練機器之後，肌酸激酶會在大約二十四小時後上升。攝取Omega-3脂肪的受試者在實驗中證明，他們的肌肉傷害比較不明顯，CK上升的數值也較少。[218]Omega-3脂肪遏止發炎的效果在這裡很有幫助。在激烈運動過後，肌肉、關節和結締組織幾乎一直會有輕微的發炎，因為使用較多的氧氣會產生更多自由基，它們會損害細胞。

若比較攝取Omega-3和Omega-6的受試者，在經過體能負擔二十四和四十八小時後發炎參數（CRP, BSG）的上升情況，會發現在Omega-3的影響下，發炎反應明顯較少。[219] Omega-3的抗炎效果也使運動員的恢復時間變短。有運動員跟我描述，他們以前密集訓練後疲累不堪，而且對疼痛很敏感。前不久一個運動員告訴我，「自從把飲食重點放在油上，我覺得休息十五到三十分鐘以後，我馬上可以輕鬆開始下一個訓練。」而且Omega-3脂肪遏止關節發炎疼痛的潛力對運動員也是一大福音，因為關節痛會限制運動員的表現。Omega-3脂肪也會透過增加成長激素生產來促進肌肉的擴建和修復。另外，Omega-3脂肪會刺激第一型類胰島素生長因子（IGF-1）跟細胞的受體連結。如此一來，肌肉會燃燒脂肪。

運動員的**心臟**呢？心臟也希望能好好地上油。身體活動時，我們的心跳頻率會增高。運動醫學的經驗法則是：訓練時心跳頻率上升得越少，訓練程度就越好。脂肪可以大幅提昇訓練和比賽表現。研究顯示，在Omega-3的影響下，從事同樣體力活動時，心跳頻率可以減少至二十下。[220]每搏輸出量（stroke volume）也改變了。每搏輸出量，醫學專業用語也簡稱為SV，表示心臟每搏動一次打入血液循環中的血量。SV越高，細胞從血液中得到的氧氣和養分就越驚人。含有很多Omega-3的好脂肪能在體力活動時提高SV，並將運動員的表現提升到極限。[221]

不少運動員會因為體力負擔而有呼吸困難的情況。因為體力勞動造成的氣喘不僅限制了呼吸，還限制了運動員在訓練和比賽時的整體表現。更多的脂肪能快速有感地緩解這個症狀。在控制下的研究比較中，因體力負荷引起的呼吸問題在接受Omega-3治療短短幾星期後就改善了。222

生孩子的願望，懷孕，健康的小孩

低脂飲食有害，而且是對每個人，包括母親，孩子，以及每對不孕的伴侶。過去幾年有無法生育的女性和婚姻伴侶來找過我無數次。當我分析飲食記錄時常常很訝異，不少這些女性或是婚姻伴侶嚴格執行低脂飲食。現在先慢慢來。我問你：小小孩如何在營養不足的母體內著床？營養不足的母親如何供給忍飢挨餓、嚮往更好的飲食及健康脂肪的身體？

我想起一個名叫葛蕾塔的病人，她是個獨立，而且非常美麗的律師，當時三十七歲，終於想生孩子，經過多次體外人工授精都沒能懷孕。當我第一次為葛蕾塔做檢查時，她的一般狀況良好，體重正常。「我很好，」她認為，「只是晚上工作結束後很累，筋疲力盡。」她的病歷並沒特殊之處。葛蕾塔在日常中活動頻繁，跟先生卡爾的關係融洽，工作雖然辛苦，但那是她的夢想。只是想要有孩子的願望讓她心情沉重。她花了一大筆錢做人工授精，向我透露出心頭最大的挫折：「我們砸下重金，卻毫無結果！」我對她承諾，會盡一切努力幫助她和卡爾，並且開始尋找原因。實驗室數據顯示出「輝煌的數值」，婦科醫生也證明她有「最好的健康狀況」。一切看起來都非常正常。但是原因到底是什麼？一看她的飲食記錄讓我愣了一下：早上全麥麵包，塗上薄薄一層乳瑪琳、果醬或是蜂蜜，替代品是現成的麥片。中午三明治加義大利香腸或是乳酪，或是一大杯水果優格，晚上披薩，義大利麵或是加工食品。喝的飲料有牛奶咖啡、低糖可樂、果汁和水。嘴饞的時候吃「無糖」的小熊軟糖，一天「必須」吃一袋。這種近乎「沒有脂肪和低養分」的飲食模式日復一日。周末跟卡爾去街角的義大利餐廳吃飯，那裡才會吃「一些肉，魚，沙拉或是蔬菜」。

這樣的飲食記錄是對生孩子願望的「破產聲明」。胎兒發育首先需要從母親的臍帶獲得好脂肪、蛋白質和水，以及維生素和礦物質。幾乎只攝取高碳水化合物、低養分的「廢物」，就可能是出生不出孩子的具體原因。沒有養分就不可能有生命。葛蕾塔的身體亟需更多養分。做了營養醫學上的修正後，葛蕾塔攝取了更多來自高品質來源的健康Omega-3脂肪，大量來自蔬菜、葉菜類沙拉、堅果和核仁的膳食纖維，健康狀況在一年之內明顯地改善。大約在兩年後，她生下了第一個孩子，一個健康的女孩。

還有很多不孕症病患的成功故事深印在我腦海裡，我很感激。但是很可惜，脂肪對不孕症的好處幾乎沒有受到重視。因為這對醫療經濟來說沒有什麼利益，人工授精才有利可圖；「更多脂肪」在健康政策上沒有受到推崇也沒有受到支持；關心病人的醫學對「醫療企業」沒有吸引力。人們幾十年來天真輕信低脂信條，這不只傷害了我們的健康，也在無意識中大大地傷害了孩子的健康。不少年輕父母將自己的健康和他們（未出生）孩子的健康當成祭品，供奉在低脂的祭壇上。然而有隱藏的跡象顯示，低脂飲食女性的細胞中的細微結構並不健康。一個母親罹患第二型糖尿病、偏頭痛、過敏、發炎疾病和類似的疾病？那我們可以推測，細胞和粒線體可能受到損傷，或是狀況很糟糕。懷孕時的問題以及出生時的併發症都警告我們，細胞的健康狀況不佳。

同樣的情況也適用於孩子：期待中的孩子終於「健康地」來到世上，但是仍有不明確的症狀，這些症狀可以用細胞裡未能識別出來的弱點解釋。不只是常常讓父母幾近崩潰邊緣的「哭鬧不休的孩子」，我懷疑他們缺乏健康的脂肪。還有過敏，特別是對牛奶以及含有麩質穀類的食物不耐症、異位性皮膚炎、反覆的感染，尤其是出現在呼吸道的感染、中耳炎、經常堵塞的鼻子、鼻子息肉、經常發燒，根據我的經驗這些都是跡象，顯示細胞正在對抗隱藏在其間的問題。同樣問題也包括寶寶不爬行，或是很晚才爬行、走路或是說話，不明原因的腹痛、脹氣、腹瀉、注意力不集中，或是入學檢查中有缺陷，注意力不足過動症、自閉症、在幼稚園和學校缺乏注意力、強烈的睡眠需求、身體負荷力不足、焦慮等等。

隨著年紀增長，這些問題也會擴大。通常這些症狀會被歸納到心理疾病範圍，而不會在缺乏脂肪和營養的細胞裡探詢原因。青少年和剛成年的人在體力和智力上負荷能力受到侷限，越來越難克服學校、學徒訓練、大學學業和工作，能量下降，犯錯率上升；晚上筋疲力盡地躺在沙發上、累癱了、血糖很快就降低、受嘴饞的誘惑、胃灼熱、脹氣、睡眠品質不佳、肌肉無力，最後演變成免疫系統的含羞草。一吹穿堂風和冷氣就會流鼻水和支氣管炎，冰冷的腳造成泌尿道感染。抗壓力消失：令人不舒服的情況與時間壓力導致壓力症狀出現。疲憊感蔓延、肌肉緊張、反應不受控制。人變成埋怨不休又敏感，覺得所有事都很累；傾聽、家事、運動，所有事做起來都不堪負荷。記憶力慢慢萎縮，忘記人名和臉孔。思考突然中斷。即使在夏天也覺得冷，在床上需要熱水壺和溫暖的襪子。吃了一頓高碳大餐，等著我們的是高度的疲倦感，「飯後嗜睡症」讓人就像森林裡的樹被電鋸砍了倒下。當然我們每個人或多或少都有過這些症狀（誰沒有？），因此不能被視為「生病」。但是從我所捍衛的現代預防和營養醫學的角度來看，這些問題具有潛在的危險。替代醫學的綜觀能從枝微末節和實驗數據中判讀個人的健康情況，並在**細胞層面上**進行干預和強化。

如果我們繼續活在缺乏養分和脂肪的宇宙裡，身體總有一天將無法恢復平衡。根據我的經驗遲早會出現慢性疲勞症候群、纖維肌痛、自體免疫系統疾病，或是長腫瘤。如果細胞在懷孕、哺乳、童年和青少年時長期缺乏真正的食物，健康的脂肪，那麼某天「電池沒了」導致疾病叢生，也就不用太過驚訝。

優質脂肪讓寶寶健康聰明，成人健康

解決方案在於盡早把注意力放在「照顧」細胞和它的發電廠上，你在本書裡已經學到。成年人健康的「種子」很早就撒下了。細胞的特質，就連我們母親的細胞有多健康或是承受多少壓力，也會發揮影響力。良好健康狀況的最佳與唯一的肥料在我們的身體、心靈、整體的天性裡，在我們的食物、水、日光和空氣。如果胎兒、寶寶、兒童和青少年能得到生命的肥料和許多愛心照顧，身體通常就能發展出正常的健康狀態。

尤其是懷孕期間，胎兒完全依賴母親和她的生活形態、行為、情緒、食物。胎兒跟著母親一起吃，一起感覺。每一秒鐘。每一個將為人母的人如果都意識到這點，並照顧自己的身體和心靈健康，也就是：均衡飲食，避免會引起過敏的物質和有毒添加物，不要節省Omega-3脂肪如DHA、維生素D、葉酸和礦物質，將會有最好的機會生下健康的寶寶。如果懷孕婦女生活在「限度邊緣」，吃速食和劣質脂肪，將會危及到寶寶的健康。

在控制下的實驗顯示，母親懷孕時得到好脂肪和大量Omega-3的一歲兒童，與「母親低脂過活」的孩子相比，情況明顯占優勢。如果母親懷孕時不吝於攝取脂肪，孩子的理解力和字彙能力明顯較優秀。[223]還有其他論點也要求我們「注重脂肪」：「好好上油的」母親的孕期較順利，明顯少出現妊娠毒血症，[224]這是懷孕後期一個危及生命的併發症。另外，懷孕期間攝取Omega-3也跟較少出現早產和穩定的出生體重有正面關聯。

不僅孩子從健康脂肪中獲益，母親也一樣。你已經知道，得到產後憂鬱症的風險會驚人地降低。[225]如果憂鬱的雪崩已經開始滾動，攝取高劑量脂肪甚至也能以較高的機率成功治療憂鬱症。研究證實，施予三點四克Omega-3脂肪（我承認是一大塊脂肪）可以比低脂的安慰劑組成功阻止兩倍人數的母親得到憂鬱症。[226]

還要再補充一個有分量的論點：折磨人的過敏症。你是不是已經注意到，有多少孩子身受花粉熱和食物不耐症之苦？科學早已證明如何能降低孩子過敏的機率：如果母親在懷孕和哺乳期間多攝取Omega-3脂肪，孩子過敏的傾向就會明顯降低。[227]

所以過敏症大幅攀升的原因，不只在於食物中有來自人工香料如香草醛、色素和防腐劑等過敏原增加，也是因為明顯缺乏脂肪囉？是的！目前孩子間也流行氣喘，好似一種會感染的傳染病。只要在母親的菜單上添上好脂肪，就可以阻止這個現象。研究顯示，這樣甚至能將因為遺傳而罹患氣喘的風險減半。[228]德國婦科醫師協會的官方準則推薦每一個即將為人母的女性迫切須要謹慎地補充營養，然而這項認知沒受到真心的重視。[229]

母乳，大自然的脂肪炸彈

母乳中超過百分之五十的卡路里來自脂肪。大自然母親從來沒有臣服於「低脂教條」，它用無盡智慧發展出這個給新生兒的生存雞尾酒。但是母乳的成分有多好，跟外在因素，特別是食物脂肪有關。母乳大概含有百分之三到六的脂肪，脂肪酸的比例由母親攝取的脂肪組成。攝取速食漢堡、雞塊、奶油餅乾和提煉過的植物油代表了母乳中的脂肪也不好。懷孕婦女或是哺乳的母親若是把重點放在**必需脂肪酸**，並且以它們最自然的形式為主，例如來自肥魚的Omega-3脂肪，未經提煉的植物油加上海藻，或是堅果和種子中的DHA添加物，等於是給自己和孩子一份精挑細選、「具保護細胞功能」的食物，替健康帶來極大的好處。這樣的母乳能滿足孩子的需要，尚未發展成熟的幼小消化系統也容易消化。聰明的母乳不僅供應生命至為重要的脂肪，也同時送給孩子分解脂肪必要的酵素，能減輕消化母乳的負擔。

在童年早期會形成往後的口味和飲食習慣。母親有意識地挑選健康飲食，就決定了小孩未來的特性和口味喜好。要想創造出最好品質的母乳，需要好好地攝取Omega-3。實際方法：一

周吃一到兩份適量（到兩百克）野生捕捉不含有害物質的魚。位於食物鏈尾端的肥魚如鮪魚、劍魚、條斑馬鮫或是鯊魚的污染最嚴重，應該避免。受污染的還有大比目魚和金平鮋。最少受到水銀污染的是鯷魚、鯡魚、鰈魚、野生鮭魚、沙丁魚、鱒魚、比目魚、扇貝、鱈魚、白鮭魚等等，這些值得推薦。沒有魚的日子可以透過魚油攝取Omega-3，當然製造者應該證明魚油不含有害物質。有疑問時，可以把魚油膠囊切開，或是用針戳進膠囊：如果油嚐起來有油耗味或是苦味，就不要碰它。一種不用擔心的替代品是植物油，例如以保護Omega-3方式壓榨出來的亞麻籽油，或是橄欖油加上有機海藻提煉出來的DHA/EPA添加物。

除此之外，我也推薦懷孕和哺乳的女性補充大麻籽油，它的優點是Omega-3，Omega-6和Γ-亞麻酸的比例很理想，而亞麻籽油是德國本地Omega-3的第一名；應該避免劣質的乳瑪琳，（部分）硬化的脂肪和提煉的大宗產品和劣質的炸油。因為其中的反式脂肪和因提煉而改變的脂肪衍生物會對細胞膜造成極大的傷害，並且會破壞不同的器官系統如神經系統、心血管系統、消化和免疫系統。影響的人包括母親、胎兒、兒童和成年人。

在這個棘手的生命階段，理想飲食就像一張安全網，能讓大自然設計的細緻成長過程正常運作。因此我呼籲：必須支持最新研究證明的飲食。不只要求伴侶、家庭、朋友和同事、整個社會和健康政策。不要忘記孩子們，也不要忘了老人家。投注在這個主題和健康脂肪上的每個時間、每個安排、每個銅板，都能保護每個人的健康，並避免社會在未來必須負擔鉅額的支出。正確的脂肪對健康有很大的力量和持續效果，絕對不能被低估，也應該獲得大家的認可。

第3部

脂肪食物眾生相

為廚房換好油

第17章 好脂肪能治療，壞脂肪會致命

如果你想利用脂肪來增進健康，決定性的問題是：「什麼是好脂肪？」只有健康的脂肪才值得你為細胞加油。脂肪健康與否，一方面和成分有關，視它是否能讓體內Omega-3和Omega-6脂肪酸達到理想的比例。另一方面，原料品質和**加工方式**決定它的健康效果，也就是說看人們有多謹慎地處理敏感的原料。如果你決定徹底替身體細胞換油，也就是將品質低劣的油換成高品質的油，你的身體和智力的狀況將會在幾周內煥然一新。小宇宙細胞變健康，你也調整了大宇宙身體的健康。創新的治療動力因此被點燃。

換用日常生活裡的油

脂肪不是健康的問題，而是問題的解答，只要它們是經過深思熟慮挑選出來的。把所有劣等脂肪趕出廚房後，你將會大大獲益。我現在要告訴你如何做。你必須要會解讀標籤上傳達的訊息，或發現它缺乏的資訊。這不僅關係到惡名昭彰的反式脂肪（TFA），也關係到植物

油。讀懂標籤，並看出字裡行間的意思，可以幫助你成功換好油。而且做起來比你想像中簡單！

聰明地解讀標籤

請避免提煉過的植物油和帶有下列說明的（現成）產品：「部分硬化的脂肪」，「植物性脂肪」，「硬化脂肪」。這些字眼後面隱藏著致命殺手。「部分氫化」這個概念意謂著生產過程中將氫附加在脂肪酸上，讓雙鍵變成單鍵來固定脂肪的濃稠度。這個化學轉變過程也會產生出不健康的反式脂肪。

■ **減少／避免強調 Omega-6 的植物油**：尤其是薊油、葡萄籽油、玉米胚芽油、葵花籽油。

■ **增加 Omega-3 含量高的食物**：亞麻籽油、大麻籽油、核桃油，富含 DHA/EPA 脂肪酸的肥魚（野生鮭魚、鯡魚、沙丁魚）。使用植物油如高品質的亞麻籽油（大約有百分之六十 Omega-3 脂肪酸）加上 DHA/EPA 添加物。如果有人喜歡這種口味：菜籽油也提供很多 Omega-3 脂肪酸，雖然明顯少了百分之九的含量。

■ **使用來自堅果、杏仁、種子、橄欖和酪梨的脂肪**：特級初榨天然橄欖油是風味絕佳的萬用油。另外，由於它有大量油酸，所以在高溫的時候也能保持穩定。

■ **不用害怕飽和脂肪**：奶油、動物油、酥油、椰子油等等。關於動物性脂肪，你最好選用在牧草地餵食的動物產品，以及證明有機飼養的動物。飽和脂肪的棕櫚油因為環保碳足跡而必須謹慎看待。

讀標籤時請注意

會讀標籤的人才能做出聰明的選擇。特別是要仔細檢視關於Omega-3脂肪的食物標示。富含Omega-3的油類不應該只有「有機」和「冷搾」的標示。因為聽起來好聽的「冷榨」並不保證這個油是在完全沒有熱度影響及之後暴露在危險的氧化過程下製造出來的。特別是有治療潛力的Omega-3脂肪，你一定要留意亞麻籽油或是核桃油和大麻籽油。脂肪的天敵如**日光，高溫和氧氣**絕對不能在生產過程中影響到健康的原物料，否則就失去了油最健康的益處。即使在壓榨過程中發生最輕微的氧化，也會對品質帶來損害。

所以在購買Omega-3脂肪時要特別注意標籤上有「隔絕日光，高溫和氧氣下壓榨」或是「Omega safe」等關鍵字，這樣才能大範圍防範在榨油過程中經歷過氧化的油。身體裡的氧化過程是個極端受低估的潛在危險，脂肪酸氧化也會在暗地裡破壞身體健康。Omega-3並不意味著就是健康，中間還有十萬八千里的距離呢！

許多Omega油品是為了放在架上保存而生產的，而不是為了健康。如果你每天用油治療，就會察覺其中品質上的區別。要達到療效，含有Omega-3的油品例如亞麻籽油必須非常新鮮，理想是在生產後一到最多十二個星期內食用。我的經驗法則：越新鮮越好。因此推薦從製造商那裡直接購買現榨的油，而不是購買已在架上擺了好幾個星期，或是放在透光玻璃容器裡搖晃氧化，品質因而大打折扣的油。請檢查標籤上的製造日期和保存期限。這也適用於所有添加Omega-3油類的產品，特別是添加亞麻籽油。但是這個嚴格的標準主要只用在富含Omega-3上。單元不飽和脂肪酸如橄欖油，或是飽和脂肪酸就「輕鬆多了」，它們更穩定，也能保存更久。

特例：橄欖油

橄欖油是大眾市場上唯一真的保持天然的油，因為含油的橄欖果實幾乎都能「冷」榨而不需要化學萃取（跟其他含油種子相比，例如葵花籽在榨油過程中需要較多的壓力）。未經提煉的橄欖油因為含有豐富的單元不飽和脂肪酸所以很穩定。它不只因為脂肪酸的品質加分，而且還有豐富的次級植物性物質，酚和抗氧化的維生素E（Tocopherole生育酚）。這個抗氧化內容物避免橄欖油產生油耗味，並且保護血液中的脂肪免於氧化威脅。但還是要仔細注意橄欖油的品質。自從一九八八年發生橄欖油醜聞之後，橄欖油受到歐盟專有的品質規範以保護消費者。你必須認識標籤上的細微之處：

初榨（第一次冷萃取）：這個名稱從二〇〇三年起適用於最高溫二十七度機械壓製的橄欖油。這是純粹沒有加熱過的天然產品。

特級純天然橄欖油：通常標誌著最高品質的橄欖油，它保證橄欖油不經處理或是摻了其他的油。這樣界定的油所含的游離脂肪酸少於百分之一。

天然橄欖油：貼上這種標籤的橄欖油應該沒有雜味，且允許含有百分之二的游離脂肪酸。

橄欖油：小心！這裡隱藏著提煉油和天然油的混合物。背景原因：味道不是很吸引人的天然橄欖油會經過提煉將相關味道和苦味分離出來。這種營養成分減少的油口味中立，卻喪失了地中海和健康的特色。因此會加入典型有香味的天然橄欖油來增加低養分橄欖油的味道。提煉油和天然油的混合比例可能會有很大的差別，因為並沒有規定明確的成分。

橄欖渣油：這種特別劣質的油是用壓榨後剩餘的橄欖殘渣，透過提煉和化學溶劑處理取得。在工廠加工的最後幾公尺會摻入「比較好的油」，替平淡無味的油添加一些味道。實驗室裡能測出溶劑的殘留物和高溫處理過程。人們估計，德國每年約有六百噸的橄欖渣油被端上餐桌。[230]

除了橄欖渣油外，並不是每個天然油都是真天然的。就算是橄欖油，也要在購買時睜大雙眼。儘管現在對橄欖油有獨一無二的嚴格品質規定（其實也應該施行在Omege-3油如亞麻籽油上），但並不是所有的「特級天然」標籤都能實現它對健康的承諾。根據德國消費者基金會的測試結果，明顯經過高溫和化學處理的產品也想偷渡到「帝王級」的橄欖油裡。買油一直都是信譽問題。請仔細打聽油品的來源和製造過程（也包括橄欖油），並向你信賴的商人購買。

建議：請選擇好的特級天然橄欖油當作健康脂肪的來源。幾千年來它在地中海地區已經證明是讓人健康的仙丹妙藥。最新的研究也證明了橄欖油能夠耐高溫。這是一個很大很大的優點！

特例：棕櫚油

飽和脂肪棕櫚油已經恢復了聲譽。證明指出它能保護血管，降低血壓和心血管疾病的風險。[231]另外也能改善膽固醇的數值。[232]重要的是，天然的棕櫚油是健康的，而大量加工過的棕櫚油不健康。現在到處都是加工處理過的劣等棕櫚油，不僅在食物如乳瑪琳、甜點、冰淇淋、蛋白質粉中，甚至在口紅和蠟燭裡都能發現它的蹤跡。

棕櫚油也有黑暗的一面。大部分棕櫚油的製造都跟開闢油棕櫚田有關。這會促使許多動物種類滅亡如犀牛、大象、紅毛猩猩、鳥類和老虎，因為牠們居住地的生態系統受到破壞。

讓我們稍微嚴肅地分析一下棕櫚油：

紅棕櫚油：純淨、天然紅色、未經提煉的產品來自油棕櫚的果實。這個橘紅色濃稠的生棕櫚油（Crude Palm Oil, CPO）含有豐富的維生素和抗氧化劑，如維生素E，β-胡蘿蔔素（明顯多過於胡蘿蔔或是番茄）和輔酶Q_{10}，它是細胞新陳代謝的關鍵酵素。如果你選擇棕櫚油，請將重點完全放在證明是永續經營生產的紅棕櫚油。全球市場上幾乎所有的棕櫚油都是**提煉的**。這種高度加工的油（RBD Oil），百分之五十是飽和脂肪，百分之三十九是單元不飽和脂肪酸（MUFA），只有百分之十一是多元不飽和脂肪酸（PUFA）。雖然這樣的棕櫚油最適合高溫加熱和儲存，但是不僅失去了顏色和風味，也失去了健康效果。

棕櫚仁油：不是來自果實，而是來自研磨過的油棕種子，**果仁**。有大量的飽和脂肪酸（超過百分之八十），只含有將近百分之十五的單元不飽和脂肪酸和百分之二點五的多元不飽和脂肪酸。

不要混淆油棕果實榨出的新鮮油（紅棕櫚油）和棕櫚仁油或是提煉的棕櫚油，它散布在加工產品裡。較不值得推薦的棕櫚油喜歡隱身在棕櫚仁油、棕櫚酸和硬脂酸甘油脂（glyceryl tristearate）的名稱後面。張開你的雙眼，避免摻有這些添加物的產品，很可惜的是在有機產品裡也有它們的蹤跡。

提示：不用棕櫚油也可以吃得很健康，並能維護生態平衡。如果你不能或是不願意放棄，請注意棕櫚油的來源是否為永續經營，是否有CSPO（Certified Sustainable Palm Oil，永續棕櫚油認證）標籤或是RSPO（Roundtable on Sustainable Palm Oil，永續棕櫚油圓桌會議）認證。我們也要嚴謹審視這些標章，以免受到矇騙。

怎樣看出「好的」脂肪？

你信賴的標籤和製造商可以幫你找到「好脂肪」。還有一個重要人物，你應該把希望放在他身上！那個人就是你！相信你自己和你的味覺。你會變得好奇！試一試脂肪和油類、堅果、杏仁、種子。油應該聞起來和吃起來**一直**都要像用來壓榨的原料油籽。無色、無味、無嗅的油不僅沒有健康價值，還可能有害。更糟糕的是，如果油品裝在便宜的塑膠或是鋁罐裡，有害的脂溶性塑膠內容物可能會滲透到油裡。每個高品質製造的油應該裝在深色玻璃瓶內，保護「脂肪的寶藏」不受日光照射。不少高品質的Omega-3油還會小心地包裝在紙盒裡。如果含有Omega-3如亞麻籽油或是魚油的產品中添加了來自小麥胚芽油的維生素E，這些產品要特別得到保護，不受日光和氧化的影響。

我們也要小心謹慎地食用堅果，種子和核仁。請留意這些產品必須新鮮，嘗起來絕不能有油耗味。這個跡象很明確，油耗味表示寶貴的脂肪氧化了。你也要檢查產品是否受到霉菌感染。**提示：**如果包裝裡有微小散落的「堅果粉塵」，那就不要碰！

親手做飯烤麵包，有趣又健康

根據德國營養協會的建議，反式脂肪（TFA）基本上不能超過食物能量的百分之一。這表示在日常生活裡，你應該儘可能避免工業大量生產的現成食物。為了不需要嚴格地放棄餅乾、蛋糕、披薩或可頌麵包，這些東西最好自己做。還有美味的低碳水化合物替代種類，例如低碳水化合物蛋糕，它使用較好的脂肪（牧牛奶油，椰子油或是橄欖油，在義大利都是用橄欖油來烤蛋糕），就是一個完美的替代品。這裡也要嚴格檢視脂肪的標籤。重要的是「沒有硬化脂肪」和脂肪耐熱的標示。要不然在煎炸和烘烤食物時，你自己也在製造反式脂肪。

死神藏在煎鍋裡

我們在日常生活裡有不少時候會與死神相遇，卻沒有感受到它的威脅：就是每天使用煎鍋的時候！如果不飽和脂肪經過化學變化、硬化或是加熱處理，就會產生殺手脂肪，不管油品是在製油工廠受折磨，還是在你家的煎鍋裡滋滋作響。很難想像一輩子不吃煎鍋裡的菜和不舉辦烤肉聚餐，但是我們可以在健康層面上討論不要每天熱煎鍋。請不要忘記：理想的健康油品如果在煎鍋裡使用錯誤，就會變成致病原。高溫加熱油品、煨和煎都很危險。特別在加熱肉類時，也包括魚類和禽類，都要留意。因為高溫煎炸食物時可能會產生的多環芳香烴（PAK）和雜環芳香胺（HAA），它們被懷疑會致癌。[233]因此從預防醫學的角度看，盡量不要給這些可惡的毒素有上台的機會。加熱肉品並不是產生PAK的唯一來源。研究顯示出令人驚訝的事實：最常見的PAK來源除了在火上烤的肉之外，還有蔬菜和穀類！[234]但是現在不要絕望，把注意力集中在低溫烹飪。避免用高溫極度加熱，使用煎鍋時要嚴格把關，不需要馬上把鍋子丟掉。**提示**：可以將肉用加了檸檬汁或是醋的酸性醃料先醃過，並在魚上灑上檸檬汁，這樣可以降低PAK和HAA形成；這樣也能刺激味蕾，並減少百分之九十的有害物質。[235]

你知道：劑量的多寡決定毒性。沒有理由拒絕享受用聰明方式煎炸出來的食物，但還是應該全盤檢討一下你的「煎鍋料理」！

把脂肪加熱到超過發煙點是個危險因素，而且還有其他危險配角在加熱時也會被請上舞台。如果把傳統的植物油放在煎鍋裡加熱會出現副產品，也就是變質的脂肪酸，如游離脂肪酸和其他次級氧化產品。這些是有可能對健康有高度危害的變質脂肪分子。**每一種**油的原始化學結構都會在長時間持續高溫下改變。脂肪酸的組合證明是決定油質穩定的因素。[236]研究證明，多元不飽和脂肪酸比飽和脂肪酸要來得不穩定。[237]一份二〇一八年春天發表的研究致力於分析市面上油品在加熱時的化學和物理上的改變。[238]這份研究測試了不同種類的油：整個系列的橄欖油如天然特級初榨橄欖油、天然橄欖油、橄欖油，另外還有菜籽油、葵花籽油、葡萄籽油、花生油和酪梨油。這些油會一次被加熱到兩百四十度，然後維持在一百八十度的高溫六個小時。同時研究員確定發煙點以及氧化的穩定性，出現游離脂肪酸的情況和脂肪酸數值。結果：天然特級初榨橄欖油證明產生氧化副產品的情況很少。相對之下，菜籽油的表現就明顯差很多。

菜籽油內含的Omega-3脂肪在加熱時會出現問題，但是德國在推薦使用菜籽油時卻不重視這點。為什麼？這是個好問題。國際聞名的脂肪研究學者伍寶．伊拉斯默斯（Udo Erasmus）博士在一個訪問中做了以下表示：「我深信，菜籽油之所以這麼常被推薦是因為油菜太多了。人們在歐洲開闢了大面積的油菜田以提煉有機柴油。當有機汽油不再受歡迎，人們開始推薦用菜籽油來做沙拉和煎炸食物。在我眼中，這是一個很差勁的主意，因為菜籽油含有大約百分之九到十的Omega-3脂肪。這完全不能加熱。」[239]菜籽油以前含有芥酸（Erucic acid）。芥酸是一種單元不飽和脂肪酸，在營養技術上原本被界定會對人類造成問題，因為在動物實驗中觸發了老鼠的心肌病變、心臟肥大和生長遲緩。一直到培育出芥酸含量少的油菜種類（占百分之零點一到一點五的比例），也就是芥花，也稱為LEAR（low erucic acid rapeseed，低芥酸油菜籽），菜籽油才能食用，也敞開了給大眾當作食用油的大門。[240]

相較之下，亞麻籽油將近百分之六十的Omega-3含量是德國植物油中最強的Omega-3供應者。[241]至於要在煎鍋裡加熱，最適合的是耐高溫，有很多飽和脂肪酸的脂肪如乳脂、酥油、椰子油，或是那些單元不飽和穩定油酸比例很高的油如橄欖油。天然特級初榨橄欖油在提及的研究中表現驚人，甚至明顯超越菜籽油。

特別危險的是速食店裡和小吃攤上油炸的食物。不少時候垃圾食物會在加熱好幾個小時的炸油裡滾動，因而產生反式脂肪和變質脂肪酸組合而成的高毒性混合物。用含有大量多元不飽和脂肪的乳瑪琳來煎炸和烘焙食物也值得討論。乳瑪琳非常容易氧化。眾所皆知，氧化的脂肪就像傳染病一樣會攻擊身體裡健康的細胞和脂肪結構。所以使用為煎炸和烘焙「量身訂做」，具有高燃點的乳瑪琳必須很小心。固態產品已經經過大幅度硬化處理，因此含有較多的反式脂肪酸。在你想要享受這樣烘焙或是煎炸的大餐前，請考慮清楚：研究證明，在反式脂肪酸的影響下，心肌梗塞的風險明顯提高。[242]另外，「硬的」乳瑪琳種類對血脂數值也有負面影響。[243]特別是攝取量較高時，高密度脂蛋白會下降。有些全素食譜會用上大量的乳瑪琳。相對之下奶油比較好。許多烘焙用的乳瑪琳種類顯示出高含量的反式脂肪酸。我們的世界不需要這種脂肪！變質的脂肪，氧化的脂肪和反式脂肪酸對你的細胞健康是一場災害，也會損害整個身體的健康。同樣的準則也適用於變成棕色的奶油。請記住：看起來像鐵鏽的東西，作用也像鐵鏽！如果你不小心還是踩到了「生鏽的脂肪」，不要慌張。在這種情形下，我建議你吃一湯匙的小麥胚芽油來平衡氧化的壓力。小麥胚芽油裡高比例的維生素E能發揮抗氧化海綿的作用。

健康使用煎鍋的提示

- ■ 選擇有安全塗料的煎鍋。
- ■ 使用耐高溫的油類如乳脂、酥油（過濾過的奶油）、特級初榨橄欖油、椰子油、芝麻油。
- ■ 不要把煎鍋加太熱。
- ■ 煎完食物後馬上洗鍋，脂肪不要用兩次。
- ■ 千萬不要拿含有多元不飽和脂肪酸的油類加熱，如亞麻籽油、大麻籽油、核桃油或是小麥胚芽油。如果你不確定某種油是否能加熱，請注意標籤上的說明。

第18章
拿出放大鏡觀察脂肪食物

以下挑選出的食物可以幫你簡單成功地換上健康的油。

油類

海藻油

一直流傳著一個謠言，說人們可以用植物性來源的油如亞麻籽油，在體內自行製造足夠的重要長鏈Omega-3脂肪酸。事實並非如此！一生中沒有吃過一口魚的人，不論原因為何，他絕對無法用亞麻籽油來彌補長鏈脂肪酸的不足。想要從預防醫學的角度聰明地攝取營養，絕不可避免用任何一種方式來攝取DHA/EPA。也就是說：沒有人能規避食用冷水魚。但是一般「多吃魚」的建議也有問題：養殖場會在飼料裡添加不適合物種的添加物。養殖鮭魚跟野生鮭魚相較之下有更多來自多氯聯苯（polychlorinated biphenyl, PCB）、戴奧辛（Dioxin）、DDT（Dichlorodiphenyltrichloroethane，雙對氯苯基三氯乙烷）的毒素，它們被用來做農藥，因為脂溶性的特色容易堆積在脂肪組織內。較不建議經常食用這樣的魚。

那該怎麼辦呢？大自然有個聰明的辦法：海藻。它們含有極高數量的長鏈Omega-3脂肪。植物性海藻油是個創新方法，用來補充沒有毒素的DHA和EPA，也就是說，在高價值的油類如在保護Omega情況下榨出的亞麻籽油中加入有機海藻。這種微型海藻跟我們在沙灘散步踩到讓腳趾發癢的黏滑大型海藻不一樣。它們雖然也來自海洋，但是是在「人工海水」受控制的環境中，不添加有害物質和抗生素下養殖出來的。因此在純淨這點上，海藻油是適合所有人的理想Omega來源。特別可以推薦給素食者，全素食者和生重病的患者。它也是品質堪慮的魚油膠囊的替代品。海藻油會讓魚油黯然失色，而且討厭的「打嗝魚腥味」也會不見！還有一個加分點：從道德和生態保護方面來看，海藻油的生產既不會捕殺瀕臨絕種的海洋動物，也不會斷絕它們的食物來源。過度捕撈的世界海洋遭受很大的災難，不少魚類的數量受到嚴重威脅。

還有一個優點：跟魚類有限的數量相比，海藻很容易繁殖。不用擔心它的口味！添加了海藻的高價值植物油嚐起來有堅果的溫和口味，並沒有海藻的味道。但是有一個觀點很有趣：嚴格來說，魚吃起來不像魚，反而像海藻。因為魚身上所有的Omega-3脂肪原本就是來自海藻，它們透過食物鏈來到魚的身上。[244]打從二〇〇三年起，歐盟就開放微型海藻油以**營養補充品**身分進入市場。

重要的是，這些產品裡應該加入維生素E，例如小麥胚芽油有天然的抗氧化維生素E，能確保油類的品質。如果沒有添加維生素E，那你務必要額外攝取維生素E來保護高敏感的Omega-3脂肪酸，例如小麥胚芽油，以達到最佳的抗氧化保護。

酪梨和酪梨油

酪梨和用它製造的油屬於脂肪含量最高，最健康的食物。它是單元不飽和脂肪酸的優質來源之一，可以給身體當作能量有效地燃燒。這個梨形果實原產地是中南美洲，之後才來到歐洲和北美洲。最有名且最好吃的種類是較小的哈斯酪梨（Hass Avocado），外皮發出不規則光澤，視成熟度是黑色或深棕色。

酪梨是個完美的速食，可以放進每一個手提包裡，並且用最簡單的方式就能做出一小道美味的餐點：加上一點檸檬，胡椒和鹽。這個看起來類似奶油、黃綠色的果肉嚐起來有輕微的堅果味，適合加在很多菜和沙拉裡，是淡雅的「附餐」。

它的健康效果更讓人著迷。酪梨不僅提供健康的脂肪，還有大量的鉀、葉酸、類胡蘿蔔素和維生素B_1、B_2和B_6；加上許多維生素A、C、D、E、鎂、銅、鐵和鋅。[245]脂肪含量很高，還很容易消化，因為它也提供了大量的酵素以活化脂肪的消化。另外，它提供健康的膳食纖維給好的腸道細菌當食物。研究顯示，如果在沙拉裡加一個酪梨，抗氧化劑的吸收量會提高三到五倍。[246]其他研究顯示：中餐固定吃半個酪梨的人，進食後三小時比沒有吃酪梨的人多了百分之四十的飽足感。除此之外，「酪梨食用者」的血糖指數也更理想。[247]所以酪梨是讓我們健康的食物，並且擁有大量讓人健康苗條的脂肪與微量元素。但是它有一個缺點：種植酪梨需要很多的水。

購買酪梨時，要覺得它在手上很沉，不能太硬，盡量不要有黑點和壓到的地方。我們也可以買幾個不熟的果實放在家裡讓它慢慢變熟，或是囤積在冰箱裡，可以維持兩到三星期堅實的狀態。如果你想催熟，可以將果實包在紙袋裡，這樣能讓促使果實熟成的乙烯（Ethylene）不會散去。如果想阻止成熟過程：把酪梨放在冰箱裡，它就不會繼續成熟。用指尖輕壓酪梨，果肉稍微軟了，就是可以食用的時候。成熟的果實可以在冰箱裡維持兩到三天的新鮮度。切開後，在抗氧化的保護下（檸檬／保鮮膜）大概可以保存一天。如果想冷凍，最好把它打成泥，加上一點檸檬汁，這樣可以存放一年。

不一定要為了健康而選擇昂貴的有機酪梨。這個厚重的「鱷魚皮」能安全地阻擋有害物質。在購買酪梨後或是最晚在食用前要用一點熱水清洗，避免在切酪梨時把表面可能殘留的有害物質帶到果肉上。我們通常用刀把酪梨剖半，然後可以將兩半往相反的方向扭轉，直到它們輕易地分離為止。果核在接觸空氣後會變成紅色，可能在心愛的衣服上留下印子。目前用酪梨核磨成的「酪梨核粉」很熱門，也就是說在三餐上磨上一點酪梨核，也被推薦用在蔬果泥或是沙拉醬汁裡充當營養補充劑。但是要小心：這個產品目前還沒有可靠的數據資料。根據最新的情況，它受歐盟新穎性食品規章（Novel Food Regulation）的管制。這個法規規定一九九七年五月十五日前在歐盟沒有被大量食用的產品，不能不經檢驗和許可就在市場上銷售。根據德國聯邦風險評估研究所的看法，目前的數據還不足以做最終的評估。

酪梨油的運用廣泛，可以內用和外敷。因為油酸含量（百分之六十九）很高，所以能保存很久，並且和果實一樣迷人，因為它也有伴隨著脂肪出現的寶貴物質如卵磷脂，維生素A和E以及類胡蘿蔔素。在皮膚護理上它幾乎無法超越，特別是對乾燥的皮膚。因為它特別油，可以跟其他油類混合，例如葵花籽油或葡萄籽油，以一比五的比例混合，這樣它會變得更柔軟，方便塗在皮膚上。在皮膚護理上也可以跟椰子油混合，對乾癬和異位性皮膚炎的病人很有效。酪梨是完美的面霜，發揮「由裡到外」的功效。

如果你對乳膠過敏，那麼在食用酪梨時可能會出現交叉過敏。還有些人有果糖不耐症和強烈的季節性花粉熱也會對酪梨敏感。請試試個人對酪梨的接受度吧。

奶油，乳脂和酥油

奶油常常會因為它的反式脂肪酸而受到攻擊。但是科學上證明，反芻動物的反式脂肪酸不會對心血管系統造成傷害。它們在生物化學上的結構不同，早從二〇一五年開始就被認定對健康完全沒有危害。[248]研究學者在做了全面分析後得到一個結論：在死亡率、心血管疾病和糖尿病的風險上，牛奶本身的影響是中立的。科學家強調，明顯有害健康的後果來自加工過的穀類產品，含澱粉的食物如麵包、米飯、玉米和義大利麵以及糖，不是來自奶油。[249]

所以奶油單獨看起來，明顯要比奶油下面的白麵包或是馬鈴薯來得健康。但是飽和脂肪跟碳水化合物的組合對健康而言的確是邪惡雙人組。這項發現已經不新了：一九九六年哈佛大學研究員在一項有四萬三千七百五十七人參與的長期研究中顯示，如果將飽和脂肪跟很少量的碳水化合物和糖一起吃，並且加入大量的膳食纖維，它跟心臟病不會有任何關連。[250]但是奶油和飽和脂肪的名聲還是比實際上應得的名聲還糟，因為在方法上充滿缺陷的研究搞壞了奶油的名聲。實際情況正好相反：據推測，奶油甚至可能可以預防心臟病。[251]反觀歷史上對奶油全盤否定，使這個曾經受人喜愛的食物消費量降低：在一百年之間，每個人的消費量大概減少了六點二公斤。從這段時間開始，體重過重、第二型糖尿病、心血管疾病和癌症的數量卻爆炸。當然這可能只是巧合，並且不能證明是原因還是後果。[252]然而事實是：飲食中如果含有大量膳食纖維，均衡，並且減少碳水化合物，那麼一小朵奶油，多一點少一點都不會有害。

對健康的身體而言，Omega-3的整體分配才具有關鍵性。如果情形很好，那你可以放心享受適量的奶油。但是品質也很重要：奶油裡的脂肪跟供乳動物的飼料息息相關。奶油中含有多少多元不飽和脂肪酸，由乳牛咀嚼的是草桿還是穀類決定。值得推薦的是有機放養在牧草地上的動物，牠們可以提供Omega比例理想的乳脂。乳牛得到的穀類飼料越多，Omega-6脂肪的含量就越高。[253]牧草地上動物的奶油是深黃色，因為它們提供更多的胡蘿蔔素和維生素A。[254]除此之外還供應維生素D和丁酸酯（Butyrate），這是一種脂肪酸，可以改善體內發炎的情形並保護心血管系統。[255]

然後還有古老優良的乳脂和酥油，酥油是乳脂的印度版本。這種過濾過的奶油特別受到亞洲廚房的青睞。乳脂和酥油因為比較能加熱，所以是煎煮和小心油炸食物的好朋友。發煙點，也就是煎鍋加熱到開始冒煙的溫度，酥油和乳脂介於兩百度到大約兩百五十度。奶油相對的較敏感，只適用於謹慎加熱到大約一百六十度。酥油是個完美的例子，告訴我們不同文化的醫學可以互相學習。你也可以嘗試用酥油來烹調。我已學會珍視它的種種好處。從牧草地奶油製造酥油的過程中不會喪失寶貴的養分。

琉璃苣籽油

食物和藥物之間無法拉上明顯的界線。有幾種「特別的油」在幾百年來被當做特別的治療劑，能有針對性並成功地應用在治療上。其中具有療效的一種油是琉璃苣籽油。琉璃苣在德文又稱為黃瓜草，因為它的葉子會散發出典型黃瓜的氣味。原產地在地中海區域。關於琉璃苣有許多神話和詞藻華麗的故事。英國人約翰・傑勒德（John Gerard）於一五九七年曾在他的草藥大全（*The Herball, or, Generall historie of plantes*）裡盛讚「用琉璃苣花瓣製作的糖漿對心臟很好，能趕走憂鬱，還能讓瘋狂或是神智不清的人安靜下來」。[256]聽起來不錯。琉璃苣籽油特別的地方在於：它含有高達百分之二十四的Γ-亞麻酸（GLA），在GLA油中可以算是名列前茅。通常人體可以從必需的亞油酸中自己製造GLA。但是在特定環境影響下，因為基因的關係或是營養不足，使得這個重要轉變受到限制。那就會出現功能障礙，因為GLA在身體裡有龐大的工作：它是眾多荷爾蒙和信號物質的前身，用作營養補充劑可以對很多症狀發揮正面功效。

琉璃苣籽油藉著內容物GLA可以緩解慢性皮膚病如異位性皮膚炎，由壓力引起自體免疫系統引起的發炎疾病，以及荷爾蒙失衡例如風濕性疾病，荷爾蒙分泌失調如經前症候群、更年期症候群或是產期和產後憂鬱症，免疫功能不足導致的反覆感染和心血管疾病。在治療兒童和老年人的效果上也得到證實，注意力不足過動症（ADHS）和與壓力相關的疾病如焦躁不安，或是容易受感染。無論是內服或是外用，它都是皮膚護理上的好幫手，可以減輕搔癢感，修復皮膚，減少水分流失。提示：你可以將琉璃苣籽油和一款基本油（例如杏仁油或是酪梨油）以一比五的比例混合，然後塗抹在皮膚上。

重要的是：琉璃苣籽油因為含有高比例的多元不飽和脂肪，所以很快會變質產生油耗味。另外，它也含有植物化學成分吡咯烷類生物鹼（Pyrrolizidine alkaloids, PAs）可以抵抗天敵的侵略。動物實驗中顯示，如果過度食用PAs會有傷肝的效果。這種植物化學成分也會出現在藥草茶，南非博士茶，紅茶和綠茶以及蜂蜜中。德國聯邦風險評估研究所到目前為止並不認為它對健康有緊急的風險。除此之外，主要是花和葉含有PAs，種子沒有。所以不用慌張。分析也顯示，**冷榨**的琉璃苣籽油不含PAs。[257]因此購買時請注意製造商的資訊。在療程中有針對性並有節制地使用幾個星期是不用擔心的。

大麻籽油和大麻二酚（CBD）油

大麻原產於中亞，屬於世界上最古老的人工栽培植物之一。最古老的一塊紡織品就是麻織品，人們推測時間是在西元前八千年左右。提到大麻，大部分的人都會吃一驚，比較不會想到經濟作物，而是想到吸毒迷幻的狀態。大麻是超級食物的事實很可惜長久以來沒有受到重視。經濟大麻被培育成含油量高的種類，醫學用和毒品用大麻則把重點放在培育四氫大麻酚（Tetrahydrocannabinol, THC）的含量，可以比一般大麻的含量高出很多。目前在歐洲還有不含四氫大麻酚的育種。事實：種子和從種子榨出來的油都沒有迷幻作用的問題。

還有其他資訊嗎？大麻籽油是有輕微堅果風味的珍品，並且有很美的黃綠色，因為油裡面有葉綠素和類胡蘿蔔素例如β-胡蘿蔔素。β-胡蘿蔔素是維生素A的前身，對眼睛、皮膚和黏膜的健康很重要。另外，大麻籽油也提供重要的抗氧化劑維生素E和高效的植物化學成分。大麻籽油獨特的脂肪酸組合讓它獨樹一幟：供應比例很好，大約是三比一的亞油酸（Omega-6）和α-亞麻酸（Omega-3）。這樣理想的Omega比例只有在少數植物油中如月見草油中可見。在德國這個緯度的大麻籽油裡也可以發現百分之二到百分之六少見並有抑制發炎作用的Γ-亞麻酸（GLA）和較不為人知的**十八碳四烯酸**（Stearidonic acid）。十八碳四烯酸是一種高效的Omega-3脂肪，甚至比α-亞麻酸還能更有效地抑制發炎。GLA和十八碳四烯酸是抗炎的絕佳組合。這個獨特的Power組合讓大麻籽油不只是美食家，也讓它成為一個經證明有完美效果的治療用油。[258]無論內服還是外用，大麻籽油跟琉璃苣籽油和月見草油類似，藉由

GLA可以有效地幫助慢性皮膚病如搔癢感，異位性皮膚炎或是乾癬，並能在荷爾蒙失衡時如經前症候群和更年期加以平衡。高GLA含量有輕微降血壓的作用，因此也間接對抗了動脈硬化的危險。除此之外，大麻籽油也刺激神經系統的功能和大腦表現，用力地替「灰色腦細胞」加油。

至於它的味道？每個人的口味不同。有些人喜歡濃郁堅果的味道，有些人剛開始不是那麼喜歡。跟琉璃苣籽油比較起來，大麻籽油的口味比較細緻，對大多數人而言是補充GLA和其他脂肪成分較易消化的替代品。

出於這個傑出的脂肪組合，你應該給大麻籽油一個機會。購買時請注意標籤上必須有這些標示：有機，冷榨和保護Omega的處理過程。在廚房裡它適合用在冷菜裡。例如一到兩湯匙的大麻籽油跟一點橄欖油混合在一起，加到沙拉、生的酸菜、已煮熟的飯菜、優格、凝乳做成的食物、奇亞籽布丁、沾料或是蔬果泥裡。小心使用大麻籽油也能替煮好的食物調味，把它滴在稍微放涼的菜上。大麻籽油不能加熱，因為寶貴的Omega-3脂肪酸特別不耐高溫。

值得一提的還有現在席捲貨架的大麻萃取物：所謂的CBD油（Cannabidiol大麻二酚）。它不含四氫大麻酚（THC），也就是對心理有影響的物質；而且它是合法可以買到的營養補充劑。大麻二酚有強大抗氧化能力的效果。在疼痛、發炎疾病、過敏、內心壓力、心靈不平衡和睡眠障礙上能發揮某種程度的效用，繼而喚起病人的希望。我們還要等待未來可靠的研究數據來說明這些油類的作用。根據到目前為止的觀察，大多數人能接受CBD油，少部分的人會出現輕微的副作用如身體不適，噁心，或是輕微的腹瀉。一定要跟主治醫生商量才能服用，以便估計藥物間可能出現的交互作用。CBD油是脂肪家族裡的年輕小夥子，它的許多效果仍沒有全盤研究出來。例如現在還不知道CBD油對孩子的成長有什麼影響。所以我並不推薦在懷孕期和哺乳期食用，目前還不能當成廣泛運用的「標準脂肪」。只有出現專門病徵時才會使用它。

可可

每個人都知道可可，（幾乎）每個人都愛：如果按照本書的觀點，可可是你未來餐點的好朋友。早在三千多年前就已經有人工栽植的可可樹。馬雅人將可可樹視為聖樹獻給眾神，它的果實中可以長出「財富和力量」，可以用它製造巧克力。巧克力一詞來自阿茲特克語tchocoatl，「苦水」，指的是一種含有可可的血紅色飲料，除了乾燥的可可豆，辣椒和麝香外，還有蜂蜜和香草，並用果汁使之濃稠。可可豆對馬雅人和阿茲特克人來說非常珍貴，所以它不是食物，也不是奢侈品，而是用來當作貨幣和春藥。

自從一八四七年英國公司Fry and Sons「發明了」將可可脂、可可泥和糖混合在一起做成第一片黑巧克力在市場上販售以來，製造巧克力的複雜藝術更臻完善。巧克力具有抗氧化效果，富含礦物質。它的健康價值在可可，而且只有在裡面！包裹上糖和其他的添加物是沒有必要的。相反的：可可的好處反而會因為複雜的加工處理而減少。現在是認識可可的純粹形式和利用它增進健康的時候了。

可可應該改變世界，因為它不只是食物，而且是藥。可可是地球上所有食物中抗氧化劑含量最高的一種食物：多酚（Polyphenol），兒茶素（Catechin）和表兒茶酚（Epicatechin）堆積在一起達到的密度是紅酒、藍莓、番石榴、阿薩伊果（açaí berries）和枸杞加在一起的力量都無法超越的。不僅可可粉的抗氧化劑力量驚人，可可豆還供應飽和脂肪酸和大量的鎂，鎂是一種發揮鹼性效果的礦物質，能強化心血管、神經和消化系統以及骨質（跟維生素D一起，是保護骨質疏鬆的重要物質），並放鬆肌肉。

可可多才多藝，另外還提供蛋白質、鈣、β-胡蘿蔔素、維生素B群、硫和鐵。將近三十克的可可就能提供大約百分之三百每天推薦攝取的鐵量。除此之外，可可還含有許多微量元素，如可以增加血液溶氧量的錳，促進血糖平衡、預防糖尿病的鉻，對免疫系統、肝臟和胰臟、性功能和排毒有益處的鋅。然後還有加強抵抗力和造血功能的銅。人們推測，大約有百分之八十的人明顯缺乏微量元素。可可在這裡是一個寶貴的支柱，甚至是不為人知的維生素C來源。一百克的可可含有大約四十四毫克的維生素C，這裡指的是未經加熱的生可可，我們食物中的抗壞血酸（維生素C）受熱後很容易被破壞。[259]

生可可還有所謂的苯乙胺（Phenylethylamine, PEA），如果我們談戀愛，它就會在身體裡形成。苯乙胺能刺激人專心，跟鎂在一起似乎有抑制胃口的效果。咖啡因，可可鹼（Theobromine）和茶鹼（Theophylline）的含量也會讓人清醒和專心，不過咖啡因的含量跟咖啡相比要少上二十倍。可可鹼有抗菌效果，特別是對抗造成齲齒的鏈球菌（Streptococcus mutans），並且能擴張血管。所以這也解釋了為什麼可可在營養學上屬於「保護心臟」的食物。

而且可可讓人愉快！透過花生四烯酸乙醇胺（Anandamide），一種大麻素內啡肽（Cannabinoid Endorphin），真正的「幸福物質」，會在體力活動後在體內製造出來。到目前為止，只有在一種植物裡發現它的蹤跡，就是可可。可可會讓體內幸福物質的分解減緩。如果我們享用可可，不僅是從外面補充身體的幸福物質，還會延長體內花生四烯酸乙醇胺的濃度。所謂雙重的幸福。另外，可可也因為有必需胺基酸色胺酸（Tryptophan）能使心情開朗。色胺酸跟維生素C類似，容易在加熱時消失，煮熟的食物不能充分供應這個寶貴的胺基酸。我們又多了一個理由把生可可粉當成「靈魂食物」。而且不只是綠色蔬菜、藥草、種子和堅果，可可也提供許多可溶性的膳食纖維，能促進健康的腸道環境。

請盡可能選擇高品質和公平交易的有機生可可產品，例如可可粉、可可豆、可可奶油或是所謂的「可可塊」，這是小塊，粗略壓碎的可可豆，可以在藥店、有機商店和保健食品商店購買。請把可可加進你喜愛的飲料裡，把可可塊撒在你的甜點上，或是跟杏仁和堅果混合在一起。提示：生可可片在使用前先用小咖啡研磨機研磨；我也建議用同樣的方式來處裡亞麻籽（還會再提到它），因為它們很容易氧化。

椰子油

幾千年來椰子油被當作食物和美容聖品。印度古代的書面語言梵文把椰子樹稱作Kalpa vriksha，意思是「送給人們所有生命所需之樹」。椰子樹的果實椰子果有像豬油一樣軟，超過百分之九十的飽和脂肪，氣溫二十四度就融化。椰子脂肪這個名稱通行於德國的緯度，在它熱帶的家鄉則以「椰子油」之名為大家所熟悉。

椰子油含有特別多的**月桂酸**（Lauric acid）。它屬於中鏈脂肪酸，稱為MCT（medium-chain triglycerides，中鏈三酸甘油脂）。高品質冷搾的有機椰子油產品的月桂酸比例可達百分之五十左右。棕櫚（仁）油中也有月桂酸。牛奶，山羊奶和母乳脂肪中也有微量月桂酸，視婦女從食物中攝取的多寡。這種脂肪酸很快就會被燃燒，因此不易發展成一圈脂肪（請務必要閱讀MCT油那節）。椰子油很好消化，適合有消化問題時食用。它能促進身體利用其他的脂肪酸和磷脂（Phospholipid）（如卵磷脂），並加強吸收脂溶性的維生素和胺基酸。所以如果把椰子油和Omega-3脂肪一起食用能發揮雙倍的效用。椰子油也具有抗氧化的力量，因為它減少對維生素E的需求量，所以是消耗維生素E的Omega-3脂肪酸的好夥伴。

它能穩定血糖，增強免疫系統腸道。月桂酸會在體內轉變成單月桂酸，它是一種單酸甘油脂。它可以破壞病毒有保護作用的脂膜，所以有遏阻病毒的潛力。病毒的內容物被釋放出來，病毒（例如泡疹）會慢慢消解。另外，椰子油也可以抑制革蘭氏陰性的細菌和真菌的成長，例如幽門螺桿菌（Helicobacter pylori），它是導致胃炎和胃潰瘍的主要原因。[260] 抗菌力量讓母乳中的月桂酸很寶貴，因為嬰兒可以從脂肪酸的保護效果中獲益。因此在懷孕期攝取高品質椰子油是很有意義的一件事。

外用在皮膚上，椰子油讓人「感覺舒服」。它能非常快速地吸收，不會留下油亮亮的一層脂肪。特別適用於發紅、發炎和發熱的皮膚，因為它有冷卻和安定的效果：非常適合推薦用於異位性皮膚炎，乾癬和曬傷。椰子油也能用來保養頭髮和頭皮。根據阿育吠陀醫學，頭皮是最強的排毒器官之一。椰子油也很適合照料牙齦和口腔，它能穩定口腔的生態系統（請參考油拔那一章）。

椰子油的製造條件常常很差，過度加工，然後當作便宜的脂肪使用在大宗產品裡。從有機製造商那裡可以購得小心榨取的椰子油，能獲得較好的脂肪品質。這樣的製造過程和公平貿易很繁複且昂貴，但是只有這樣的品質可以讓人信服，也才值得推薦外用保養皮膚，因為皮膚表面會吸收有害物質。椰子油應該要跟其他高品質植物油一樣裝在玻璃容器內。打開瓶封後，可以把它放在冰箱裡，但不一定是必要的。正確地儲存，隔絕日光、溫度、氧氣的影響，它可以保存超過兩年。

在廚房裡，椰子油因為氣味不是很刺鼻而得到好評。你不必擔心食物最後會吃起來像椰子棒一樣。由於它在高溫下穩定，適合料理需要高溫的食物。如果肚子有點餓，可以吃一茶匙椰子油來快速補充能量。你可以把它加在咖啡或是茶裡當作淡淡的甜味劑。椰子油是穩定的飽和脂肪酸，不是「致命的毒藥」。它雖然是超級食物，但也不應該把它理想化為「萬靈丹」。如果想要放棄運輸路途遙遠的油類，可以選擇奶油，乳脂或是酥油當作飽和脂肪，同樣適合添加在咖啡裡增加脂肪含量。

亞麻籽油

亞麻是一種被低估的藥用植物。它是養分、藥物、原料、建材、潤滑劑，一個萬能博士。這個纖細的植物和它龐大的用處陪伴了人類的原始文明並使之強大。人類歷史可以說是用亞麻植物的天分交織而成的：把亞麻當作紡織品、用帆船征服全世界、亞麻油布當作鋪地的材料、顏色、清漆，還有健康的亞麻籽油。

現代醫學之父希波克拉底已經使用亞麻籽油，不是為了漆一艘船，而是為了治療病人。同樣的還有傑出的醫生帕拉塞爾蘇斯（Paracelsus, 1494-1541）和赫德嘉・馮・賓根（Hildegard von Bingen, 1098-1179）。研究學者約翰娜・巴德維博士（Dr. Johanna Budwig, 1908-2003）替亞麻籽油爭取科學上的認可，並將它運用在日常生活中。這不是件簡單的工作。以前每個農夫家門口前都有塊亞麻田，亞麻籽油是天然的基本食物，很快就能榨好，幾天內品質也不會打折扣並在架上慢慢地壞掉；它贏得了我們的胃，潤滑了我們的細胞。亞麻籽油無所不在，一個牢靠的文化財產和傳統。

但是現在呢？人民缺乏Omega-3，罹患憂鬱症、體重過重、糖尿病、失智症、自體免疫系統疾病和癌症。雖然亞麻籽油有神奇的健康功效，早餐還是玉米片、麥片、香腸、乳酪和果醬麵包最受大家喜愛，而不是具有抗炎效果的（亞麻籽）油加上凝乳或是奇亞籽粥。亞麻籽油仍然不是市場行銷、超市貨架或是製造商的最愛。它是敏感的含羞草，會在與日光、高溫和氧氣的接觸下「枯萎」，不能保存太久，因此大家對它不感興趣。所以亞麻籽油仍處於不起眼的角落，開淺藍色花的亞麻植物也成了陌生的植物。藍色的亞麻田慢慢消失，現在油菜把田地染成明亮的黃色。現在廣告裡特別稱讚菜籽油是Omega-3的來源。德國營養協會也鄭重推薦用菜籽油和核桃油來補充Omega-3。這真叫人吃驚！因為亞麻籽油比兩個推薦的油提供更多倍的Omega-3：一百克的亞麻籽油含有大約六十克，核桃油只有十三克，菜籽油只有九克的Omega-3脂肪酸。

只有品質最好的亞麻籽油才有治療用處！請注意標籤（在榨油過程保護Omega-3）以及包裝，最理想是額外放在紙盒裡（更多資訊也可以看標籤那節）。亞麻籽油不應該在沒有冷藏的情況下，在架子上塵封幾星期和幾個月，直到你終於伸手去拿。這樣的油品質是有問題的。它不應該嚐起來有苦味，而是有溫和舒服的堅果味。要得到最好的品質就要買現榨有機的油，並且儘快食用。開封的亞麻籽油大約只能保存二到六個星期。榨油方式在保存期限上扮演了重要角色。

儘管很讚賞亞麻籽油的好處，要達到理想的Omega-3數值，不是單靠亞麻籽油就夠了。亞麻籽油中（也有來自亞麻薺、大麻、核桃、菜籽油、奇亞籽等）的Omega-3脂肪酸ALA只會以極微小範圍轉變為長鏈的脂肪酸DHA和EPA。ALA轉換成EPA的比例最高達百分之十，轉變成DHA的比例幾乎是百分之零。如果你經年生活中只有那麼少的DHA/EPA，你會有嚴重的健康危機而不自覺。雖然你應該將高品質的亞麻籽油當成優越實用的Omega-3來源，但不能不補充其他營養，例如亞麻籽油加上來自微型海藻的DHA，或是一星期多吃幾次魚，高品質的魚油或是磷蝦油。

為了減少亞麻籽油中Omega-3脂肪的敏感，你應該添加維生素E，因為它能捕捉自由基來對抗氧化。理想情形是結合亞麻籽油的混合物（加上DHA）和含有維生素E的小麥胚芽油。

MCT油

MCT油（Medium-Chain Triglyceride中鏈三酸甘油脂）是進一步發展出來的特殊油品，它的脂肪分子屬於中等長度，並是椰子油的親戚。它在減重和提高胰島素敏感度方面有某些正面但不能高估的效果，也就是說，細胞對胰島素的反應會更好。一個隨機控制的研究顯示，跟其他的油類相比，攝取MCT油比較能讓身體囤積的脂肪（特別是腹部脂肪）消失。另外，MCT油能加速代謝，讓受試者較少感到飢餓，[261]而且是透過一種特別機制。

通常脂肪在小腸裡會借助膽汁和胰臟酵素（Lipase脂肪酶）分解。但是特立獨行的MCT能避開正常過程，不經過大規模的消化活動就穿透腸黏膜，通過門靜脈直抵肝臟。它在那裡會立即轉變成能量（酮體），並且以完美燃料之姿極快速進入血液循環，到達大腦和其他器官。因此MCT油是細胞的超級燃料，就像脂肪中最快的一級方程式賽車手。相反的，來自種子的Omega-6脂肪和穀類油如玉米油或是菜籽油，它們不會直接進入血液循環，而是被導入淋巴系統。因為它們不會迅速被燃燒，所以較容易被脂肪組織吸收。

但是MCT油有一個潛在的小問題。有些肝臟對這個快速來到的脂肪激流會稍微措手不及。肝臟就會把脂肪推回腸道，剛開始的時候可能會出現非常軟的糞便。所以有些人成功地用它解決便秘問題。MCT油也有可能對嚴重的肝病（肝炎，癌症，腫瘤轉移到肝臟）「要求」太多，最好用椰子油取代。目前每天推薦的MCT油劑量大約是十到二十克左右，也就是一到兩湯匙。首先從每天最多一茶匙開始，配飯或是配咖啡。MCT讓人特別清醒，因為它像能量火箭般呼嘯進入大腦和心臟，因此別在晚上食用！大部分的人一天一湯匙就足夠了。[262]請你同時也提高膳食纖維的攝取量（例如早餐時攝取一到二茶匙研磨過的車前草籽），能預防脹氣或是腹瀉。MCT油通常不會拿來做廚房的食用油，它比較算是「治療用油」，儘管如此，你可以在某些食譜上使用它，例如沙拉醬，淋在蔬菜上，跟其他油類結合或是加在咖啡裡。但是不能加熱超過一百六十度！如果有人覺得MCT油看起來太不尋常。不用擔心。不用MCT油，還是可以更換廚房裡的油。

橄欖和橄欖油

品質好的橄欖和橄欖油是大自然的奇蹟。我們可以用這個健康的調味品替三餐增值。橄欖可以提供百分之七十七單元不飽和脂肪（油酸，單元不飽和脂肪酸），另外還加上多元不飽和脂肪酸和飽和脂肪的混合物。但不單單是脂肪酸的組合，反而是植物化學成分站在脂肪的前面。橄欖是抗氧化部隊不是沒有原因的。橄欖樹上的橄欖受到大量日曬，高溫和害蟲不停地攻擊，為了保護自己，橄欖替自己穿上一件完美的「防護衣」，是由抗氧化的植物物質多酚組成，它能發揮治療的力量。兩種只存在於橄欖的強大多酚是橄欖苦苷（Oleuropein）和刺激醛（Oleocanthal）。這兩個聽起來奇怪的多酚替橄欖油帶來特殊的味道：橄欖苦苷有苦味，刺激醛有辣味，胡椒味，「刺人」，好的橄欖油就是因為它，所以會讓喉嚨發癢。[263]這個嚐起來刺激喉嚨的「防護衣」有驚人療效：橄欖的抗氧化能力甚至超越了維生素E。油酸能降低低密度脂蛋白和血壓，因此能降低心血管疾病的風險。跟橄欖苦苷結合在一起的抗氧化能力能減少低密度脂蛋白的氧化。多酚有抑制發炎的效果，雖然不像止痛藥布洛芬（Ibuprofen）那麼強，但是刺激醛能安撫慢性受到過度刺激的免疫系統。正因為這些抑制發炎和抗氧化的力量，橄欖油屬於我在疾病預防中最愛用的油品，尤其是在抗癌方面。研究顯示，橄欖（油）能啟動抑制腫瘤的基因和引發細胞死亡的基因。[264]身經百戰的橄欖能逼迫惡性癌細胞自殺。同時，刺激醛[265]和橄欖苦苷[266]能阻擋mTOR傳遞信號的通路（我們在第二部已經認識了mTOR）。mTOR刺激細胞成長，也抑制癌細胞和老化，因此橄欖油是風味絕佳的癌症抑制劑和抗老專家。另外，橄欖苦苷對皮膚有直接的影響，它能減輕紫外線所造成的皮膚傷害。[267]所以大量攝取橄欖油在陽光充足的地中海區域有它的意義。橄欖油甚至能強化骨頭。研究有驚人的發現：攝取橄欖（油）能減少因老化引起的骨質疏鬆症所流失的健康骨質。[268]

結論：橄欖油不僅僅「只是一個好脂肪」。事實是：平日要找到品質優良的橄欖很容易，值得推薦的有玻璃罐裝的橄欖（帶核）。但是要找到優良的橄欖油就稍微困難些。你應該把重點放在「特級天然」的品質上，並且檢視標籤。如果可能，請你嚐嚐橄欖油。橄欖油直到最近才出現真正高品質產品。幾十年前在技術上製造頂尖的油品還很困難。喉嚨的刺激感或是想咳嗽的感覺，表示你找到一個正規的好油。如果你品嚐時發現油嚐起來很奇怪，有油耗味或是味道「不好」，或是不像橄欖一樣有強烈的胡椒味，那我建議你不要使用。有可能它摻了劣質的油，是個美化的「藝術品」。不是所有的油都是大師級作品，就像標籤上企圖讓人相信的一樣。橄欖油行家安德烈亞斯．梅爾茲（Andreas März）認為：「味道溫和通常是油變質的跡象。可以用可笑的價錢購得特級初榨的橄欖油並且還很可口，因此還不是讓人群起抗議的理由。」[269]有好鼻子和好味覺的人可以很容易確定橄欖油能帶來什麼好處。

最新的數據支持這個看法：高品質的天然橄欖油（特級）在加熱時也很穩定。所以認為提煉過的油比較適合煎炸食物的神話被否定了。每種高品質的油在太高的溫度下使用太長時間，都會降低它的品質，所以用橄欖油煎炸時也要留神。為了橄欖油的健康效果，還是推薦享用冷的橄欖油，脂肪的分子結構不會因為受到高溫而有影響。如果你屬於少數例外，不能接受橄欖油的味道，那我建議你用菜籽油，核桃油或是芝麻油來取代橄欖油料理冷菜。因為製造好的橄欖油比製造菜籽油貴到二十倍，所以它們的價差很明顯。

黑孜然油

你知道黑孜然油嗎？它是來自毛茛科家族的一種植物，原產地在地中海地區。這個口味極端香濃的油，我必須承認，真的是習慣問題。它略為苦辣的香味是風味絕佳的佐料。黑孜然的種子和油適合做「特別用途」，它對我而言是治療用油中的祕密奧運冠軍。從脂肪酸的結構來看，這個油並不是非比尋常，它只提供了些微的GLA，跟葵花籽油類似，有高比例的亞油酸（百分之五十到六十）。但是它強烈的藥草氣味讓人隱約感受到某些特別的東西：它有很多寶貴的芳香精油，這是植物製造出來保護自己不受氧化攻擊的物質。優質、有治療效用的黑孜然油可以提供大約百分之一的芳香精油，正好可以用來當芳香療法的傳統混合藥劑。這個有趣的脂肪酸和香精油的共生體有龐大調節免疫系統、抗過敏和抑制發炎的特性。

早在古希臘羅馬時期，人們就已經很重視這個油的神奇力量。羅馬學者普林尼（Plinius, ca. 23-79）的筆記上顯示：被蛇咬傷或是被蠍子螫過後，一般的「急救」方式是將黑孜然籽搗碎混合上醋和蜂蜜，然後塗在傷口上。古埃及人把它當作暴飲暴食後的消化藥酒，以及在有發炎和過敏反應時的藥物。轟動一時的圖坦卡門墳墓裡發現了一小瓶黑孜然油，引起人們諸多猜測。[270]這是個隱晦的信息，想要跟我們敘述一則神奇植物的故事？它能減輕消化不良的症狀和脹氣，有輕微利尿，化解腎結石的功能，另外還可以抗菌，治療由腸道真菌引起的疾病。具描述它也有驅蟲藥的效果，並能成功地抵禦扁虱（狗身上）。在化妝品方面也經得起長久考驗，埃及人的「古銅色皮膚」據說就是使用這個油的結果。另外，它也被用來驅除寄生蟲和昆蟲，或在廚房裡當作佐料。

這個天賦異稟的免疫系統專家可以應用在特定疾病上：過敏、氣喘，皮膚病如搔癢感、濕疹、異位性皮膚炎、乾癬、食物不耐症，發炎疾病如類風濕性關節炎、發炎引起的關節炎、多發性硬化症，慢性發炎的腸道疾病、腸躁症、腸道真菌如白色念珠菌、甲狀腺疾病、表現力下降和易受感染。在體內它可以對腸黏膜，全身最重要的免疫系統起作用。芳香物質黑種草酮（Nigellone）和百里　（Thymoquinone）對支氣管痙攣（Bronchospasm）、氣喘和咳嗽有正面作用；外用也證明對皮膚病、掉髮、撞傷、瘀血、昆蟲咬傷、傷口、關節痛和痔瘡等有幫助。

但是它的香味需要習慣，所以在外用塗抹時，最好跟個人喜好的植物油（例如椰子油）混合。重要的是：由於它含有高比例芳香精油，所以內服時不推薦長期服用，只有在治療時可以服用超過三個月，最多四個月。這樣才能避免加重肝臟負擔和慣性效果。黑孜然也可以應用在日常生活上，沙拉醬、蔬果泥、焗烤蔬菜或是沖熱水當茶（一湯匙，泡十分鐘）。

小麥胚芽油

小麥胚芽油同樣是治療用油中的瑰寶。它是從小麥粒中的微小胚芽榨出來的油，當小麥磨成白麵粉時衍生出來的產物。很奇怪，製作白麵粉時，麥粒中價值領先群倫的胚芽居然會被去掉。這不是沒有原因的：要不然麵粉就不能久放，因為胚芽很快就會變質。胚芽是健康強壯植物的原始細胞，裝滿了生命亟需的養分。

小麥胚芽油不含麩質，但是很可惜常常不為人所知，因此很多消費者與這個寶貴的油擦肩而過。小麥胚芽油是個真的活性物質油，它特別的地方是有極高含量的天然維生素E，而且不只是單一的維生素，而是一整隊的組合生育酚（Tocopherol），名字顯示出維持繁殖力的意義。它對虛弱疲憊、心血管疾病、炎症和疼痛特別有效。它的高維生素E含量適合做為其他Omega-3脂肪如亞麻籽油或是魚油的營養補充劑和抗氧化保護劑。另外，它也提供很多卵磷脂和輔酵素Q_{10}。只要一茶匙就能滿足平均一天維生素E的需求量。在氧化負擔較大和有壓力的情況下，建議將劑量調高到一湯匙。

這個油不只內服能發揮作用。它還是預防皮膚提早老化的理想護膚油，提供慢性的皮膚病如搔癢、濕疹、異位性皮膚炎、乾癬和痤瘡協助。除此之外，它也能預防妊娠紋，並充當按摩油。重要的是：這個油有強烈的氣味，可能會讓衣服染色。外用時可以將這個油以大約一比九的比例，跟其他你選擇的植物油例如椰子油混合。至於內服，建議製作混合油品，例如可以跟加了DHA的亞麻籽油混合。製造天然冷搾的有機小麥胚芽油的過程複雜得令人頭暈目眩，昂貴，而且利潤不高。從二十噸小麥中獲取的四十公斤左右小麥胚芽才能壓榨出將近一公升的油！難怪幾乎沒有製造商會為了這個珍貴的油付出這麼多生產手續。

堅果，杏仁，種子，核仁——保證多活兩年

研究分析後證明：吃堅果的人能有更長更健康的生活，死於癌症、心臟病或是慢性肺病的情況較少。[271]研究員推測，如果定期吃堅果和種子可以多活兩年，而且只要一星期五天或更多天吃上一把或是四分之一杯的堅果。[272]全球疾病負擔研究（Global Burden of Disease Study）顯示：較少吃堅果的人會提高生病和早死的風險。對脂肪恐懼的人把堅果當成不好的食物。根據科學界的看法，這個錯誤評估每年賠上幾百萬人的性命，比非法施用毒品喪命的人數還多。[273]

尤其是對抗第一號殺手心血管疾病，堅果能提供完美的維生素E、硒、鋅、銅、葉酸、維生素B群、蛋白質如精胺酸和多元不飽和脂肪酸等組合而成的雞尾酒。範圍廣泛的研究結果顯示：堅果能降低百分之六十七致命心肌梗塞的風險。[274]堅果是保護血管的最佳武器，而堅果的保護力其來有自。

堅果是濃縮的養分，裡面有大自然裡最好的活力物質：維生素、礦物質、微量元素、膳食纖維、蛋白質和必需脂肪。正因為這樣，它們也在低脂教條中被輕易犧牲掉了。也因為一個簡單「實在的」堅果無法申請專利，也不適合做光鮮的行銷廣告，幾乎無利可圖，所以堅果沒有遊說者。喜歡吃堅果的人平均比不吃堅果的人明顯要來得瘦。[275]可能是因為堅果能帶來很高的飽足感。堅果讓我們飽，還提供大腦和神經細胞聰明的力量，並能透過不飽和脂肪酸

和植物化學成分的力量，降低百分之十到十五壞的低密度脂蛋白。[276]堅果是沒有經過提煉的產品，含有大量不飽和脂肪酸和抗氧化的維生素E，它是如假包換的寶石。提煉過的堅果油已經損失了大部分重要的脂肪伴生物質、維生素和微量元素。

讓堅果和種子豐富你的日常生活吧！市場上的堅果有帶殼也有沒帶殼，整顆或者磨過，天然，炒過或是加鹽。新鮮的堅果應該有完整的殼。整顆堅果，天然，不經加工或不加鹽，對健康最有價值。

提示：只有沒油耗味的堅果才健康。購買時請注意保存期限，應該有十二個月的有效期限。苦味是變質的跡象。所有有油耗味的脂肪是「血管中的鐵鏽」。如果你發現包裝裡的「堅果粉塵」，就表示堅果已經不新鮮了。把所有開封和磨好的堅果和核仁放在冰箱裡密閉的容器內。這樣才可以保護活性物質免於日光、高溫和潮濕的影響，並且能夠保存三到四個月。請自己研磨堅果和核仁，可以用小型的咖啡機或是香料研磨機（在二手市場或是網上可以買到便宜的二手貨），或是用迷你攪拌器，並請盡快食用。不推薦使用穀物研磨機，因為油脂豐富的種子含有很多油，會使研磨機黏著。不要把研磨過的堅果和核仁跟烘焙材料堆在一起，因為研磨過的堅果的接觸面積和受氧氣攻擊的面積大了好幾倍。

核桃

人工栽植核桃樹有幾千年的歷史。羅馬人認為它為很神聖，特別推崇它，因為它很長壽，能活過好幾個世代。也許因為如此，所以核桃看起來像一個小小的大腦？無論如何，經證明它能強化我們的灰色腦細胞。核桃優於其他堅果，它的Omega-3脂肪含量[277]和抗氧化劑[278]屬於最高的。多元不飽和脂肪酸的比例高達百分之八十六。核桃還提供大量的鎂、銅、鉀、維生素B_1、B_6和葉酸，以及一些磷、鐵、維生素B_2和泛酸，還有許多寶貴的膳食纖維。沒有什麼比吃核桃更健康的。二〇一三年一篇發表在著名的《新英格蘭醫學雜誌》上的PREDIMED（Prevención con Dieta Mediterránea）研究[279]震驚了世界。在這個要求很高的分析中，研究者花了五年的時間調查有風險因子如高血壓、糖尿病、增高的血脂和尼古丁，但是沒有心臟病的成人，將他們隨機分為三個不同的小組：地中海飲食加上大量的橄欖油（每天一百四十毫升），地中海飲食加上混合堅果（每天三十克核桃、榛果和杏仁）和「傳統模範飲食」，低脂高碳加上全麥產品、馬鈴薯等等。研究的目標是要證明，心肌梗塞或是腦溢血，或是經由心血管疾病造成的死亡可以透過改變飲食來逆轉。這個研究最後中斷了！原因：高脂肪的橄欖油和堅果兩組的優點與低脂組相較是如此明顯，以至於從道德的角度上不能再把低脂飲食強加在受試者身上。在研究所有測試過的堅果中，核桃在降低心血管疾病和癌症風險上的表現最好，大大超越其他堅果。它是你廚房裡換油的最佳選擇。同樣也適用於：

榛果

榛果是漂亮細緻的榛樹果實，原產地是小亞細亞，早在五千多年前就已經出現在中國的文獻上。古羅馬人和希臘人也很珍視這個食物和藥物。在脂肪酸的特徵上，它尤其能提供大量的不飽和脂肪酸，包括單元不飽和脂肪酸（百分之七十八的油酸）和百分之十四的亞油酸（多元不飽和脂肪酸），以及百分之二能穩固細胞膜的硬脂酸。高比例的油酸讓榛果和榛果油容易消化。另外，榛果還有豐富的維生素B_1和B_6，維生素A、鉀、鎂、葉酸、鋅、磷、鐵、鈣、硫、錳和銅能為它加分。它的蛋白質（十三克／一百克）和膳食纖維的含量也很充足。榛果非常適合當作點心，加在沙拉、醬汁、奇亞籽布丁或是糕點裡；也可以用剁碎的榛果增添奶油的風味，特別適合搭配魚、禽類或是野味。從榛果中可以提煉出香味十足的油，榛果通常在冷榨前會先烘炒過，以增加可口的堅果香味。在冷菜方面，它尤其能給沙拉和全營養價值料理一個濃郁的口味。它稍微帶甜的口味也很受孩子歡迎。冷榨的榛果油絕對不能加熱。它也很適合當作溫和護膚的基礎油，特別適用於敏感和乾燥的皮膚。

夏威夷豆

夏威夷豆（Macadamia）也稱為澳洲堅果，是澳洲原始居民的基本食物。它的美味被全世界譽為「堅果女王」。跟杏仁類似，夏威夷豆是含有硬核的水果，所以本身並不是真的堅果。由於含有大量的單元不飽和脂肪酸（MUFA），油酸（百分之五十七）和抗氧化劑維生素E，它跟小麥胚芽油、橄欖油和酪梨油類似，能抗氧化並能保護細胞抵擋自由基。生的夏威夷豆提供大量的維生素B_1和鎂給血管系統、肌肉、骨質健康和神經系統，以及錳來強化免疫系統。胡蘿蔔素和維生素B群也有促進健康的效果，特別是修復肌膚。

全世界夏威夷豆的消耗量大幅增加，不僅是因為它的好味道，也是因為脂肪酸的比例和在化妝品上的實用性。油酸和豐富的棕櫚油酸有讓皮膚柔軟的效果。所以有高含量棕櫚油酸的植物油如沙棘油和酪梨油能讓皮膚「像小寶寶的屁股一樣細嫩」。[280]另一個好的副作用：夏威夷豆油外用塗抹在皮膚上有防曬功能（防曬係數三到四），並且能預防頭皮屑。夏威夷豆油能給冷菜特別的堅果風味。沒加鹽的產品明顯優勢更大。但是小心：對人類最好的朋友狗來說，夏威夷豆是有毒的。不要跟你的寵物分享任何一個「健康的點心」。

巴西堅果

來自南美洲的巴西堅果是個脂肪炸彈，有極完美的脂肪組合，多元不飽和脂肪酸高達百分之七十一。它也跟所有堅果一樣是一流膳食纖維的供應者。它的健康活力補給名單又長又驚人：身為養分大本營，它提供許多鎂、鉀、鈣以及維生素B_1、鐵、鋅、銅、磷和菸鹼酸。尤其豐富的硒含量對保護細胞有重大意義。微量元素硒能保護我們不受游離自由基的攻擊，強化免疫系統，並刺激身體自體的排毒功能，所以硒可以當做水銀的拮抗藥。硒也是維持正常甲狀腺功能不可或缺的元素。甲狀腺疾病、炎症如風濕、多發性硬化症或是慢性腸道疾病、易受感染體質、白內障、生育障礙、癌症，和競賽運動選手為了能更快修復肌肉，我推薦服用營養補充劑硒。因為全民都有嚴重的硒不足，這個危險被嚴重低估了。這個不足源自於德國的土壤缺乏硒，也會因為常飲用酒精造成。由於身體不能自己製造硒也不能長時期儲存，所以我們必須從外面攝取。透過巴西堅果來攝取自然的硒是一個最簡單的方法。它就在巴西堅果棕色的薄膜下面，一百克的巴西堅果核仁能補充成人每天需求量六倍的硒。大自然中沒有其他產物能提供這麼高含量的硒，而且巴西堅果的硒很容易被身體吸收。然而，劑量決定毒性，即使是健康的硒也可能會食用過量。根據體重、運動量和基礎病情，每天硒的攝取量應該介於三百到五百微克。超過三百微克的劑量必須在醫生的建議和指示下服用。一個巴西堅果視不同大小就可以提供五十到九十微克的硒，所以每天吃大約三個大巴西堅果就足夠了。

如果食用數量恰當，巴西堅果對健康大有幫助。但是從生態和道德方面我們必須知道：巴西堅果是巨樹的果實，它可以長到七十五公尺高，樹幹直徑可寬達兩公尺，生長在南美洲亞馬遜雨林裡，樹齡要到十五年才會開始結較大的果實。將這種樹移植到世界其他地方並沒有成功。樹的果實長得很像椰子，莢果直徑大約有十到二十公分，重約一到兩公斤。每個果實裡緊密排列著十二到二十個長型的巴西堅果。果實只能在天氣好的時候採收，因為樹太高，爬上去很危險，又太大，無法搖動，在下雨或暴風雨時採集有生命危險。所以請你一定要購買公平交易的產品。

長山核桃

長山核桃是高大的山核桃樹果實，原始產地是密西西比河谷。造型很美的山核桃樹可以「年逾古稀」，有些樹齡甚至超過一千歲。目前不只在美國和加拿大有種植，澳大利亞和以色列也栽植越來越多的山核桃樹。長山核桃以前曾是北美印第安原住民最重要的基本食物之一，現在在美國南部大受歡迎。長山核桃的優點在於有大量不飽和脂肪酸（百分之八十七），其中百分之六十二是單元不飽和脂肪酸，百分之二十五是多元不飽和脂肪酸。研究顯示，長山核桃能降低低密度脂蛋白，並強化心血管系統。[281]

這個堅果提供非常多的膳食纖維、鋅、維生素B_1、鎂、銅和鉀，以及一點磷、葉酸、鐵、維生素B_6、泛酸和菸鹼酸。除此之外，它還有大量抗氧化的酚和提振免疫抵抗力的錳，這是一種很少出現在食物中的微量元素。長山核桃屬於美國衛生部推薦最好的十五個抗氧化劑食物之一；適合用於甜點或是重口味的餐點，也是非常好的小點心。不論整粒或是剁碎，加上可可片，一點有機肉桂，椰子油或是奶油。味道比核桃細緻溫和。淋上黑巧克力或是不淋，它都是你日常生活裡最佳的抗氧化「推動力」。

開心果

開心果是冬天樹上掉光樹葉殘留的種子，原產地在小亞細亞，跟腰果樹屬近親。在俄國，這些樹是野生的，如今在大部分的中亞、中東、地中海地區和美國都是栽植的。開心果是不飽和脂肪酸的寶庫（百分之八十三），其中有百分之六十八的單元飽和脂肪酸和將近百分之十五的多元不飽和脂肪酸。乾燥的開心果提供很多的膳食纖維、礦物質和微量元素如鎂、鉀、銅、維生素B_1。另外還有鐵、鈣、磷、葉酸、泛酸、維生素B_2和B_6。甚至有維生素C和鋅，能強化免疫系統。

這個可口有甜味的小種子很有內涵，而且就大量聚集在「外殼後面」。一個針對男性所做的臨床實驗顯示，三個星期中每天吃三到四把開心果的男性，在勃起功能上有很明顯的改善，並且沒有任何副作用。[282]只有極少數的人會公開談論性功能障礙，但是美國有三千萬人有勃起障礙，全球估計至少有一億人受影響。[283]以前人們推測，年輕人的勃起障礙是「腦子問題」，但是現在專業領域中也逐漸意識到其他原因。目前人們把勃起障礙視為動脈硬化開始的先兆。軟弱無力的陰莖是血管疾病的明顯跡象。[284]三分之二所有因為強烈胸痛被送進急診室照護的男性，早已多年接到勃起障礙的警告，血液循環有些混亂。[285]但是這些警告信號常常被忽略，看醫生時通常也會隱瞞這個尷尬的話題。這不能也不應該發生。把它說出來，並且開始吃開心果吧！

但是請買帶殼的！堅果，尤其是開心果，儲存方式錯誤會很快發霉並形成危險的黃麴毒素，造成肝臟損害並引起肝癌和腎臟癌。這種危險的霉菌毒素通常不怕高溫，所以煮食或煎炸都不能破壞它去除它的毒性。正因為開心果特別容易受到黃麴毒素的污染，所以我推薦要買帶殼的，這樣可以保證儲存期限更久。但是殼不能有損害，而且不能有發霉的痕跡。最好吃沒有加鹽的產品。提示：我喜歡在義大利麵青醬中加上一些開心果讓口味更精緻，不僅替食物提味，視覺上也會因為淡綠的顏色加分。

黑芝麻

芝麻是最古老的油類作物之一。有證明顯示人類早在西元前三千年就開始種植，古代文明如埃及人、希臘人、羅馬人都很重視這粒小種子的療效。在戰爭期間，希臘士兵甚至在行軍時攜帶一小包芝麻補充體力。提起芝麻，大多數人會想到早餐麵包上金黃色的顆粒。但是黑芝麻才是它的「原始型態」。黑芝麻有比較濃烈的香味和精緻的養分組合，早在傳統中醫的經典著作裡就已經很重視這個小東西：「所有慢性疾病可以用黑芝麻在一百天後治癒，身體和臉上的膚色在一年後好轉，三年後讓牙齒再生。」傳統中醫把芝麻當作疾病和生產後康復用的補品，身體虛弱、貧血和刺激哺乳母親分泌奶汁的時候可服用。

芝麻內將近百分之五十是優質脂肪，其中百分之八十七是不飽和脂肪酸。單元不飽和脂肪酸和多元不飽和脂肪酸各占一半，其中亞油酸分量最多。含量很高且很寶貴的脂肪伴生物質卵磷脂讓天然的芝麻脂肪（油）能方便身體運用。因為卵磷脂可以讓脂肪毫無阻礙地吸收和消化，並讓細胞膜健康，「蓬鬆有穿透性」。這樣能保證細胞間的溝通暢行無阻，強化血液的流通力，維護「抗壓的神經外衣」。芝麻油因為含有大量的多元不飽和脂肪酸，主要只能冷食。

黑芝麻也是大自然中令人著迷的綜合維生素炸彈，有大量的礦物質。它屬於地球上鈣質最豐富的食物之一，以完美的鎂和磷比例支持復建關節、骨頭、軟骨、牙齒和肌肉，也包括心肌，並活化神經元間的刺激傳導。跟芝麻相比，牛奶在礦物質的含量上遠遠落後：一百克的牛奶有一百二十毫克的鈣質，一百克的芝麻大約有八百毫克的鈣質。一湯匙芝麻（十克）提供大約八十毫克的鈣質。一個成年人平均每天的鈣質需求量是一千毫克。但不是數量決定一切，而是礦物質在身體裡的生物利用度，也就是被身體吸收的數量，芝麻在這裡的表現特別好。另外，它也是鋅、硒、維生素A、維生素B_1、B_2和B_3的理想來源。這個食物中的小矮人是含有易於消化利用的蛋白質巨人，提供所有對建構荷爾蒙和信號物質、肌肉和結締組織、皮膚、頭髮和指甲很重要的必需胺基酸。尤其是大量含有硫的胺基酸如半胱胺酸（Cysteine），蛋胺酸（Methionine）和牛磺酸（Taurine）能形成膠原蛋白，對皮膚和結締組織很重要。

所以芝麻特別值得推薦給強調植物性食物的飲食和運動員。它有完美的半胱胺酸和硒組合，可供身體製造重要的抗氧化劑。所以我基本上把芝麻用於炎症，尤其是關節的疾病，如風濕和關節炎。它跟亞麻籽類似，也因為有木酚素而受人歡迎，木酚素是聰明的植物性物質。它屬於植物雌激素，不是化學意義上的雌激素，只是跟荷爾蒙有相似的結構。這個相似性讓植物性物質能跟荷爾蒙受體連結，並調節荷爾蒙供給。此外，木酚素會降低因荷爾蒙失調所引起的癌症風險（乳癌、子宮癌、卵巢癌和前列腺癌）。跟所有堅果和種籽一樣有高含量的膳食纖維，能幫助身體建立起健康的腸道環境。它的好處滿滿，而且需要量不用很多，「每天建議食用兩到三茶匙」，芝麻是完美的脂肪英雄。那麼芝麻油呢？

芝麻油不僅可以用在冷菜上，也是傳統阿育吠陀醫學上用的按摩油，可以用在化妝品上。它能修復皮膚，並有輕微阻擋紫外線的效果。非常適合在早晨油拔來維護口腔衛生，或者用於慢性乾燥的鼻黏膜。鼻子慢性阻塞，鼻內形成硬皮，流鼻血，只要定期滴上芝麻油，就能明顯感到緩解，甚至症狀完全消失。所有藥店和藥妝店都有現成產品。芝麻嚐起來有堅果味，土味，適合與蔬果泥、蔬菜、沙拉、能量球、麵包等食譜搭配。你可以用芝麻裹魚、雞或是豆腐來炸。難以想像有比芝麻更簡單健康的麵包粉替代品了。為了充分地吸收養分，請先用攪拌器，咖啡研磨器或是研缽打碎芝麻。芝麻醬可以為水果沙拉、沙拉醬、醬汁增添風味。芝麻醬有用去殼或是不去殼的芝麻做的。去殼的芝麻醬可以從它的淡顏色看出來，而且吃起來非常溫和。沒有去殼的芝麻醬從成分來說比較有營養價值，味道比較苦澀。用芝麻醬或是在水裡泡軟的芝麻可以做健康的芝麻牛奶。另一個利用這個脂肪朋友的好方法是胡麻鹽（Gomashio）。這個來自日本的調味料是用烘烤過的芝麻研磨，再加上少許鹽混合而成的，讓食物有堅果的精緻香味，但是又不會過鹹。你自己也可以製作胡麻鹽，最適合用來做沙拉醬或是酪梨泥裡的祕密武器。由於含有高劑量的多元不飽和脂肪酸，打開的胡麻鹽罐或是自己做的胡麻鹽要儘快使用。

請給芝麻，特別是黑芝麻一個機會。它的內容物能讓整個細胞系統和器官的代謝加速，並且強化整個有機體。它對單一細胞的作用傑出，尤其是皮膚、黏膜和免疫系統。它可以是所有抗壓力不足，抵抗力不好，和服用免疫抑制藥物者的好夥伴。

奇亞籽

這個小種子原本來自墨西哥，中亞和南美洲。早在古老的馬雅文化裡就是基本的食物和藥物，並是跑腿信使的能量來源（Chia是馬雅語中「力量」的意思）。如今我們超市的貨架上也成了這些黑灰色小顆粒的家鄉，並且是大受歡迎的超級食物。這個東西這麼熱門，合理嗎？根據奇亞籽的養分總結算，它是一個企圖心強的傢伙。它的Omega-3含量很高（百分之十八的α-亞麻酸），幾乎跟亞麻籽一樣多（大約百分之二十二）。但是奇亞籽最好要研磨後食用，因為研磨過才能讓身體更容易吸收。除此之外，奇亞籽還提供大量的蛋白質，卻不用同時攝取太高的碳水化合物。它的鈣含量也閃閃發光，甚至超越牛奶五倍。每天建議的攝取十五克奇亞籽，可以提供身體大約一百毫克的天然鈣質。這個小種子也是令人刮目相看的鋅和鐵的供應者。它的鐵含量是菠菜的兩倍。每天推薦的食用量（十五克）可以供給十分之一的日需鐵量。維生素B_3的含量也高得驚人，甚至超越一些牛排。維生素B_3是神經系統、修復過程、脂肪代謝和排毒過程中必要的物質。奇亞籽有很多水溶性的膳食纖維，是消化道裡完美的「清潔縱隊」。它輕撫健康的腸道細菌，調節血脂和血糖水平，刺激腸道蠕動並減緩便秘。由於它有多樣不同的特性，所以可以推薦使用在關節疾病、多發性硬化症、腸炎、胃食道逆流、胃炎、胃潰瘍、腸躁症、便祕、第二型糖尿病、體重過重、高血壓、心血管疾病和皮膚病上。

雖然亞麻籽明顯比較便宜，而且在治療效果上基本上也不輸人，但是奇亞籽有一個優點：它的保存期限比較久。整顆的奇亞籽在容器保護下可以存放四年，不會減損它的味道和養分。敏感的亞麻籽在短短幾個星期就會氧化，就不應該再食用了。你可以使用兩者。與亞麻籽相比，奇亞籽提供有荷爾蒙作用的木脂素比較少，它們對預防癌症和更年期的症狀很重要。奇亞籽的味道很溫和，跟亞麻籽一樣適合用來做蔬果泥、糕點，在早餐中取代凝乳、沙拉醬汁等等。攝取奇亞籽和亞麻籽時一定要注意攝取適量的水分。

大麻籽

大麻籽屬於養分最豐富的食物。它提供所有必需胺基酸，特別是大量的精胺酸和組胺酸（Histidine），對兒童的身體發育很重要。它也提供含硫的胺基酸蛋胺酸和半胱胺酸，讓身體自身合成酵素，促進肝臟代謝，加強神經和免疫系統，並讓傷口癒合良好。生的大麻籽（有機品質）是完美的蛋白質供應者，同時還提供高品質的脂肪和絕佳的Omega比例。大麻籽裡含有的特殊蛋白質百分之六十五來自容易消化的球蛋白，能增強免疫功能。大麻籽磨出來的粉擁有所有商業種植的種子中最高的膳食纖維含量。大麻籽也提供大量的維生素E（甚至超越亞麻籽大約三倍），還有寶貴的卵磷脂，是給大腦和肝臟的養分炸彈。由於品質精良的動物性蛋白質來源不容易掌握，而且大量畜養的動物不僅在道德上，在健康上也是問題。在這個前提下，大麻籽和大麻籽油是天然理想的蛋白質和脂肪來源。大麻籽非常適合蔬果泥，早餐粥，沙拉醬汁或是跟生可可一起料理。比一般撒在沙拉上的葵花籽還更能讓人飽足。

亞麻籽

亞麻籽是德國頂尖的營養補充品，由Omega-3脂肪、蛋白質和膳食纖維組成。亞麻籽有高含量的多元不飽和脂肪酸，百分之六十一點五的亞麻酸，和百分之十六的單元不飽和脂肪酸油酸。亞麻籽的脂肪酸比例中有百分之二點五的硬脂酸。從生物化學上來看雖然不是很驚人，但是作為能量的儲備體以及細胞膜的主要成分和粒線體的細胞膜有其重要性。德國癌症研究中心的研究員推測，硬脂酸對粒線體有正面引導作用。另外，亞麻籽也有大量的礦物質和微量元素，如鉀、鎂、磷、銅、錳和鈣以及寶貴的胺基酸。還沒結束呢：亞麻籽的完美名聲還在於它有極高的的木酚素，一種高效的植物性雌激素。研究顯示，木酚素在實驗室的實驗中能遏止癌細胞成長。[286]在前列腺癌比例很低的人口中，他們的前列腺液體中有稍微高的木酚素。[287]預防是最好的藥！

亞麻籽也屬於能有效對抗高血壓的食物之一。在一個為期六個月嚴格控管的研究中，實驗者「祕密」把亞麻籽給受試者吃（每天把幾湯匙磨好的亞麻籽混合在三餐裡），結果這些受試者的舒張壓下降七點，從平均一百五十八／八十二毫米汞柱降到一百四十三／七十五毫米汞柱。量尺上下降七點聽起來不是驚人，但是它的確很驚人！研究人員計算過，從統計學上來說這表示，長時間下來少了百分之四十六的腦溢血和百分之二十九的心肌梗塞發生可能。[288]收縮壓也改善了將近十五點，這成就連強力的藥物如鈣離子通道阻滯劑（calcium antagonist）和血管張力素I型轉化酶抑制劑（ACE inhibitors）也望塵莫及。[289]研磨過的亞麻籽看起來比高血壓藥有效三倍，並且有抗癌效果，穩定血糖和血脂，緩和炎症和消化問題如便秘。你可以在改良食品商店和有機商店買品質好的種子。最好也選擇整顆的種子。大自然特別用一層堅固的殼來保護種子內部的養分。事先研磨過的亞麻籽暴露在氧化危險中，但是因為含有高劑量的抗氧化劑，可以在室溫下保存大約四個月。[290]

提示：亞麻籽（如同奇亞籽）的理想食用方式是磨細來吃。整顆種子的養分不能充分被吸收，特別是對不能細嚼慢嚥的人。如果仔細觀察糞便，可能會看到整顆的種子。為了避免氧化，請在吃之前才研磨亞麻籽。磨好的粉末帶有輕微的堅果味道，可以撒在「所有」要吃的食物上，無論是湯，沙拉，蔬菜或是麥片。可以放在麵包裡烤，或是當作蔬果泥的黏稠劑。如果你吃全素或是不能消化蛋，磨過的亞麻籽粉甚至可以當作蛋的替代品。[291]它跟特別敏感的亞麻油不同，你可以加上亞麻籽一起烤麵包而不會破壞木酚素[292]或是脂肪酸[293]。大自然總是讓人著迷，在最小的種籽內居然藏著這麼多的健康。每天一湯匙就能有很多好的改變。

南瓜籽

這個深綠色油亮的種子是微量元素的巨人，提供健康的脂肪，並且有龐大的治療潛力，堅果的香味適合任何餐點。高營養價值的脂肪裡，大約百分之八十是不飽和脂肪酸（約百分之三十五的單元不飽和脂肪酸，百分之四十五的多元不飽和脂肪酸亞油酸）。身為豪華級的礦物質和微量元素供應者，這個香脆的種子還用鎂、鋅、鐵、銅和錳讓大家驚豔。一份南瓜籽（大約三十克）能滿足每天百分之三十的鎂需求量，百分之十五的鋅需求量，百分之二十到三十的鐵需求量，以及百分之三十的銅需求量。另外，它的高營養價值蛋白質也出類拔萃。南瓜籽提供離胺酸（Lysine），它是一個極端重要的胺基酸，很少出現在植物性食物裡，但是對健康的免疫抵抗力非常重要。還有豐富的色胺酸，這是幸福荷爾蒙（血清素）的組成分子，也證明南瓜籽有過人之處。從血清素產生睡眠荷爾蒙褪黑激素，讓我們想睡覺，讓我們熟睡恢復疲勞。

因此南瓜籽能增進抵抗力、睡眠品質和穩定情緒，給我們「好心情」。另外，南瓜籽裡的鋅也能增強前列腺的健康。[294]南瓜籽在治療前列腺和膀胱病痛上是名傳千里的傳統藥物。南瓜籽可以預防良性的前列腺肥大（Benign Prostatic Hyperplasia, BPH）或是阻止它。另外，攝取南瓜籽也對經常有尿意的過激性膀胱（過度活躍的膀胱）和基因引起的脫髮有幫助。它為此能提供由許多抗氧化性植物物質如酚酸（Phenolic acids）、木脂素、植物甾醇和類胡蘿蔔素如葉黃素，β胡蘿蔔素，能帶來許多健康的效果。另外，南瓜籽也有抗寄生蟲的效果。因此養動物的人和獸醫推薦將磨好的南瓜籽混合在飼料裡預防腸道寄生蟲。南瓜籽不僅能預防寄生蟲，也能緩解寄生蟲的情況。「潛伏的」寄生蟲病在成人身上常常沒被發現，而且沒有清洗的水果和蔬菜會有感染的危險。在這裡也可以用南瓜籽來預防。

為了達到治療效果，推薦每天三次吃一小把的南瓜籽，或是一茶匙冷榨的有機南瓜籽油。整顆的南瓜籽適合搭配蔬菜、沙拉、優格，或者將磨好的南瓜籽粉加在湯、奶昔、醬汁或是蔬果泥裡。南瓜籽油不應該加熱，適合跟生菜沙拉或是義大利青醬搭配。重要的是：南瓜籽很容易氧化。所以請不要儲存超過三個月，並且儘量儲存在乾燥、低溫和陰暗的地方。

杏仁

杏仁不是堅果，而是杏仁樹的種子仁，它跟杏樹，櫻桃樹或是桃樹屬於核果樹。杏仁樹也結帶有核的果實：杏仁。杏仁樹大約從四千年前開始就被人類栽植培養，並且是古羅馬和希臘重視的食物和藥物。知足耐熱的杏仁樹喜生長在地中海區域、加州和亞洲。杏仁樹分兩種：「甜的」杏仁，是可食用的經典杏仁，以及苦杏仁。它有高含量的苦杏仁甙（Amygdalin），一個具有高毒性的化合物，是苦味的來源，並會轉變為毒性的氫氰酸。甜杏仁營養且健康。赫德嘉．馮．賓根早已經知道它的健康效果，並推薦人們食用，因為「它對大腦和氣色有益」。杏仁是讓人飽足的高級食物，因為它有高含量的膳食纖維和蛋白質（每一百克有十九克）。四粒杏仁就能提供一克的蛋白質。杏仁帶來礦物質如鎂、鉀、鈣、許多磷、維生素B_2、維生素E、銅和鋅，以及少量的鐵、葉酸和維生素B_1。只要幾湯匙的杏仁醬就可以滿足每天最低的鎂需求量。豐富的維生素B_1強化神經系統，維生素B_2對每個細胞的能量代謝很重要。

杏仁也與我們分享很多精胺酸，一種半必需胺基酸，身體只能有條件地製造。它的作用在於強化免疫系統，並能舒張血管。杏仁裡有利的養分組合能改善細胞對胰島素的敏感度。研究證明：定期食用杏仁對體重有極佳的效果，減少心血管疾病的風險因子，並能預防糖尿病。[295]攝取杏仁還能降低膽固醇和危險的油脂氧化，因為它有高含量的膳食纖維和抗氧化的植物性物質。[296]而且，定期食用能改善骨質密度，因為跟不吃杏仁的人相比，形成破骨細胞（Osteoclast，破壞骨頭的細胞）的比例少了百分之二十。減少骨質的酵素活動（tartrate resistant acid phosphatase, TRAP，抗酒石酸酸性磷酸酶）也會降低百分之十五。[297]因為杏仁起鹼性反應，可以用於強調鹼性的飲食中。

我們不能低估杏仁的健康力量。但是脂肪含量如何？滿滿百分之五十四的脂肪住在杏仁裡面。組成成分中有百分之八十六的不飽和脂肪酸，其中絕大多數（百分之六十五）是油酸，比例較少（百分之二十一）是亞油酸（Omega-6）。因為杏仁提供較多的Omega-6，只有少量的Omega-3，因此請注意：杏仁是好的，但是不要過量，也要定期補充健康的Omega-3。你也要留意杏仁的蛋白質。適量攝取蛋白質毫無疑問是必要的，而且很健康，但是劑量太過反而有害，因為會啟動mTOR，它會刺激細胞生長和老化。

提示：請買整顆的杏仁，不剝皮的。這樣才能長久保持新鮮（室溫下可以保存一年），而且價格比較便宜。去掉杏仁的褐色外皮很容易，只要用沸水泡兩分鐘。這樣杏仁也比較好消化。當杏仁皮膨脹，把熱水倒掉，將杏仁放涼，然後用拇指和食指搓掉杏仁的嫩皮，再讓杏仁乾燥。去皮的杏仁要隔絕空氣儲藏才能保存香味，能保存六個月。杏仁粉的保存期限很有限，最理想的是要吃之前才磨。市場上的杏仁粉是磨碎榨油後的渣餅，因為脂肪含量較低，所以氧化的危險也較低。但還是要儘快食用，要不然對氧氣很敏感的微量元素也會消失不見。

杏仁能做多方面應用，因為它溫和的香味幾乎能搭配所有食物，無論是單純當點心，或是加到凝乳油、水果沙拉、蔬果泥、蔬菜、魚、肉裡或是當作糕點裡的杏仁粉。想像力無遠弗屆。簡單的杏仁糊可以用水來取代牛奶或是鮮奶油，它讓蔬果泥熠熠發亮，可以當做奶油或是牛軋糖的替代品，或是工作時的小點心。它也是受歡迎的牛奶替代品；尤其對腸道問題和發炎的腸病特別能發揮功效。但是這些有益健康的優點只有在自己製作或是完全不含添加物的產品裡才能發揮作用。請避免有添加卡拉膠（Carragee，歐盟編碼 E407）的產品，經常性食用會導致腸黏膜發炎病變。

腰果

腰果的家鄉在巴西，目前主要種植在印度和非洲，直到上個世紀初期才逐漸有經濟價值。腰果樹大多有十到十二公尺高，一般在二十年間結有厚肉的果實。在十公分長，四到五公分寬，黃色到亮紅色的果實裡躺著唯一一個寂寞的腰果，被一層裡面很硬的殼，還有一層柔軟淡黃色的果肉包覆著。把腰果從裡面取出來的過程辛苦且複雜。果仁從果實中取出來後，必須放在太陽下曝曬好幾天，然後費勁地把腰果從硬殼中取出。

從營養生理學的角度來看，它能以鎂、鉀、銅、鋅、磷、鐵、葉酸以及維生素B_1、B_2和B_6得分。至於脂肪，它的含量不多：所有堅果中，腰果脂肪含量最低（百分之六十單元脂肪酸，百分之十六多元脂肪酸），相反的，它有大量蛋白質（每一百克十七點二克），但是與其他堅果想比，膳食纖維（每一百克二點九克）相當少。提示：腰果很容易壞，所以請務必要留意包裝沒有破損。乾癟或是聞起來有油耗味的核仁不要吃。由於它的脂肪少，生產又費工，所以我把腰果擺在脂肪軍隊的二軍。

葵花籽

根據考古學的發現，早在五千多年前印地安人就已經很喜歡顏色燦爛的葵花，他們不僅食用含有脂肪的葵花籽，還利用植物的花朵，桿和葉。葵花的原產地是墨西哥和祕魯，十五世紀先在西班牙培育成功後，才進入其他歐洲國家。花朵裡長出的種子就是葵花籽。種子裡的脂肪百分之八十五是不飽和的，其中有百分之二十的單元不飽和脂肪酸油酸，和大約百分之六十六的多元不飽和脂肪酸以Omega-6亞油酸的形式出現，還有一些少量的飽和脂肪酸。葵花籽非常營養，並提供大量的鎂、鉀、鈣、鋅、鐵、磷、維生素素B_1、B_2和B_6、維生素E和許多膳食纖維。

由於Omega-6脂肪明顯占多數，攝取葵花籽和葵花籽油時一直要留心平衡Omega-3脂肪。冷搾的葵花籽油有獨特的堅果風味，特別能在沙拉裡發揮特色。葵花籽油也證明在皮膚護理上有效用。因為它能很快被吸收，不會留下一層奇怪的脂肪薄膜。特別適合當油性皮膚的卸妝油或是泡澡的添加劑。葵花籽油也適合做油拔（在第四部可以進一步了解），尤其是經過脫臭，也就是口味中立的選項。

蛋

放棄早餐吃蛋，或是認為只有用蛋白做的「煎蛋」才是健康的時代已經過去了。蛋終於獲得無罪開釋（你已經在膽固醇謊言那章學到了）！一個雞蛋提供七克的蛋白質，這你必須記在腦子裡，以免超過蛋白質的健康攝取量（粗略的標準值：每一公斤體重一克）。蛋不只是高營養價值的蛋白質供應者，也是養分的寶庫，有潛力成為經濟實惠的超級食物，蛋含有：維生素B_2、B_3、B_6和B_{12}、葉酸（維生素B9）、泛酸（維生素B5）、維生素A、D、E和K。雞蛋有相當高含量的維生素D，跟肥魚、奶製品和酪梨類似，屬於大自然中極少數提供這個重要維生素的食物。尤其是蛋黃提供大量來自葉黃素和玉米黃素的抗氧化劑，這兩個是抗氧化的夥伴，能預防黃斑部退化和提早失明。除此之外，蛋黃能提供比蛋白更多的硒、鋅、鈣、鉀、銅、鐵、錳和磷。

蛋黃裡高含量的膽鹼（Choline）也很有價值，膽鹼是磷脂的組成分子，是賦予所有細胞膜必要結構的成分。細胞膜中擁有質量和數量都理想的膽鹼，對細胞的健康、靈活性和保護不可或缺。除此之外，含有膽鹼的磷脂是細胞間溝通的基本物質。膽鹼會在大腦裡轉變成為乙醯膽鹼（Acetylcholine），這是神經細胞間傳送刺激過程中的重要神經遞質，並且在肌肉控制、記憶和神經作用中扮演一個中心角色。因此早餐的雞蛋可以保護我們不會罹患失智症。膽鹼是體內必需的高效物質，一塊重要的拼圖。攝取膽鹼並沒有害，就算經常流傳著攝取膽鹼是有害的神話，特別是當人們食用高營養價值的Omega-3脂肪和大量綠色蔬菜時。破壞雞蛋名聲的研究通常都是依賴靠不住的「相互關聯」。不要因此而恐慌，你讀完本書就會知道許多研究設計的缺陷。

當然一切都跟雞蛋的品質有關。跟活在籠子裡的動物相比，有機飼養、幸福地跑來跑去的雞能提供更多的養分：它們有明顯更多的Omega-3脂肪酸、β-胡蘿蔔素、維生素E和維生素A。提示：雞蛋裡Omega-3脂肪對氧化最敏感。因此儘量不要在煎鍋裡加熱太久和太熱。享受雞蛋最健康的方式對很多人來說是很難突破的一關：就是新鮮的生雞蛋。我必須承認，並不是每個人都能辦到，而且也有感染的風險。另外生雞蛋也提供大量的抗生物素蛋白（Avidin），這是一種蛋白質，會和生物素（維生素B_7，以前稱為維生素H）結塊，並使生物素降低。因此吃很多生蛋的人偶爾必需要補充生物素。生物素還可以讓頭髮、皮膚和指甲健康漂亮。你可以用蛋包代替！或者把蛋煮得很軟，並用低溫炒蛋煎蛋。

肉

肉大概受到最多和最情緒化的討論。肉類消費的確需要從道德和生態角度上嚴格檢視，但是這裡我們要從營養學上來觀察。除了飽和脂肪酸外，人們還提到肉裡會引起痛風的危險因子嘌呤（Purine）。事實是，不僅是飽和脂肪要從不同角度來看。因為只有體重過重的人，並且有大量胰島素在血液循環中流動時，嘌呤才會危險。這表示，不是單單一根煎香腸就會造成人體負擔，或營養密度高的小牛肝是「痛風的導火線」。體重過重和大量攝取碳水化合物才是讓尿素代謝失衡的主因。

健康價值的關鍵在於肉的脂肪酸組合。而這又跟動物飼養方式有關。快樂生活在草地的野放動物，吃草、青苔、蕨類和蟲子，他們的肉含有高比例重要的Omega-3脂肪酸（DHA和EPA）。而大量飼養的動物被餵食由穀類和大豆組成的「精飼料」，肉裡大部分是Omega-6脂肪。因此大量飼養動物所製成的產品也會促進大眾發炎的問題。[298]目前醫學迫切要降低慢性發炎的疾病，因此人們也要重視肉品品質和動物飼養方式的問題。

至於你享受的是未經加工的肉，還是加工過的產品如一根香腸，也有很大的區別：「歐洲癌病與營養的前瞻性調查」（EPIC Study）調查將近五十萬個受試者，他們並沒有發現未經加工的新鮮肉類跟心臟病和癌症有什麼關聯，但是經過大量處理的肉和心臟病就有關聯。[299]眾所皆知，肉有大量的蛋白質，因此我們應該視體力活動的強度和頻率來留意個人對蛋白質的需求。品質優良的肉品很重要。但是在廚房裡處理肉的過程，煎，炸和烤都可能會產生致癌物質：多環芳香烴（Polycyclic aromatic hydrocarbons, PAH）和雜環芳香胺（Heterocyclic aromatic amines, HAA）。這個危險同樣會出現在火烤蔬菜上。要點：請注意用耐高溫的脂肪來料理食物（更多資訊在第四部），並且學會用低溫來料理食物（同樣也適用於蔬菜）。我們也可以用其他方式料理肉，例如在濃湯裡燉煮，就像老祖母那個時代一樣，這樣就不會產生令人心驚的燒烤物質。類似的也有地中海地區的烹飪方式，用一些檸檬汁或橄欖油來醃製肉類。這樣肉類能保存得比較久，並且讓肉質細膩。如果在盤子裡再放上許多含有豐富抗氧化劑的蔬菜，就是一頓沒有風險的健康大餐。

研究中，素食者／全素食者的健康情況往往比肉食者好。但仔細用放大鏡來觀察，原因並不在肉上，而是素食者比較健康的生活方式。研究拿典型攝取滿載Omega-6的大量飼養動物肉品、便宜的吐司麵包以及很少量的水果和蔬菜，然後抽菸，缺乏運動並且體重過重的肉食者，跟在有機商店購物，有健康生活意識，平均運動量較高而且不抽菸的素食者／全素食者相比，得到這樣的結果並不令人意外。吃肉的人如果吃一堆讓人飽足的主食如麵條、米飯、馬鈴薯或是麵包，他就沒有容納蔬菜和沙拉的空間，所以就缺乏能增強腸道環境的膳食纖維。這是一個關鍵點！照顧腸道健康是決定健康與否的關鍵。因此食用一塊肉的時候，最重要的就是還要攝取一堆含有豐富膳食纖維，照顧腸道的蔬菜，沙拉或是一些水果。這樣你就將富含抗氧化劑、維生素和膳食纖維的植物性食物帶進生活。肉屬於酸性食物的範圍，所以基本原則是：拿綠色蔬菜以及（或者）水果跟肉搭配是很聰明的作法。有健康意識的肉食者和素食者／全素食者之間，在心臟疾病或死亡風險上並沒有差別，這在一個廣泛針對有健康意識的肉食者和素食者所做的實驗中得到證實。[300]

如果你出於某種動機而飲食強調植物來源，我請你把下列食物特別放在心上：**海藻，菇類和蛋**。海藻是唯一一個具有長鏈DHA和EPA的Omega-3脂肪酸的植物性食物，這是飲食中沒有魚或是肉特別容易缺少的養分，必需要補充。菇類是「來自森林的肉類」，特別值得推薦的是沒有受污染的養殖菇類如洋菇。放山雞下的蛋提供Omega-3脂肪，高度生物相容的蛋白質和含有微量元素的完整養分，這些微量元素在長期嚴格的素食飲食習慣下會不足（維生素B_{12}，膽鹼）。

純素食的生活如果把重點放在高Omega-6的穀類，少量蔬菜，幾乎沒有健康的脂肪，很多加了糖和人工甘味的甜點，不一定就比一般肉食者的生活方式健康。素食者很重要的是預防DHA/EPA嚴重不足（尤其對孩子的影響重大，因為它們對腦部發展和眼睛健康很重要），還有維生素B_{12}。現在的研究結果強調，理想的飲食主要在於強調植物性的食物，「偶爾」攝取一些肉、禽類、魚和蛋來補充。事實總是中庸之道。長期來看，新的理論也會很有趣，它們考慮到動物飼養方式以及供應食物給全世界不斷增長的人口等面向：素食性的動物例如昆蟲，海洋裡的昆蟲（貝殼，蝦子）和蝸牛。羅馬蝸牛屬於人類最古老的食物，嚐起來像它們吃的青草，並且可以用很多香料做出美味的菜。昆蟲和羅馬蝸牛從生態、生理和營養學角度上來看可能是未來的「肉」，即使不是每個人都能接受。

牛奶／奶製品

牛奶在過去一萬年讓我們人類免於餓死，但它們也並不是沒有缺點。奶製品在西方國家是基本食物，並且受到許多營養協會推薦為蛋白質和鈣質的來源。但是牛奶也被當成問題討論，奶酪工廠的產品遭受批評。到底這些批評有幾分真實性？如果想要可靠地評估，那必須跟一望無際互相矛盾的數據作戰。非常重要的是仔細審查獨立研究的結果，以便勾勒出一個客觀的畫面。

因為每個人都不一樣，吃的也不一樣，視接受程度而定，牛奶對每個人產生的效果也不一樣。牛奶含有超過百分之五十的飽和脂肪酸，尤其是短鏈和長鏈的脂肪酸，對膽固醇沒有不良的影響，也不會提高心血管疾病的風險。牛奶危險的地方絕對不在脂肪，而是潛在對乳糖或者酪蛋白的不耐症。有乳糖不耐症的人常常會有脹氣、腹痛和突發的腹瀉。酪蛋白不耐症常常會被忽略，它對免疫系統是潛在的刺激，有時候慢性便祕或是流鼻水，慢性咳嗽或是皮膚濕疹可以用酪蛋白不耐症解釋。提示：如果你不確定你是否能消化牛奶，可以四個星期不接觸牛奶和奶製品來測試一下。一個簡單的自我測試就能解開謎題。

但是牛奶讓人健康嗎？我們還要拿箭頭戳一戳幾個批評點，並安撫一些恐慌。牛奶是健康的，但是劑量決定它的毒性。而且牛奶的益處目前也受到爭議，尤其是奶製品可以預防骨質疏鬆的假設已經被推翻。[301,302]二〇一五年的一項分析讓人心惶惶，這項分析認為，攝取大量牛奶似乎會提高罹患前列腺癌的整體風險。[303]馬克思盧本納研究所（Max Rubner Institut）的報告也支持這項假設，但是只有對貪飲牛奶者才有風險。對於其他癌症種類並沒有明顯提高的風險。但是多少劑量會讓牛奶變成毒藥？德國聯邦風險評估研究所判斷，一般每天適當攝取二百到二百五十克的牛奶和奶製品不用擔心會對健康有重大的風險。好消息還沒有結束：定期食用發酵過的奶製品如優格和乳酪跟長壽有關聯。[304]

發酵奶製品有益於健康的有力證明是它對腸道環境有好處。這對乳酪愛好者是一項好消息。奶油、酥油、鮮奶油（最好是有機奶油不添加卡拉膠E407）、酸奶油、乳脂鮮奶酪、切達乳酪、帕瑪森乳酪等等都安全過關。當然前提是要在健康的範圍內。請選擇含有「正常」脂肪含量的產品。就像選擇肉品和雞蛋一樣，你也應該優先選擇有機飼養的產品。把牛奶當作飲料時應該有所節制，你現在知道，每天大約兩個正常大小杯子的牛奶還不需要擔心。至於鈣質的來源，除了乳酪和優格外，還有綠色蔬菜如羽衣甘藍、青花菜和黑芝麻。儘管最近牛奶的形象受創，我們還沒有必要一竿子打翻所有的奶製品。但仍需密切關注有關這個主題的研究發展。

魚和海鮮

根據不同的研究結果，魚有時被捧上了天，有時又被打下地獄。問題在於許多研究專注在細節問題上，反而失去了對整體的評估，最後又不能把所有的研究整合在一起，因為它們的出發點差異太大了。高品質的魚必須小心料理，有限度地攝取魚對健康有益，特別也是因為它的脂肪。魚和海鮮是最重要的長鏈Omega-3脂肪，尤其是二十二碳六烯酸（DHA）的優秀供應者，它的重要性遠超過其他脂肪酸而且對健康不可或缺。如果飲食偏重植物性食物的話，就必須加以補充。但是因為有越來越多有害物質（例如汞）的污染和過度捕撈，現在無法再像以前一樣無憂無慮地把魚端上桌。因此你也要有意識地選擇產品。請選擇污染最小，Omega-3最豐富的魚種，例如阿拉斯加的野生鮭魚。魚身上累積的有害物質會受到魚壽命長短和飲食的影響。在第二九四頁之後改頁可以看到魚身上有害物質的概觀。

一條魚若只吃體積較小，可能受到強烈污染的生物，牠身上就會累積更多的有害物質。越靠近食物鏈開端的魚，例如浮游生物（磷蝦）越好。所以體積較小的魚種如沙丁魚、鯷魚、鯡魚和鯖魚是比較「安全的種類」。沙丁魚甚至是Omega-3脂肪的冠軍。[305]但是購買沙丁魚時請注意魚不是醃製在劣質的油裡，而是在水裡。請把重點放在野生魚上，例如鮭魚。雖然養殖鮭魚能以便宜的價格買到，但是牠比阿拉斯加鮭魚供應幾乎多出五倍的Omega-6脂肪。[306]野生鮭魚的脂肪含量雖然少，但是有高營養價值的Omega-3脂肪，有害物質也比較少，因為毒素只會堆積在脂肪中。養殖魚還有其他問題：普遍運用抗生素和劣等的穀類飼料。野生鮭魚因為攝取小的浮游生物而有豐富的蝦青素（Astaxanthin），這是一種強有力的抗氧化劑，所以野生鮭魚有亮麗的紅色，而脂肪的紋路比較細膩。如果鮭魚的顏色是淡粉紅色的，並帶有較寬的脂肪紋路，那通常是養殖魚。

提示：請跟你信賴的魚商或是專門的魚部門購買魚。什麼很重要？新鮮度和來源，例如來自地區性的水產業或是野生捕撈的魚。供應商必須按照「永續經營」的原則工作。阿拉斯加的產品值得推薦，那裡有優良的水質和永續的漁撈作業。德國本地的魚因為運輸路途短而占優勢。冷凍食品的選擇可以憑藉常見的證書以及有機和環保標章，如來自水產業MSC，養殖漁業ASC，WWF，Bioland的認證。總而言之，一星期吃兩到三份的魚，各一百五十克到兩百克有益健康。但是很可惜油炸魚並沒有魚的正面健康效果。[307]懷孕和哺乳的女性以及孩子要避免吃含汞的魚類。貝殼、螃蟹、牡蠣和蝦子雖然沒有那麼多汞，但是因為有潛在的感染風險（A型肝炎），懷孕和哺乳女性應該放棄食用貝殼和生蠔。[308]

魚油和磷蝦油

魚提供的Omega-3脂肪能趕走不少老年疾病危險，並且讓癌症、記憶力退化和心血管疾病止步。[309]定期食用魚或是服用魚油的效果有大量的研究。[310]魚（油）能降低整體死亡率，並有預防功能的假設不斷獲得證實。[311]服用來自魚油或是最好來自海藻油的Omega-3脂肪是均衡飲食框架下一個很寶貴的支柱，尤其是對那些不喜歡吃魚的人。用指甲測試一下魚油膠囊的品質非常重要：氣味和口味具有決定性關鍵。請注意購買高品質、淨化過的產品。它們也不應該額外被人工香味掩蓋（請參考標籤指示）。可靠的魚油製造商會定期測量有害物質的含量和脂溶性毒素如多氯聯苯（polychlorinated biphenyl, PCB），並且會因應需要向顧客公開資料。魚身上的PCB也是其他毒素的標記：如果PCB的量少，受其他脂溶性毒素高污染的可能性就小。人類嚐不出PCB和汞，但是可以嚐出脂肪氧化的味道。

提示：食用前一定要測試魚油或是磷蝦油產品，例如可以在第一次食用前把膠囊切開，或是把針插入膠囊，然後嚐一嚐。如果嚐起來有油耗味或是很油膩，聞起來不舒服，有反胃的感覺，那就不要碰它，也不要把它給你的小狗。因為氧化程度可能已經很嚴重。同樣原則也適用於瓶裝的魚油：如果你懷疑或是油吃起來有很強烈的人工香味，就說它說掰掰。經常食用添加的人工香味如香草，不少時候會造成身體過敏反應。變質和劣質的脂肪不能進入你的身體，而是應該丟進垃圾桶。

還有一個嚴厲的附帶說明。製造一公升的魚油，視魚的種類而定需要十到二十公斤的野生魚。根據估計，每年大約製造十億公升的魚油，趨勢還在強勁上升。目前許多魚類已面臨絕種的危機。全世界的海洋被濫用為垃圾場，因此魚身上的有害物質也越來越多。雖然可靠的魚油製造商會用化學萃取去除毒素，但是也會失去養分。而且魚油一直都還是有特定的毒素殘留風險。魚油是改變過原始特性的產品，經歷了很多加工手續。因為Omega-3脂肪酸像含羞草，在日光、高溫或是與氧氣接觸下很容易氧化，於是到處都隱藏著氧化的危險。許多包裝起來的魚油受到氧化，包裝上的保存期限並不能顯示氧化的程度。

跟魚油有類似效果的替代品是品質優良的磷蝦油和添加DHA微型海藻的油，從生態保護的角度上來看，這是未來期待的選擇。[312]

磷蝦是一種很小的蝦類，生活在南極乾淨的水域，因為南極的海流少與其他海流接觸。磷蝦生長得很快，主要攝取浮游植物和海藻，所以位於食物鏈的開端，不會累積有害物質。

在永續發展這點上，捕撈磷蝦要明顯優於捕撈魚類，因為磷蝦能很快繁殖，就算需求增加，生態系統也不會輕易失去平衡。世界自然基金會（World Wide Fund, WWF）也證實捕撈磷蝦的永續性。除了長鏈的Omega-3脂肪，磷蝦還提供特別多的強力的抗氧化劑蝦青素。

海藻油是植物性油，例如亞麻籽油可以加上有機繁殖的海藻，也就是沒有有害物質的DHA和EPA的供應者。總體來說，高品質製造、保證沒有毒素的海藻油要快速食用，油的品質才不會受到幾個月「住在」膠囊或是瓶子裡的負面影響。

你現在知道Omega-3是保存期限很短的含羞草。因此所有魚油和魚油膠囊都必須添加抗氧化劑如維生素E（請檢視標籤！）。魚油和磷蝦油以及海藻油應該放在冰箱裡，確切說不能超過二十五度。多少劑量才是正確的呢？包裝上標示的是各別脂肪酸DHA/EPA的含量。有時候標示的是Omega-3脂肪的毫克數，那你必須把DHA和EPA的數量加起來。一般治療用的劑量是每天大約一到兩克的DHA/EPA。

第4部

與脂肪面對面

拋開對脂肪的恐懼，治癒身體

第19章 健康檢查

請抽出一點時間填一下下面的問卷。這跟你切身相關！你的生活、健康，這才是真正重要的東西。請誠實地用點數來評估過去四個星期裡的健康狀況。

分數量尺

請將健康狀況列出從〇到十分。

〇＝沒有症狀，對生活品質沒有影響。

十＝經常有症狀，對生活品質有很大的影響。

「改變前」與「改變後」的效果

請務必要在執行脂肪飲食之前填寫這份健康檢查問卷，之後要在你換油後的四、十二及二十四星期再分別做一次。這樣你可以評估飲食改變對健康的效果。

從頭到腳的健康檢查

頭部

□頭痛／偏頭痛
改變前分數：
改變後分數：

眼睛

□眼淚
□搔癢
□腫，紅，沾黏
□眼瞼（乾眼症）
改變前分數：
改變後分數：

鼻子

□鼻塞
□鼻竇炎
□鼻涕
□花粉熱
改變前分數：
改變後分數：

耳朵

□耳朵疼
□耳鳴
□聽力喪失
□中耳炎
□搔癢
改變前分數：
改變後分數：

嘴

□口腔潰瘍
□乾燥的黏膜
□咽喉黏液
改變前分數：
改變後分數：

喉嚨

□喉嚨痛
□聲音沙啞
改變前分數：
改變後分數：

皮膚

□乾燥
□搔癢
□濕疹
□痤瘡
□乾癬
□異位性皮膚炎
□玫瑰痤瘡
□大量流汗
改變前分數：
改變後分數：

心血管系統

□心跳不規律
□心跳過速／心律不整
□高血壓
□突然的潮熱
□體力勞動時胸痛
改變前分數：
改變後分數：

肺

□呼吸窘迫，急促
□支氣管哮喘
□過敏
□支氣管炎
□痰
改變前分數：
改變後分數：

消化系統

□胃食道逆流
□噁心
□嘔吐
□胃痛或是肚子痛
□脹氣
□便祕
□腹瀉
改變前分數：
改變後分數：

關節／肌肉

□早晨身體僵硬
□活動受限
□關節痛
□關節腫脹
□肌肉疼痛
□肌肉無力
改變前分數：
改變後分數：

體重

□易飢餓
□飲食不受控制
□情緒化飲食

□過重
□過輕
□體重（＿＿＿＿公斤）
改變前分數：
改變後分數：

能量水平

□疲倦
□筋疲力盡
□過動
改變前分數：
改變後分數：

睡眠

□失眠
□入眠障礙
□睡眠無法連貫
改變前分數：
改變後分數：

情緒平衡

□情緒不穩定
□易怒，攻擊性強，憤怒
□悲傷，憂鬱
改變前分數：
改變後分數：

記憶／認知

□專注力
□記憶
□決策能力
□學習力
改變前分數：
改變後分數：

其他

改變前分數：

改變後分數：

檢查結果

改變前總分：

改變後總分（經過四、十二和大約二十四個星期後）：

小於十七分：健康狀況理想

十七至八十五分：健康狀況輕微受影響

八十六至一七〇分：健康狀況中度受影響

大於一七〇分：健康狀況嚴重受影響

解說

如果你的成績不「理想」，不要緊張。只有極少數人會達到理想狀況。好消息是：如果你根據本書的建議循序漸進地在飲食內著重脂肪，你不會挨餓，也不會放棄很多東西。多一些脂肪，你在幾個星期內就會從身體的最小層面（細胞）開始「整修」，並在幾個月內讓自己從細胞層面上煥然一新。覺得自己健康，苗條和聰明，這就是好脂肪的力量，這動機值得一試。為了預防慢性疾病，你應該不斷嘗試新的東西。

第20章 大家一起來！

請通知你的醫生你要改變生活方式和飲食習慣，不要隱瞞你可能服用的營養補充劑。也要通知你的伴侶和周遭的人，也許不是只有你有動機想改變生活裡的一些東西。

現代營養科學證明，減少碳水化合物是明智的，並且要更往前邁進一步：碳水化合物（麵包、麵條、米飯、馬鈴薯）應該靈活視個人體質、運動和勞動程度來精密調整食用量。加拿大二〇一七年公布的營養準則創新且具說服力，大力推薦脂肪和一種簡單的飲食，也就是把重點放在選擇養分豐富的健康食物上，均衡並強調脂肪。我們可以針對目前科學研究做一個完整的總結[313]：

請用下列食物來取代快速消化的精緻碳水化合物：

- 填飽肚子又帶有抗氧化效果的高水分、高膳食纖維、高養分食物（蔬菜、沙拉、菇類、香料植物、洋蔥、大蒜、低糖分的水果種類如莓果）。

- 高品質的脂肪。
- 脂肪和蛋白質豐富的植物性食物如堅果、杏仁、種子、酪梨、橄欖和富含膳食纖維的豆莢類植物。
- 適量食用野生捕獲的高脂肪海魚，永續經營的有機動物性產品如肉、蛋、牛奶和奶製品。

食物品質很重要

食物的選擇對健康有決定性的影響。在脂肪和動物性產品如魚、蛋、牛奶和肉方面，要留意它們來源是有機的，但不一定非要買有有機標章的食物，特別是當荷包不是寬裕的時候。健康飲食不是預算和食物的問題，也是充分咀嚼和限制三餐頻率的問題！蔬菜、洋蔥、大蒜、沙拉和少糖的水果在德國的品質非常好，可以當作高脂肪飲食的輔助食物。傳統產品總比完全不吃綠色蔬菜好。經驗法則：如果外皮不能吃（例如酪梨），那它不需要是有機的。食用前一定要把蔬菜和水果徹底洗乾淨，也包括酪梨，因為它的外皮有可能也受到污染。[314]

開始一定要簡單

下面介紹一些方法，讓你輕鬆就準備好一個「脂肪多多的」一天。絕對不要低估小改變的療效：如果你用理想的一餐（傅雷克醫生早餐）當做一天開始的新儀式就已經獲益無窮。幾個星期內你就「得到油的滋潤」，而細胞的運作「就像上了油，比以前更順暢」。

傅雷克醫生早餐：讓細胞復活

為了將對細胞健康不可或缺的Omega-3脂肪導入身體，我們需要一個強有力、能命中目標的運輸火箭：含硫的胺基酸。脂肪研究學者巴德維醫生揭示，不飽和脂肪酸帶有負電，因此會吸引帶正電的蛋白質分子。如此一來，兩個強大的夥伴脂肪和胺基酸找到彼此，是一個銳不可當的結合。「油蛋飲食」的運作原則就建立在這個高度吸引人的連結上，可以將寶貴的脂肪酸經由血流輸送到細胞膜。細胞膜和粒腺體會被更新，氧氣的供給和細胞間的交流獲得改善。「健康生活」的整體功用在最基本的層面得到翻新。餐盤上理想的組合是高品質帶有不飽和脂肪酸的亞麻籽油（有機，在保護Omega情況下製造）和凝乳，它能提供帶正電、含硫的胺基酸。來自乳牛、綿羊和山羊奶所製造的凝乳有特別多含硫的胺基酸如蛋胺酸和半胱胺酸。凝乳的半胱胺酸甚至比優格多出六十倍，它會吸引帶負電的脂肪酸分子，並以這種方式能稍微安定對氧化高度敏感的脂肪。我設計的早餐是根據巴德維醫生推薦的亞麻籽油／凝乳加以創新的後續發展，添加了抗氧化的小麥胚芽油和海藻的DHA。因為不少人不能接受奶製品，所以也有一種美味不含乳糖／素食的替代品。如果用高品質的油類，可以期待能獲得最大的成效。

細胞就像上了油一樣

請在網上或是書裡尋找低碳、高脂和容易料理的食譜。這些食譜的口味必須能吸引你。網上有許多免費的食譜。翻閱，查找，然後動手做。

現在要整理存貨。「所有的東西都要清掉！」越快越決絕地把所有高碳、高澱粉和高糖的食物驅逐出境，你越少有「機會」做出對細胞不利的決定，也比較不會陷入舊有的誘惑中。我建議勇敢踏出嚴格的一步，這樣的投入是值得的。因為有一項事實無比重要：你絕對無法腳踏兩條船。一艘高碳和高糖的船，一艘高脂肪的船。當全部舊有囤貨都被清掉後，請寫下購物清單，這也可以用手機完成。請利用本書裡完整的食物表單，標記出你特別愛吃的食物。這張單子將成為你日常生活的最佳助手。學習怎樣正確估算碳水化合物的數量，把重點優先放在膳食纖維豐富的蔬菜和水果或是豆莢類植物上。盡可能把（精緻的）穀類和添加的糖（包括人工甘味）拋在腦後，你就可以盡情利用健康脂肪的潛能。

你可以這樣減肥！

你可以挑選傅雷克醫生早餐和兩三道菜的配料，或是「脂肪炸彈」為開始。採購時給自己時間，仔細檢視標籤，瞥一眼包裝食物上碳水化合物和膳食纖維的含量。不要把你無法知道全部內容物的產品放在購物車裡。你知道，實實在在的蔬菜和水果，核桃或是蛋沒有什麼可隱藏在印刷很小的標籤裡。請避免含糖產品，或是聽起來健康的種類如糖漿、濃縮果汁等等和「改良過的澱粉」。請囤積新的高養分和高膳食纖維，以及低碳水的食物，並且歡欣地期待結果。

第21章 最好的脂肪食物與它們的好友（食物清單）

脂肪和油

冷食用（只能用在冷食！）：

■ 亞麻籽油、大麻籽油、核桃油（有機、冷榨、保護Omega的情況下製造、隔絕日光，高溫和氧氣，例如Omega safe製程）

■ 小麥胚芽油

適合加熱：

■ 來自牧草地動物的有機生奶油（不要讓它變成褐色）

較耐高溫：

■ 特級初榨天然橄欖油（根據最新的研究相當耐高溫）

■ 椰子油

- 酥油，乳脂
- 紅棕櫚油（重要：只買有CSPO標誌的永續產品，請避免購買其他產品！）

堅果和種子

- 亞麻籽（我的最愛：價錢實惠，膳食纖維豐富的Omega-3供應者，因為它很害羞，所以務必在使用前才研磨）
- 奇亞籽（研磨後才有比較好的生物利用性）
- 大麻籽／大麻仁（大麻粉）
- 榛果
- 長山核桃
- 南瓜籽
- 黑芝麻
- 生的可可粉
- 杏仁（富含蛋白質）
- 核桃
- 夏威夷豆
- 巴西堅果
- 葵花籽
- 椰子（不加糖的椰子片，椰奶，椰子粉）
- 腰果（富含蛋白質）

堅果醬是必要的*

- 腰果醬
- 榛果醬

- 夏威夷豆醬
- 杏仁醬
- 長山核桃醬
- 芝麻醬
- 葵花籽醬
- 核桃醬
- 特級天然椰子醬（注意！不能用來烹調或是加熱）

*部分可以用攪拌器自己做

蛋白質

- 肉（餵食草飼料的牛肉，羊肉，野味）
- 禽類（優先選用有機飼養，不施打荷爾蒙和抗生素）
- 蛋（優先選用有機放養的雞蛋）
- 魚和海鮮（永續捕撈的漁獲）
- 菇類（「森林的肉」，例如養殖菇如蘑菇）和大豆產品（特別推薦：發酵過的大豆產品如天貝和味噌）

極少有毒性汞污染（推薦）

- 鳳尾魚
- 牡蠣
- 鯧魚
- 白魚

- 比目魚
- 鯡魚
- 螃蟹（本地的）
- 鯖魚（北大西洋）
- 黑線鱈魚（大西洋）
- 無鬚鱈
- 鰨（太平洋）
- 烏賊，大魷魚
- 鯰魚
- 鱒魚（淡水魚）
- 扇貝
- 蝦
- 沙丁魚
- 鰈
- 黑鱈
- 羅飛魚，鯛（不是養殖的，很難找到）
- 蛤蜊
- 野生鮭魚

中等程度汞污染（適量食用）

- 鱸魚
- 鱈魚
- 鮭
- 金槍魚（鮪魚）
- 笛鯛
- 鯉魚
- 龍蝦
- 鰩魚
- 馬頭魚（大西洋）

高度汞污染（要少吃，最好避免）：

大比目魚（大西洋，太平洋）、金平鮋、狼鱸、金槍魚（白色）

汞污染特別高（避免）：藍鱸、鯊魚、鯖魚（條斑馬鮫）、劍旗魚、鮪魚（大目鮪魚、黃鰭鮪魚）、石斑魚

奶製品*

- ■ 發酵過的奶製品
- ■ 酸奶油，希臘優格
- ■ 乳酪如帕瑪森，切達，布里奶酪，鮮乳酪（雙倍乳脂）

*盡可能購買有機製造的產品，並且來自放牧的動物

植物性的牛奶替代品

- ■ 杏仁奶，椰奶，大麻牛奶，腰果飲品
- ■ 米乳，燕麥奶（碳水化合物稍微多了些）

重要：請注意標籤！避免含糖或是人工代糖或是卡拉膠（E407）的產品；這個添加物經證明會引起腸黏膜的發炎病變。

提示：用攪拌器自己製造的植物性飲品是價錢實惠美味的替代品。

其他有健康脂肪的食物

- 可可脂
- 橄欖
- 黑巧克力（至少要有百分之七十以上的可可）

適合與脂肪搭配，又不會讓腰圍變粗的食物

不含澱粉的蔬菜

數量不限，你就大口大口地吃吧！

- 朝鮮薊
- 花椰菜
- 水田芥
- 菊苣根
- 茴香
- 薑
- 香料植物
- 葉菜沙拉
- 青花菜
- 蘑菇
- 菊苣
- 羽衣甘藍
- 大蒜
- 蒲公英

- 甜菜
- 甜椒
- 紅葉菊苣
- 櫻桃蘿蔔
- 芝麻菜
- 紅蔥頭
- 蘆筍
- 菠菜
- 高麗菜
- 芹菜
- 番茄
- 捲心菜
- 櫛瓜
- 洋蔥

水果

（每天一把，相當每天一百到二百克左右）

- 莓果：新鮮或是冷凍的覆盆子、黑莓、藍莓、醋栗。小心：草莓的含糖量稍微多一點
- 葡萄柚
- 奇異果
- 青檸檬
- 西瓜
- 檸檬
- 基本上含糖量較少的水果種類最適合，例如還有水蜜桃，梨子，蘋果，櫻桃等等。

主食，香料等等

- 醋
- 蔬菜湯，雞湯或是大骨湯（有機不含味精）
- 乾燥或是新鮮的香料植物：羅勒葉、辣椒粉、辣椒、胡椒鹽、香菜、孜然、薑黃、墨角蘭、薄荷、牛至、歐芹、迷迭香、鼠尾草、黑胡椒、百里香、香草粉（研磨過）、肉桂（當然也可以用其他你喜愛的香料植物和佐料）
- 大麻籽粉
- 可可粉（不加糖，有機）
- 椰子粉
- 杏仁粉
- 海鹽

飲料

每天飲用量：每公斤體重需要大約三十毫升

- 熱檸檬水（空腹喝兩杯）
- 礦泉水（含鎂較多的種類）
- 藥草茶和鹼性茶
- 白茶和綠茶
- 咖啡（奶油咖啡，防彈咖啡）

請注意：一天當中至少要一口口地喝大約七杯（兩百毫升左右）品質優良的水，最好是在三餐之間。想要為水增添味道，適合的食物有：青檸檬，檸檬片，莓果，奇異果，蜜蜂花等等。

重要：這只是個讓你有依循方向的選單，你當然可以結合其他的香草，香料，蔬菜和低糖的水果種類。

同樣的原則也適用於植物油！這裡進一步說明的油類、種子和堅果能提供特別值得推薦的均衡脂肪酸，並不表示其他植物油就屬於次等的油。要在這裡討論所有植物油會超出一本書的範圍，因為大自然送給我們形形色色的油非常豐富：杏核油、摩洛哥堅果油、巴巴蘇油（Babassu oil）、猴麵包樹（Baobab oil）、紅厚殼油、奇亞籽油、薊油、花生油、番石榴籽油、薔薇籽油、榛果油、醋栗籽油、金絲桃油、荷荷芭油、可可脂、椰子油、南瓜籽油、亞麻籽油、夏威夷豆油、玉米胚芽油、杏仁油、罌粟籽油、月見草油、橄欖油、棕櫚油和棕櫚仁油、蘇籽油、桃核油、菜籽油、沙棘油、黑孜然油、芝麻油、乳油木油、大豆油、葵花籽油、葡萄籽油、核桃油、小麥胚芽油、香柏木油。

現在尚未研究油類的交互作用。目前證明Omega-3油類如亞麻籽油、大麻籽油、核桃油和抗氧化的小麥胚芽油的組合在臨床上有很好的表現。

經驗法則：請注意（對不起，如果我不斷重複，但是它太重要了）每一種食用油製造商的品質和脂肪酸比例。請避免提煉過的油，並減少Omega-6含量高的油（如玉米胚芽油、大豆油、薊油、葵花子油）。
不要氣餒。你的細胞該換油了，並能在幾個月內更新。這表示，你也會煥然一新。如果你不是廚藝大師，沒關係，你可以慢慢開始。當第一批成效明顯可見時，你會有更多能量，較少受到飢渴感折磨。當你「吮脂回味」之時，將無法再離開脂肪。

肥滋滋的一天

每天減少用餐次數，但是吃脂肪吃到飽！

- 當你真正感覺到飢餓的時候才吃，絕對不要因為無聊或是「因為家裡每個人都在吃」。
- 每次都要吃飽。把脂肪當作健康的主要演員，你的飽足感會持續很久。
- 細嚼慢嚥，「直到嘴裡流口水」。另外，結合了「脂肪和有意識地咀嚼」，你會很快飽，也會飽很久。
- 請找到一段適合吃飯的時間空檔。夜裡盡可能長時段休息，大約休息十二個鐘頭。每天進食的頻率少一點，最多三餐，中間的休息時間要夠長，如果你能辦得到，最好不要吃點心。
- **早餐變成晚早餐**

如果你的生活和工作允許，就讓你的早餐變成晚早餐，在晚飯和晚早餐中間請維持一段長時間休息。理想是十二個小時或更長，但是八、九或是十個小時也是很好的開始。要**吃什麼晚早餐**呢？最完美的組合是脂肪和蛋白質（可以在下一章找到傅雷克醫生早餐食譜），蔬果泥加上不含糖的牛奶替代品和一些脂肪，例如亞麻籽油加DHA。喝咖啡時加上一點例如一到二茶匙的椰子油或是草飼奶油。

■午餐

如果你在晚飯和晚早餐之間忍受了很長一段休息時間，你也可以把早餐和提前的午餐結合在一起。重要的是：你可以這麼做，但不是必須！我們大多數人比較能接受傳統的三餐。但是有偏頭痛、膽結石和胃食道逆流的人禁食時間不能太長，定時攝取食物很重要。但還是要注意，距離每一天的第一餐要有一段夠長的休息時間（至少要有三到五小時）。

中餐要吃什麼？請把重點放在富含膳食纖維、易飽足的綠色蔬菜上。例如三到四把綠色蔬菜加上一些酪梨，一把蛋白質（每餐大約十五到二十五克）來自魚、肉或是乳酪，加上脂肪（至少二到三湯匙），例如橄欖油（特級天然）。你也可以額外替午餐「上油」，加上帕瑪森乳酪或是剁碎的堅果。

■晚餐

晚餐。請在睡前大約三小時吃最後一餐。這麼建議不只是為了減輕夜裡腸道的負擔，也是為了降低傷害細胞的氧氣自由基的數量。請你做個實驗，把晚餐時間盡量往前挪，以配合你的日常生活。理想的晚餐要比中餐和晚早餐簡單容易消化。這裡也適合綠色蔬菜，一點蛋白質和橄欖油，奶油或是椰子油的脂肪組合。生菜不好消化，因此不應該在晚上吃。

■ **點心**。只有在需要和餓得受不了的時候才吃點心，請維持正常的三餐。值得推薦的高脂肪點心有核桃、長山核桃、夏威夷豆（盡可能不加鹽）、鷹嘴豆泥和蔬菜棒、酪梨、奇異籽粥加椰奶和「脂肪炸彈」。提到「脂肪炸彈」，大多數人會聯想到不健康的速食，漢堡和甜甜圈。健康的「脂肪炸彈」跟缺乏維生素的卡路里炸彈完全不相關，而是高比例的天然健康脂肪和少量碳水化合物的組合。

第22章 與脂肪面對面——新的飲食規則

這裡是一個味覺刺激和點燃健康日常生活的引信。我推薦長年使用有效的傅雷克早餐當作入門。一天寶貴的脂肪規則只消幾分鐘就能準備好，可以奠定細胞更新和改善健康的基石。這個簡單的入門不是巫術，適合每個人。我的建議：維持這個規則，並且實踐傅雷克醫生早餐至少三十天。把你的細胞加上健康的脂肪需要一點時間，直到你也「上好油」。

早餐（一人份）

材料：

大約三大湯匙的凝乳（約一百五十克）

三湯匙的有機牛奶（可用米漿、燕麥奶或杏仁奶或是水代替）

二十毫升用保護Omega方式有機製造的亞麻籽油和小麥胚芽油混合的食用油（可選擇添加DHA/EPA和維生素D_3），或者兩湯匙高品質的亞麻籽油（可以加DHA/EPA）和一到二茶匙的小麥胚芽油

一些檸檬汁

（可以選擇加上一小茶匙的蜂蜜或是赤蘚糖醇）

一大把喜愛的水果（清洗乾淨，例如香蕉、芒果、覆盆子、草莓、藍莓、蘋果、奇異果、木瓜；也可以加水果乾如椰棗、無花果、杏乾）。

水果可以切成小塊，或是打成泥，看你喜歡什麼樣的口味。可以把剁碎的核桃仁、杏仁、腰果、南瓜籽、巴西果等當作健康的裝飾。

料理：

凝乳、牛奶、檸檬汁和油放在果汁機裡或是用攪拌器攪拌。（只有在需要的時候才加蜂蜜和赤蘚糖醇。）

水果切成小塊或是打成泥淋在上面。用堅果、杏仁、核仁和水果當作「有嚼勁」的點綴。也可以把一些水果直接放在凝乳裡一起打成泥，我個人喜歡底下有點香蕉。提示：按照個人喜好可以加上健康的香料如錫蘭肉桂、薑黃、荳蔻、香菜、香草或是有機生可可。

PS：喜歡的話，也可以最後淋上油，然後小心拌勻。用保護Omega方式製造的亞麻籽油

絕對不會苦，而是有舒服的堅果味。把油攪拌進凝乳特別適合對脂肪有恐懼的人。

無乳糖，全素的早餐

（一人份）

材料：

兩湯匙奇亞籽（可選擇磨細的奇亞籽）

一百五十毫升米漿，杏仁汁，椰奶或是燕麥汁

二十毫升用保護Omega方式有機製造的亞麻籽油和小麥胚芽油混合的食用油（可選擇添加DHA/EPA和維生素D3），或者兩湯匙高品質的亞麻籽油（可以加DHA/EPA）和一到二茶匙的小麥胚芽油

喜愛的水果（參考上面，例如香蕉、芒果、藍莓、一個椰棗、一個無花果乾、二分之一的枸杞）

一些檸檬汁

剁碎的核桃仁，杏仁或是腰果，及其他堅果。

料理：

把奇亞籽放在米漿，杏仁汁或是燕麥汁裡至少泡上十分鐘。加上檸檬汁混合。水果削

皮，切成小塊，喜歡的話可打成泥。奇亞籽粥最後再淋上油，加上水果，用堅果和水果裝飾。

提示：用錫蘭肉桂、姜黃、荳蔻、香菜或是香草調味，按口味喜好再加上一點有機生可可。

早安粥（無乳糖，無麩質，全素食）

（兩人份）

這是我臨時發想出來的食譜，現在卻成為我的最愛。配料和混合比例可以隨意更改，看什麼樣的搭配最合你的口味！我的早餐粥每天也都有點不一樣。這樣可以保持新鮮感。

1. 奇亞籽粥：大約五茶匙的奇亞籽（磨細）放在燕麥汁，杏仁汁，椰奶或是水裡至少泡十分鐘發脹當作基本粥。（也可以用一些亞麻籽，芝麻和大麻籽來補充）。
2. 添加水果：兩個酪梨（隨意，如果有的話）

一到兩個香蕉（視大小而定）

兩到三個椰棗（去籽）

一到四茶匙生可可（不加糖，有機），視你對巧克力的喜好而定，我建議你提高劑量。

香料：按照你的喜好加一點肉桂（有機，錫蘭）、薑黃、荳蔻。

一撮薑、高良薑、香菜、多香果、八角和辣椒粉也很適合。

所有配料用果汁機打成泥。

3.奇亞籽粥跟酪梨水果攪拌在一起。

4.最後加上兩湯匙亞麻籽油（加上DHA/EPA也很好），和一到兩茶匙的小麥胚芽油攪拌。

喜歡的人，為了健康的腸道菌叢可以加入健康「裝飾品」和膳食纖維：一些堅果，杏仁，喜歡的核仁，一到兩茶匙的磨細的車前草殼（有機品質）。

好好享受！

重要：請注意補充充足的水分，因為小種子在腸道裡有很大的膨脹體積。每天起床後馬上喝兩大杯水是非常值得推薦的飲水規則。

防彈咖啡

給早上提不起勁的人的強力推動渦輪機。美國人戴夫．亞斯普雷（Dave Asprey）第一個介紹了「防彈咖啡」。這個咖啡是受到西藏雪巴人的酥油茶啟發，雪巴人從這個充滿了脂肪的茶中獲取能量。Bulletproof Coffee，原意是能抵擋子彈的咖啡，可以在早晨提供我們一股強大的能量。原始食譜是高營養價值，新鮮沖泡的咖啡，加上奶油和MCT油以後，再用攪拌機打成綿密狀。如此一來在飲料上沒有「油花」，不過我現在覺得油花很有趣，有娛樂效果。我把這個食譜用椰子油做了些改變。

兩杯的材料：

大約四百五十到五百毫升的熱咖啡（有機品質，現泡）
一到二湯匙的酥油或是草飼奶油
一到二湯匙椰子油（有機品質），可用MCT油替代
隨意：一點肉桂，可可或是香草粉（有機品質）
料理：將材料放在攪拌機裡或用攪拌棒打成綿密狀！
注意：這個咖啡裡有一個東西絕對不能放，那就是糖，蜂蜜或是人工甘味，除非你有迫切快速增肥的願望！

第23章 用油漱口——以油拔法當全能武器

病從口入。在早上可以預防性地把一湯匙植物油放在嘴裡，像漱口水一樣來回在齒間鼓動幾分鐘。「油拔法」聽起來像是奧祕的宗教儀式。但是這個古老的治療傳統後面藏著一個你一定要利用的潛能！「啜飲」油在德國不被看重，卻是一種可以把口腔裡有害細菌趕走並預防疾病的方法。因為嘴巴是進入身體的門戶，有位牙醫也曾說過，嘴是全身「最髒的」地方。含有碳水化合物和糖卻逐漸變質的食物殘渣是給有害微生物的絕佳養料，把口腔內健康的生態環境搞得一塌糊塗。如果口腔黏膜的抵抗力因為細菌長期存在而負擔過重，整個情況會惡化：造成疾病的病原體會接手指揮台，可能會出現牙齦發炎、牙菌斑和口臭。口腔發炎不是局部性的緊急事故，而會威脅整個身體的健康（你已經在牙齒健康那章裡獲知細節）。我們不僅要防範孩子的「牙齒長洞」，也不容忽視口腔的衛生。完美的健康預防措施也要兼顧口腔黏膜。

價錢實惠又有效的油拔法可以派上用場：油拔法原始來自印度的傳統療法，是清潔口腔的有效方法，可以改善牙齒和口腔健康。用油來漱洗口腔能提供抗菌的保護層，把有害的細菌從嘴巴裡「拔」出來，並強化口腔黏膜和穩固牙齦，對整個口腔／咽喉以及鼻竇有療效（甚至對慢性鼻竇炎有驚人的療效）。老實說，我一開始對這個療法存疑。但是現在因為病人無數鼓舞人心的經驗，以及深入研究這個主題之後，我的懷疑已不復存在。[315]油拔法還有幾個優點：簡單，到處都可以做，無害，實惠沒有副作用。就讓我們開始吧！

拔過去！

油拔法很簡單，但是絕對不能取代刷牙。在刷牙前，大約放一茶匙的油在嘴裡，然後用力漱洗口腔，並且不斷把油吸過牙間區。接著一定要把油吐掉，它已經成為黃白色泡沫狀的黏液。絕對不要把油吞下去，因為它充滿了有害物質。油拔法絕對無害，但是要保證油在口中流動，並且不會吞下去。因此我推薦小孩最早在到達入學年齡後才做油拔法。

如果你沒有齲齒或是牙齦的問題，並且健康情況良好，那每天大約油拔一次五分鐘就足夠。如果口腔內已經出現問題，而你想用油拔法治療，那我推薦你做較長的十五分鐘。開始時先「拔」幾分鐘。一般人一開始會覺得很不習慣。如果你覺得不舒服，請把油吐在一個小杯子裡或是衛生紙裡，基本上將它們丟進垃圾桶，而不要吐進水槽。之後用一些水把嘴漱乾淨。油拔法適合當晨間儀式。你可以利用在浴室的時間，或是煮咖啡，做早餐等例行公事的時候。吃完晚飯是適合做第二次油拔的時間。適合用哪種油呢？

在印度用芝麻油做油拔已經有很長的傳統。值得推薦的還有口味好的椰子油和脫臭過（口味中立的）葵花籽油。因為你會在漱口後把油吐出來，所以原則上甚至可以用提煉過的油。當然油拔法不是萬靈丹，但是能跟你強調脂肪均衡的新飲食相結合，有很大的潛力能改善你的健康狀況。比起其他的改變，你可能可以更快感受到對牙齒健康的效果：口氣清新，牙齦較少出血，較乾淨的口腔感覺。就做幾個星期看看吧！

後記

希望你已經認識並學會重視生活中最不會讓你生氣的「脂肪」。在資訊叢林中，這本書提供你可靠的知識，堅持不講教條地帶領你穿越科學研究的迷宮，你可以一再拿起這本書，讓它幫你複習利用脂肪的療效。你知道，運用這本書的認知等於是在反抗普遍批判脂肪的現況。但是你已經了解這個被誤解的養分，以及過去對脂肪的錯誤認知，希望你已經去除了這個帶有錯誤意識的枷鎖。

多少次我們在事實上絆了一跤，卻還是堅定地繼續往前跑，好像什麼也沒看見，沒讀到也沒聽到？多少次我們搞不清楚狀況，只因為「大多數人似是而非的堅定意見」。對脂肪的錯誤評價應該對我們有警惕作用；不能因為很多人的意見相同，就一定表示這個意見是正確或是真實的。一個從來沒有被正確證實的假設以教條方式席捲研究機構、指導準則、政界和工業界領袖的想法、健康政策，應該讓我們大大震驚才是。

做開路先鋒不是一件容易的事。在德國，身為替代醫學的先鋒常常飽受批評。當我二〇一七年熱烈主張用抗炎飲食來做為慢性疾病如類風濕性關節炎的輔助藥物治療時，在一個大型的醫生研討大會上飽受嚴厲批評。當我公開替脂肪平反，並在電視上讓廣大的群眾了解脂肪是我治療的一部分時，不少人也很訝異並懷疑地皺眉頭。這需要很多力氣以及許多能資運用的研究數據來驅散懷疑。

我希望這本書能感動許多人，讓大家思考並積極行動，尤其是能傳達到社會決策者那邊，好好給他們一些刺激。因為現在正是在健康政策上終止過時低脂想法的時候，並認清：預防是最好的藥。預防醫學，我認為也包括現代的營養學，到目前為止在政策上一直受到冷落。做心電圖和新的實驗室血液分析並不會讓人更健康，但是透過新的生活方式可以。沒有健康脂肪的錯誤飲食是我們這個時代最大的謬誤和讓人生病的原因之一，這個錯誤將會使現代社會在接下來幾年面對社會經濟的黑洞。之前沒有哪一代的人像我們一樣掌握了高深的知識和龐大的數據，但是我覺得我們這個年代缺乏熱情，沒有勇氣走一條新的路，即使最新的研究已經知道我們必須走這條路！我們必須拿出勇氣和貫徹力改弦更張。所以在這裡，我最後一次向我們的衛生部部長和決策者致意，重視並支持現代的營養學，而不是緊抱著過時的營養金字塔。

當然事實也會改變。科學和歷史教了我們這一點。我們還會繼續在科學研究中尋求新的事實；我們還需要保有好奇心、參與討論、改變和不斷創新的意願。這是進步的本能。我很樂意在未來透過我的網頁www.docfleck.com，講座，研討會和出版品繼續把最新的認知介紹給你。

現在已經接近本書尾聲，是你做選擇的時候！你可以決定這本書是沙發上「有趣的」讀物，並讓一切照舊。或者，你的生活可以有更多脂肪，並且從身體最小的層級細胞開始，為自己做出全新的健康規劃。你現在擁有完美的裝備來強化整個身體，並預防、緩解，甚至治療疾病。如果你相信明智挑選出來並經過謹慎處理的脂肪的療效，就替自己和你親愛的人的健康打開了無限希望。當然，未來不可知，但是一定可以規劃。請考慮透過這本書進而行動，想像一下未來可能會發生什麼事，可以替自己或是家人和朋友減輕甚至避免什麼疾病。

我衷心希望「脂肪」可以改變你的生命，將你解救於對脂肪的恐懼和停滯的無力感，改革你的健康和生活品質。我的療法和在這裡描述的建議已幫助上千人改變了生命。這本書是我熱情的結晶，藉由現代的預防醫學和目標明確地運用健康脂肪來長期改善健康。我要對你呼籲：跟別人介紹我的書，把「注重脂肪」的資訊傳播出去，讓每個人都知道健康的脂肪對所有人的健康有多重要。現在是最後關頭，必須對脂肪過時的想法全力一擊。每一個新想法最初都是一個展望，可以證明是重要的。指導準則和政策決定通常需要經過很長且複雜的路。長久的等待意味著停滯不前。但是你今天已經武裝好了，並且有最新的專家知識。所以——

開始行動吧！單單知識本身不是力量，付諸實踐的知識才是。我已經把球傳到你的手上。你有決定權！如果你什麼都不改變，什麼都不會變。請你從一小步「脂肪規則」開始，並且貫徹執行至少三十天。你將會得到驚喜。而且絕對不要忘了感官享受和生活中的樂趣！好好享受。脂肪不僅為食物的味道加分，還讓我們快樂，苗條和聰明，可以改變你的生命並替生活品質注入新活力。祝你成功！

脂肪測驗

這個自我測驗可以粗略分析你的「脂肪收支情況」和健康狀況，Omega-6和Omega-3脂肪酸是否平衡。

你是否補充足夠的α-亞麻酸（Omega-3）？

□每天都有攝取富含Omega-3的植物油如亞麻籽油，核桃油，大麻籽油或是菜籽油？
□每個星期至少吃兩次肥美的海魚，或是定期攝取添加DHA的植物油做為替代（例如保護Omega下製造的亞麻籽油加DHA/EPA）？
□定期吃富含Omega-3的堅果、杏仁、種子和核仁？
□經常自己下廚？
□常攝取蛋和動物性產品如牛奶，奶製品，或是永續經營的草飼肉類？

請計算一下回答是的問題。

○至一分：攝取量不足
二至三分：攝取量有限
四至五分：合適的攝取量（對健康者而言）

你對Omega-3脂肪的需求量特別大嗎？

☐你是否罹患發炎性疾病（風濕、關節炎、多發性硬化症、腸病、皮膚病如異位性皮膚炎、乾癬、濕疹）？
☐你憂鬱嗎？
☐有心血管疾病或是心律不整？
☐你懷孕，哺乳或是想要生孩子？
☐你是嚴格的素食者或是全素食者？

請計算一下回答是的問題。
○分：需求量不用提高
一分：需求量要稍微提高
二至三分：需求量要中度提高
四至五：需求量要極度提高

攝取健康的Omega-3脂肪受到阻礙？

□你吃現成產品嗎？

從不……〇分

偶爾……一分

每天……兩分

□你吃工業製糕點，堅果醬，或是含有高量反式脂肪的油炸食品？……四分

□吃用富含Omega-6的植物油如薊油，玉米胚芽油或者葵花籽油或是用它製成的乳瑪琳？

從不……〇分

偶爾……一分

每天……兩分

請把分數加總在一起。

〇至一分：攝取量基本上沒有阻礙

二至三分：攝取量有中度阻礙

四至八分：攝取量有嚴重阻礙

你補充太多的亞油酸（Omega-6）？

□吃太多穀物，例如麵包、小麵包、麥片、其他糕點？
□很常使用富含Omega-6的植物油如薊油，玉米胚芽油，葡萄籽油或者葵花籽油？
□使用植物油或是乳瑪琳烘焙？
□常吃添加植物脂肪的現成食品？
□常吃「添加植物油」的糕點？
□你是素食者或是全素食者，並且吃很多穀類、麵條、米飯、馬鈴薯、小米、大麥、燕麥，很少脂肪？
□你罹患一種疾病，可以透過減少Omega-6脂肪酸而緩解？例如：發炎性風濕性疾病如類風濕性關節炎、結締組織疾病、乾癬、發炎的腸道疾病如克隆氏症、潰瘍性結腸炎、多發性硬化症等等？

請計算一下回答是的問題。
○至一分：Omega-6攝取量稍多
二至四分：Omega-6攝取量中度
五至七分：Omega-6攝取量明顯過高，會危及健康

你補充太多花生四烯酸？

□偶爾食用動物性食物，並且只攝取適量的奶製品？……一分
□每天攝取動物性食物？……二分
□常常吃加工過的肉類食品如香腸或是內臟？……二分
□罹患一種疾病，可以透過減少花生四烯酸而獲益，例如發炎性風濕性疾病、乾癬、發炎的腸道疾病、多發性硬化症？……五分

請把分數加總在一起。
〇至一分：花生四烯酸攝取量不構成問題
一至三分：花生四烯酸攝取量輕度到稍高
四至五分：花生四烯酸攝取量中度高
六至十分：花生四烯酸攝取量超高

詞彙表

抗氧化劑（Antioxidants）

能阻止氧化過程（氧化或是跟氧氣起反應）的物質。對防止脂肪和油類以及細胞膜的脂肪物質的氧化很重要，也有對抗自由基的保護效果。保護我們免於慢性疾病和提早老化。油類裡自然的抗氧化劑如維生素E能維護油的品質。

花生四烯酸（Arachidonic acid）

生命必需的長鏈多元不飽和脂肪酸，是穩固細胞膜結構的重要元素。除此之外，是組織激素的前體，會促進發炎和疼痛。出現在所有動物的身體裡。

膽固醇（Cholesterol）

跟脂肪類似，是生命不可或缺的物質，只出現在動物和人類的器官和組織中。植物性食物中沒有膽固醇。膽固醇是身體能自行製造的基本物質，並且能創造細胞膜中的秩序和結構。根據膽固醇顆粒的密度大小，可以分為低密度脂蛋白（Low Density Lipoprotein, LDL）和高密度脂蛋白（High Density Lipoprotein, HDL）。目前已經證實不必擔心食物中的膽固醇，而且不是低密度脂蛋白膽固醇本身的問題，**只有**氧化的低密度脂蛋白（small LDL）才危險，脂肪酸的氧化和攝取碳水化合物會增長它的數量，並促進動脈硬化發展。

順式脂肪

原本是不飽和脂肪酸的分子結構。脂肪酸鏈以「彎曲的」結構存在，這個「彎折」是因為雙鏈的氫原子都在分子的統一側所造成的，跟反式脂肪筆直的形狀相反。從順式脂肪酸轉變成為反式脂肪酸會導致功能改變，連帶使「健康的」脂肪分子結構的功能完全消失。

二十二碳六烯酸（Docosahexaenoic acid, DHA）

長鏈（二十二碳原子）多元不飽和 Omega-3 脂肪酸。是大腦、眼睛和生殖腺中細胞膜非常重要的建構材料。

二十碳五烯酸（Eicosapentaenoic acid, EPA）

長鏈（二十碳原子）多元不飽和 Omega-3 脂肪酸，是生命必需，促進健康的組織荷爾蒙前體。

初榨

製造商的標籤用語，但不表示油的真正品質。它沒有進一步的資料說明是否有加熱或是其他的加工過程。

必需脂肪酸

生命必需脂肪酸，身體不能自行製造，所以必須從外面經由食物攝取。通常是指多元不飽和脂肪酸Omega-3亞麻酸和Omega-6亞油酸。

萃取

傳統製油中化學處理過程，用溶劑（例如乙烷）將植物原料中的生油用化學程序萃取出來。

脂肪

化學物質，分子結構由三個脂肪酸和甘油組成。脂肪酸可以有不同的特性，能被甘油區隔開來。

脂肪組合

一種植物油中脂肪酸的特殊組合。每一種油或是脂肪都顯示出特殊的脂肪酸結構，例如橄欖油主要含有油酸，而亞麻籽油中則以α亞麻酸為主。

脂肪酸

是甘油之外脂肪的組成成分，特色表現在分子結構是由碳鏈加上氫原子和氧原子組合而成。到目前為止，脂肪和油類中不同的脂肪酸為人所知的大約有兩百多個。這些種類繁多的脂肪酸是根據結構區別，尤其區分為飽和、單元不飽和（英文的縮寫是MUFA）和多元不飽和（英文的縮寫是PUFA），這是必需脂肪酸。游離脂肪酸會因為品質變差而產生。這時候，脂肪酸會從「骨幹」甘油分離出來。這樣形成的脂肪酸不再和甘油連結，並且以「游離的」脂肪分子循環。視不同種類而定，它們活性反應的程度或高或低。例如橄欖油品質的分級是根據游離脂肪酸的含量決定。

自由基

氧化物，特別有攻擊性，起活性反應。身為代謝的自然產物，它們不斷被身體製造，部分自由基還會完成生命中重要的任務。但是如果它們的數目占上風，將會發展出破壞潛力，傷害細胞膜和遺傳物質。沒有抵銷掉的大量游離氧氣自由基是隱藏在身體裡致病的原因。自由基特別容易在有害物質，不健康和帶有劣質脂肪飲食以及過量紫外線的影響下產生。維生素E（小麥胚芽油）能保衛我們免受自由基攻擊。

硬化脂肪

透過工業加工程序變硬或能塗抹的植物油。在硬化過程中，一部分不飽和脂肪酸會轉變成為飽和和不健康的反式脂肪酸。

飽和脂肪

沒有雙鍵的脂肪酸化學狀態，也就是說，所有可能連結的地方都「飽和」被占據了。不能跟原子或是其他分子結合。因此飽和脂肪不喜接觸或是起反應，比較有惰性，跟不飽和脂肪相反，它們有雙鍵，因此性喜接觸起反應，提供原子和分子一個空位。因此飽和脂肪對環境中空氣、日光和溫度的影響保持相當的穩定性。在室溫中保持固態的脂肪大多屬於飽和脂肪。

高密度脂蛋白（High-Density-Lipoprotein, HDL）

有高密度的脂蛋白是血液循環中運輸脂肪的船，將身體邊緣的脂肪經由血液循環運回肝臟。

加氫處理

這個脂肪加工過程也稱為氫化，為了讓脂肪能方便塗抹。把氫原子加到不飽和脂肪酸裡，因此產生不健康硬化的脂肪酸。

冷榨

製油的過程，純粹用機械程序壓榨，也就是說不經萃取和提煉。單純機械的壓力會使原料的溫度提高到六十度。壓榨時不能超過這個溫度。重要的是，「冷榨」並沒有進一步說明壓榨之前，油在當中或是之後經歷的溫度。

低密度脂蛋白（Low-Density-Lipoprotein, LDL）

帶有低密度的脂蛋白，是血液中將脂肪運送到身體邊緣細胞的載體。

單元不飽和脂肪酸（MUFA）

Monounsaturates fatty acid＝單元不飽和脂肪酸

天然油

天然，不經化學改變的油，完全用機械壓榨過程取得，清潔（過濾）和淨化（離心處理）取得的油。

Omega脂肪酸

脂肪酸的分類，標示一種特別的多元不飽和脂肪酸種類，對生命不可或缺。最重要的代表是Omega-3，Omega-6和Omega-9脂肪酸。這些脂肪酸雙鍵的位子用希臘字母Omega「ω」表示，並從甲基末端開始數。Omega-3例如亞麻酸，Omega-6例如亞油酸，Omega-9例如油酸。

Omega指數

在實驗室裡鑒定的試驗，它以二十六種脂肪酸來顯示Omega-3脂肪酸（DHA和EPA）百分比例。這個實驗室的測試可以幫助我們釐清個人最理想的Omega-3供需狀況。Omega-3指數超過百分之八最理想。[316]可靠的實驗室標準測量方式是從紅血球來驗Omega-3脂肪。這個測量可以讓我們了解過去幾個星期中Omega-3脂肪酸的供應情況。相對的，從血漿中驗Omega-3的情況比較「狹隘」，因為它只能反映出前一天食用魚的情況。

安全的Omega製造

富含Omega-3植物油（名列前茅的是亞麻籽油含有幾乎百分之六十，大麻籽油或是核桃油）是高度敏感的含羞草，特別容易受到氧化、高溫和日光的影響。對健康營養價值高的油會在隔絕這些天敵的真空情況下壓榨。如此一來可以避免這些敏感的油受到損害而失去它們的健康效果。例如可以在標籤上找到「隔絕日光，高溫，氧氣下榨油」或是「Omega安全」的指示。富含Omega-3的油類單單是「天然冷榨」還不夠，不能達到對健康最大的益處。例如亞麻籽油絕對不能有油耗味或是苦味。一個不好的味道標示製造過程品質低劣，或是儲存方式不符合要求。

氧化

化學反應，受氧氣的影響下，不少時候反應過程有攻擊性。

氧化壓力

如果一個細胞內同時發生太多氧化反應，會出現「氧化壓力」。最後導致細胞代謝失衡。罹患慢性疾病的可能性會因為氧化壓力而增加。

多元不飽和脂肪酸（Polyunsaturated fatty acid, PUFA）

例如α-亞麻酸（ALA），亞油酸（LA），γ-亞麻酸（GLA），二十二碳六烯酸（DHA）和二十碳五烯酸（EPA）。

提煉

是傳統植物油製造中一項繁複的過程。從植物原料取得生油會在好幾個階段的化學過程中淨化。天然的脂肪伴生物質游離脂肪酸，氣味和味道以及色素都會被去除。

反式脂肪酸

工業反式脂肪酸：不飽和脂肪酸，它們的分子結構已經改變，排列成直線，與「正常的」順式脂肪相反。例如工業製造和硬化的植物油中，或是不小心在自己的煎鍋用太高的溫度加熱天然植物油時會產生反式脂肪。這種分子結構改變的反式脂肪對健康傷害特別大。它已經失去不飽和脂肪酸原本寶貴的健康作用。天然的反式脂肪出現在反芻動物的奶和奶製品中。根據研究數據，天然的反式脂肪跟工業的反式脂肪不一樣，對健康完全不需有疑慮。

不飽和脂肪酸

帶有一個或多個雙鍵的脂肪酸，喜歡接觸和起化學反應，會被捲入許多代謝過程中。雙鍵的數目越多越敏感，對健康脂肪的天敵：日光，高溫和氧氣的影響也越「害羞」。

維生素E

脂溶性維生素（例如維生素A、D、K），涵括一組所謂的生育酚。維生素E是強力的抗氧化劑，所以能保護脂肪酸不受環境中日光、高溫和氧氣的傷害。一種富含維生素E的油是小麥胚芽油。維生素E值得推薦做為高Omega-3油類如亞麻籽油或是大麻籽油的理想組合。

細胞膜

身體每個單一細胞的騎士裝備和有保護作用的皮膚，智力和「交流中心」。它由脂肪酸、蛋白質和膽固醇建構而成，處於不斷更新和密集代謝的過程。飲食中理想的脂肪酸組合決定身體單一細胞膜的品質。穩固細胞的飽和脂肪加上促進細胞穿透性的不飽和脂肪的組合對健康尤為重要。

注釋

1. McCarthy, Michael, US guideline may drop cholesterol limits but keep link between dietary saturated fats and trans fats and heart disease. BMJ 350: h835, 2015.
2. Teicholz, Nina, The big fat surprise: Why butter, meat and cheese belong in a healthy diet. London: Scribe 2015.
3. Schoeller, Dale A., The energy balance equation: Looking back and looking forward are two very different views. Nutr Rev 67 (5): 249-254, 2009.
4. Teicholz, Big fat surprise.
5. Mercola, Joseph, Fat for fuel: A revolutionary diet to combat cancer, boost brain power, and increase your energy. Carlsbad, CA: Hay House 2017.
6. Teicholz, Big fat surprise.
7. Keys, A., Atherosclerosis a problem in newer public health. Journal of the Mount Sinai Hospital, New York, 20 (2): 118-139, 1953, S. 134.
8. Teicholz, Big fat surprise.
9. 同上
10. Nestle, Marion, Food politics: How the food industry influences nutrition and health. Berkeley, CA: University of Califorina Press, 2. Aufl. 2007.
11. Yerushalmy, J./Hilleboe, H., Fat in the diet and mortality from heart disease: A methodologic note. NY State J Med 57: 2343-2354, 1957.
12. Teicholz, Big fat surprise.
13. Dayton, Seymour et al., A controlled clinical trial of a diet high in unsaturated fat in preventing complications of atherosclerosis. Circulation 40: II-1-II-63, 1969.
14. Teicholz, Big fat surprise.
15. Leren, P., The effect of plasma-cholesterol-lowering diet in male survivors of myocardial infarction: A controlled clinical trial. Bulletin of the New York Academy of Medicine 44 (8), 1012-1020, 1968.
16. Mercola, Fat for fuel, S. 40.
17. Teicholz, Big fat surprise.
18. 同上
19. https://de.statista.com/statistik/daten/studie/175483/umfrage/pro-kopfverbrauch-von-zucker-in-deutschland/. 資料擷取時間：August 2018.
20. https://www.bernerzeitung.ch/schweiz/standard/wir-essen-taeglichrund-dreissig-wuerfel-zucker/story/20724828. 資料擷取時間：August 2018.
21. Menotti, A. et al., Food intake patterns and 25-year mortality from coronary heart disease: Cross-cultural correlations in the Seven Countries Study. The Seven Countries Study Research Group. Eur J Epidemiol 15(6): 507-515, 1999.
22. Gornall, Jonathan, Sugar's web of influence 2: Biasing the science. BMJ 350: h215, 2015.
23. Office of Disease Prevention and Health Promotion, 2015 Dietary Guidelines. http://health.gov/dietaryguidelines/2015/. 資料擷取時間：August 2018.
24. Teicholz, Big fat surprise.
25. 同上
26. 同上
27. Repa, Joyce J./Mangelsdorf, David J., Nuclear receptor regulation of cholesterol and bile acid metabolism. Current Opinion in Biotechnology 10: 557-563, 1999.
28. Worm, Nicolai, Naturlich Low-Carb: Warum die kohlenhydratarme Ernährung für den modernen Menschen optimal ist und Zivilisationskrankheiten gar nicht erst entstehen lässt. München: Riva Verlag 2016.
29. McNamara, D. J. et al., Heterogeneity of cholesterol homeostasis in man: response to changes in dietary fat quality and cholesterol quantity. J Clin Invest 79: 1729-1739, 1987.
30. Bosner, Matthew S. et al., Percent cholesterol absorption in normal women and men quantified with dual stable isotopic tracers and negative ion mass spectrometry. J Lipid Res 40: 302ß8, 1999.

31. McNamara, D. J., Cholesterol intake and plasma cholesterol: an update. J Am Coll Nutr 16: 530-534, 1997.
32. Bolton-Smith, C. et al., Dietary and non-dietary predictors of serum total and HDL-cholesterol in men and women: results from the Scottish Heart Health Study. Int J Epidemiol 20: 95-104, 1991.
33. Millen, B. E. et al., Diet and plasma lipids in women. I. Macronutrients and plasma total and low-density lipoprotein cholesterol in women: the Framingham nutrition studies. J Clin Epidmiol 49: 657-63, 1996.
34. Hu, F. B. et al., A prospective study of egg consumption and risk of cardiovascular disease in men and women. JAMA 281: 1387-1394, 1999.
35. Howell, W. H. et al., Plasma lipid and lipoprotein responses to dietary fat and cholesterol: a meta-analysis. Am J Clin Nutr 65: 1747-1764, 1997.
36. Godfrey, Lisa et al., Arginine-directed glycation and decreased HDL plasma concentration and functionality. Nutrition and Diabetes 4 (9): 1-9, 2014.
37. Parks, E., Changes in fat synthesis influenced by dietary macronutrient content. Proc Nutr Soc 61 (2): 281-286, 2002.
38. Krauss, R. M., Atherogenic lipoprotein phenotype and diet-gene interactions. J Nutr 131 (2): 340-343, 2001.
39. Reaven, Gerald, Insulin resistance and coronary heart disease in non-diabetic individuals. Arteriosclerosis, Thrombosis and Vascular Biology 32 (8): 1754-1759, 2012.
40. Guyenet, Stephan, Does dietary saturated fat increase blood cholesterol? An informal review of observational studies. 2011, http://wholehealthsource.blogspot.com/2011/01/does-dietary-saturatedfat-increase.html. 引自 Hyman, Mark, Iss Fett, werde schlank. München: RIVA Verlag.
41. Abramson, John D. et al., Should people at low risk of cardiovascular disease take a statin? BMJ 347: f6123, 2013.
42. American Heart Association, Monounsaturated fat. http://www.heart.org/HEARTORG/GettingHealthy/NutritionCenter/HealthyEating/Monounsaturated-Fats_UCM_301460_Article.jsp. 資料擷取時間：August 2018.
43. Ballard, K. D. et al., Dietary carbohydrate restriction improves insulin sensitivity, blood pressure, microvascular function, and cellular adhesion markers in individuals taking statins. Nutr Res 33 (11): 905-912, 2015.
44. Wood, Richard J. et al., Effects of a carbohydrate-restricted diet on emerging plasma markers for cardiovascular disease. Nutr Metab 3:19, 2006.
45. Gardner, C. D. et al., Comparison of the Atkins, Zone, Ornish, and LEARN diets for change in weight and related risk factors among overweight premenopausal women: the A TO Z Weight Loss Study: a randomized trial. JAMA 297 (9): 969-977, 2007.
46. Accurso, Anthony et al., Dietary carbohydrate restriction in type 2 diabetes mellitus and metabolic syndrome: time for a critical appraisal. Nutr Metab 5: 9, 2008.
47. Page, K. A. et al., Circulating glucose levels modulate neural control of desire for high-calorie foods in humans. J Clin Invest 121 (10): 4161-4169, 2011.
48. Nagao, K./Yanagita, T., Medium-chain fatty acids: functional lipids for the prevention and treatment of the metabolic syndrome. Pharmacol Res 61 (3): 208-212, 2010.
49. Dehghan, M. et al., Associations of fats and carbohydrate intake with cardiovascular disease and mortality in 18 countries from five continents (PURE): a prospective cohort study. Lancet 390 (10107): 2050-2062, 2017.
50. Calder, P. C., Functional roles of fatty acids and their effects on human health. J Parenter Enteral Nutr 39 (1 Suppl.): 18S-32S, 2015.
51. May, A. L. et al., Prevalence of cardiovascular disease risk factors among US adolescents, 1999-2008. Pediatrics 129 (6): 1035-1041, 2012.
52. Faghihnia, N. et al., Effects of dietary saturated fat on LDL subclasses and apolipoprotein CIII in men. Eur J Clin Nutr 66 (11): 1229-1233, 2012.
53. Chowdbury, R. et al., Association of dietary, circulating, and supplement fatty acids with coronary risk: a systematic review and meta-analysis. Ann Intern Med 160 (6): 398-406, 2014.
54. Hyman, Iss Fett, werde schlank, S. 201.
55. Cordain, L. et al., Fatty acid analysis of wild ruminant tissues: evolutionary implications for reducing diet-related chronic disease. Eur J Clin Nutr 56 (3): 181-191, 2002.

56. American Heart Association, Monosaturated fat. http://heart.org/HEARTORG/GettingHealthy/NutritionCenter/HEalthyEating/Monounsaturated-Fats_UCM_301460_Article.jsp. 資料擷取時間：August 2018.
57. University of Maryland Medical System, Omega-3 fatty acids. http://umm.edu/health/medical/altmed/supplment/omega-3-fattyacids. 資料擷取時間： August 2018.
58. Pawlak, D. B. et al., Effects of dietary glycaemic index on adiposity, glucose homoeostasis, and plasma lipids in animals. Lancet 364 (9436): 778-785, 2004.
59. Adam, Olaf, Diät und Rat bei Rheuma und Osteoporose: Rezepte gegen Entzündung und Schmerz. Weil der Stadt: Hadecke 2005.
60. https://www.bfr.bund.de/cm/343/fuer_die_anreicherung_von_lebensmitteln_mit_omega_3_fettsaeuren_empfiehlt_das_bfr_die_festsetzung_von_hoechstmengen.pdf. 資料擷取時間：August 2018.
61. Triff, K. et al., Chemoprotective epigenetic mechanisms in a colorectal cancer model: modulation by n-3 PUFA in combination with fermentable fiber. Curr Pharmacol Rep 1 (1): 11-30, 2015.
62. Devi, K. P. et al., Molecular targets of omega-3 fatty acids for cancer therapy. Anticancer Agents Med Chem 15 (7): 888-895, 2015.
63. Witte, Theodore R./Hardman, W. Elaine, The effects of omega-3 polyunsaturated fatty acid consumption on mammary carcinogenesis. Lipids 50 (5): 437-446, 2015.
64. Lin, Pao-Hwa et al., Nutrition, dietary interventions and prostate cancer: the latest evidence. BMC Med 13: 3, 2015.
65. https://www.dge.de/wissenschaft/weitere-publikationen/fachinformationen/trans-fettsauren. 資料擷取時間：September 2018.
66. US Food and Drug Administration, Trans fat at-a-glance. http://ww.fda.gov/Food/IngredientsPackingLabeling/LabelingNutrition/ucm079609.htm. 資料擷取時間：07. 2018.
67. Willett, Walter, Eat, Drink and Be Healthy: The Harvard Medical School Guide to Healthy Eating, New York: Free Press 2001.
68. Kavanagh, K. et al., Trans fat diet induces abdominal obesity and changes in insulin sensitivity in monkeys. Obesity (Silver Spring) 15 (7): 1675-1684, 2007.
69. Harvard School of Public Health, Shining the spotlight on transfats. http://hsph.harvard.edu/nutritionsource/transfats. 資料擷取時間：August 2018.
70. Ascherio, A. et al., Trans fatty acids and coronary heart disease. N Engl J Med 340 (25): 1994-1998, 1999.
71. Walling, Elizabeth, A Real Killer: Trans Fat Causes Colon Cancer. Natural News 2009, https://www.naturalnews.com/025960_trans_fat_food_cancer.html. 資料擷取時間：September 2018.
72. Chajes, V. et al., Association between serum trans-monounsaturated fatty acids and breast cancer risk in the E3N-EPIC Study. Am J Epidemiol 167 (11): 1312-1320, 2008.
73. Ramsden, C. E. et al., N-6 fatty acid-specific and mixed polyunsaturated dietary interventions have different effects on CHD risk: a meta-analysis of randomised controlled trials. Br J Nutr 104 (11): 1586-1600, 2010.
74. Simopoulos, A. P., Evolutionary aspects of diet, the omega-6/omega-3 ratio and genetic variation: nutritional implications for chronic diseases. Biomed Pharmacother 60 (9): 502-507, 2006.
75. Yancy, W. S. Jr et al., A low-carbohydrate, ketogenic diet versus a lowfat diet to treat obesity and hyperlipidemia: a randomized, controlled trial. Ann Intern. Med 140 (10): 769-777, 2004.
76. Calder, P. C., The American Heart Association advisory on n-6 fatty acids: evidence based or biased evidence? Br J Nutr 104 (11): 1575-1576, 2010.
77. Hibbeln, Joseph R. et al., Increasing homicide rates and linoleic acid consumption among five Western countries, 1961-2000. Lipids 39: 1207-1213, 2004.
78. Fallon, Sally/Enig, Mary G., The great Con-ola. 2002. http://www.westonaprice.org/health-topics/the-great-con-ola/. 資料擷取時間：August 2018.
79. Silbernagl, Stefan/Despopoulos, Agamemnon/Draghun, Andras (Hg.), Taschenatlas Physiologie. 9. Auflage, Stuttgart: Thieme 2018.
80. Weston A. Price Foundation, Know your fats introduction. 2009. http://www.westonaprice.org/Health-topics/know-your-fats-introduction/. 資料擷取時間：September 2018.
81. Opara, E. C. et al., Effects of fatty acids on insulin release: role of chain length and degree of saturation. Am J Physiol 266: E 635-639, 1994.

82. Lane, N., Power, sex, suicide: Mitochondria and the meaning of life. New York: Oxford University Press 2006.
83. Kuklinski, Bodo/Schemionek, Anja, Mitochodrientherapie-die Alternative. 5. Auflage, Bielefeld: Aurum Verlag 2016.
84. 若想深入了解可閱讀我的著作：Schlank und gesund mit der Doc Fleck Methode, Hilden: BJV Verlag 2017.
85. Pomplun, D. et al., Reduced expression of mitochondrial frataxin in mice exacerbates diet-induced obesity. Proceedings of the National Academy of Sciences (USA) 104 (15): 6377-6381, 2007.
86. Cypess, A. M. et al., Identification and importance of brown adipose tissue in adult humans. N Engl J Med 360 (15): 1509-1517, 2009; Saito, M. et al., High incidence of metabolically active brown adipose tissue in healthy adult humans: effects of cold exposure and adiposity. Diabetes 58 (7): 1526-1531, 2009; Van Marken Lichtenbelt, W. D. et al., Cold-activated brown adipose tissue in healthy men. N Engl J Med 360 (15): 1500-1508, 2009; Virtanen, K. A. et al., Functional brown adipose tissue in healthy adults. N Engl J Med 360 (15): 1518-1525, 2009.
87. Christen, William G. et al., Dietary ω-3 fatty acid and fish intake and incident age-related macular degeneration in women. Arch Ophthalmol 129 (7): 921-929, 2011.
88. Georgiou, T./Prokopiou, E., The new era of omega-3 fatty acids supplementation: therapeutic effects on dry age-related macular degeneration. J Stem Cells 10 (3): 205-215, 2015.
89. Jelinek, G. A. et al., Association of fish consumption and Ω 3 supplementation with quality of life, disability and disease activity in an international cohort of people with multiple sclerosis. Int J Neurosci 123 (11): 792-800, 2013.
90. Nordvik, I. et al., Effect of dietary advice and n-3 supplementation in newly diagnosed MS patients. Acta Neurol Scand 102 (3): 143-149, 2000.
91. Perera, H. et al., Combined ω3 and ω6 supplementation in children with attention-deficit hyperactivity disorder (ADHD) refractory to methylphenidate treatment: a double-blind, placebo-controlled study. J Child Neurol 27 (6): 747-753, 2012.
92. Bickel, H., Demenzsyndrom und Alzheimer Krankheit: Eine Schätzung des Krankenbestandes und der jährlichen Neuerkrankungen in Deutschland. Gesundheitswesen 62 (4): 211-218, 2000.
93. Riedel-Heller, S. G. et al., Recruitment procedures and their impact on the prevalence of dementia. Neuroepidemiology 19: 130-140, 2000.
94. Moller, T., Borne, C., Reiser, M. et al., Alzheimer Krankheit und vaskuläre Demenz Bd. 5, Springer Verlag Wien, 54-61, 2009.
95. Wancata, J. et al., Number of dementia sufferers in Europe between the years 2000 and 2050. Eur Psychiatry 18 (6): 306-313, 2003.
96. De la Monte, S. M., Insulin resistance and Alzheimer's disease. BMB Reports 42 (8): 475-481, 2009.
97. Robers, R. O. et al., Relative intake of macronutrients impacts risk of mild cognitive impairment or dementia. J Alzheimer's Dis 32 (2): 329-39, 2012.
98. Henderson, Samuel T. et al., Study of the ketogenic agent AC-1202 in mild to moderate Alzheimer's disease: a randomized, double-blind, placebo-controlled, multicenter trial. Nutrition&Metabolism 6: 31, 2006.
99. Mercola, Fat for fuel.
100. Wheless, J. W., History of the ketogenic diet. Epilepsias 49 Suppl. 8: 3-5, 2008.
101. Martin, K. et al., Ketogenic diet and other dietary treatments for epilepsy. Cochrane Database of Systematic Reviews 2016, 2.
102. DeGiorgio, C. M. et al., Fish oil (n-3 fatty acids) in drug resistant epilepsy: a randomised placebo-controlled crossover study. J Neurol Neurosurg Psychiatry 86 (1): 65-70, 2015.
103. Reda, D. M. et al., Fish Oil Intake and Seizure Control in Children with Medically Resistant Epilepsy. N Am J Med Sci. 7 (7): 317-21, 2015.
104. Cromie, William J., Discovering what lives in your mouth. Harvard University Gazette, 22. August 2002.
105. Hughes, R. A., Focal infection revisited. Br J Rheumatol 33 (4): 370-77, 1994.
106. Kuklinski/Scheminonek, Mitochondrientherapie.
107. Philstrom et al., Lancet, Volume 366, Issue 9499, November 2005.
108. Sconyers, J. R. et al., Relationship of bacteremia to toothbrushing in patients with periodontitis. J Am Dent Assoc 87 (3): 616-22, 1973.

109. US Department of Health and Human Services, Oral Health in America. National Institute of Health 2000. http://www.nidcr.nih.gov/sgr/sgrohweb/home.htm. 資料擷取時間：August 2018.
110. Fife, Bruce, Ölziehkur. Entgiftung und Heilung des Körpers durch natürliche Mundreinigung, Rottenburg: Kopp Verlag, 7. Auflage 2016, Kapitel 3.
111. Mapstone, N. P. et al., Identification of Helicobacter pylori DNA in the mouths and stomachs of patients with gastritis using PCR. J Clin Pathol 46: 540-43, 1993.
112. Thornton, John B./Cavalcante Alves, J. M., Bacterial endocarditis: A retrospective study of cases admitted to the University of Alabama Hospitals from 1969 to 1979. Oral Sur Oral Med Oral Pathol 52 (4): 379-83, 1981.
113. Yoshihara, A. et al., A longitudinal study of the relationship between periodontal disease and bone mineral density in community-dwelling older adults 7. Cline Periodontal 31 (8). 680-84. 2004.
114. Fernando, I. N./Phipps, J. S. K., Dangers of an uncomplicated tooth extraction: a case of Streptococcus sanguis meningitis. Br Den J 165: 220, 1988.
115. Zigangirova, N. A./Gintsburg, A. L., Molecular approach for development of new medicaments for chronic infections treatment. Zh Mikrobiol Epidmiol Immunobiol (4): 103-09, 2007; Kshirsagar, A. V. et al., Periodontal disease is associated with renal insufficiency in the Atherosclerosis Risk In Communities (ARIC) study. Am J Kidney Dis 45 (4): 650-657, 2005; Bienik, K. W./Riedel, H. H., Bacterial foci in the teeth, oral cavity, and jaw-secondary effects (remote action) of bacterial
colonies with respect to bacteriospermia and subfertility in males. Andrologia 25 (3): 159-62, 1993.
116. Kim, J. M. et al., Dental health, nutritional status and recent-onset dementia in a Korean community population. Int J Geriatr Psychiatry 22 (9): 850-55, 2007. Nakayama, Y. et al., Oral health conditions in patients with Parkinson's disease. J Epidemiol 14 (5): 143-150, 2004. McGrother, C. W. et al., Multiple sclerosis, dental caries and fillings: a case-control study. Br Dent J 187 (5): 261-64, 1999; Miklossy, J., Emerging roles of pathogens in Alzheimer disease. Expert Rev Mol Med 2011, 13; Sparks Stein, P. et al., Serum antibodies to periodontal pathogens are a risk factor for Alzheimer's disease. Alzheimers Dement 8 (3): 196-203, 2012.
117. Mealey, B. L./Oates, T. W., Diabetes mellitus and periodontal diseases. J Periodontol 77 (8): 1289-1303, 2006.
118. Lacopino, A. M., Periodontitis and diabetes interrelationships: role of inflammation. Ann Periodontol 6 (1): 125-137, 2001.
119. Miklossy, J., Emerging roles of pathogens in Alzheimer disease. Expert Rev Mol Med 2011, 13; Sparks Stein, P. et al., Serum antibodies to periodontal pathogens are a risk factor for Alzheimer's disease. Alzheimers Dement 8 (3): 196-203, 2012.
120. Grossi, S. G., Treatment of periodontal disease and control of diabetes: an assessment of the evidence and need for future research. Ann Periodontol 6 (1): 138-145, 2001.
121. Santos, J. L. et al., Copy number polymorphism of the salivary amylase gene: implications in human nutrition research. J Nutrigenet Nutrigenomics 5 (3): 117-131, 2012.
122. Hamzany, Y. et al., Is human saliva an indicator of the adverse health effects of using mobile phones? Antioxid Redox Signal 18 (6): 622-27, 2013.
123. Strong, J. P., Landmark perspective: Coronary atherosclerosis in soldiers. A clue to the natural history of atherosclerosis in the young. JAMA 256 (20): 2863-2866, 1986.
124. 同上
125. Bromfield, S./Muntner, P., High blood pressure: the leading global burden of disease risk factor and the need for worldwide prevention programs. Curr Hypertens Rep 15 (3): 134-136, 2013.
126. Lim, S. S. et al. A comparative risk assessment of burden of disease and injury attributable to 67 risk factors and risk factor clusters in 21 regions, 1990-2010: a systematic analysis for the Global Burden of Disease Study 2010. Lancet 380 (9859): 2224-2260, 2012.
127. Shaper, A. G./Jones, K. W., Serum-cholesterol, diet, and coronary heart-disease in Africans and Asians in Uganda. Int J Epidemiol 41 (5): 1221-1225, 2012.
128. Benfante, R., Studies of cardiovascular disease and cause-specific mortality trends in Japanese-American men living in Hawaii and risk factor comparisons with other Japanese populations in the Pacific region: a review. Hum Biol 64 (6): 791-805, 1992.
129. Herman, J., Saving U. S. dietary advice from conflicts of interest. Food and Drug Journal 65 (2): 285-316, 2010.

130. Hoogwerf, B. J. et al., Blood Glucose Concentrations ≤ 125 mg/dl and Coronary Heart Disease Risk. Am J Cardiol 89 (5): 596-599, 2002.
131. Gibson, A. N. et al., Stroke outcome in the ketogenic state: a systematic review of the animal data. Journal of Neurochemistry 123 (2): 52-57, 2012.
132. Roberts, W. C., High salt intake, its origins, its economic impact, and its effect on blood pressure. Am J Cardiol 88 (11): 1338-1346, 2001.
133. Dupont, J. J. et al., High dietary sodium intake impairs endothelium-dependent dilation in healthy salt-resistant humans. J Hypertens 31 (3): 530-536, 2013.
134. Cheng, P. et al., BMI affects the relationship between long chain n-3 polyunsaturated fatty acid intake and stroke risk: a meta-analysis. Sci Rep 5: 14161, 2015.
135. Harris, W. S., Omega-3 fatty acids and cardiovascular disease: a case for omega-3 index as a new risk factor. Pharmacological Research 55 (3): 217-223, 2007.
136. 同上
137. He, Z. et al., Efficacy and safety of omega-3 fatty acids for the prevention of atrial fibrillation: a meta-analysis. Can J Cardiol 29 (2): 196-203, 2013.
138. Landmark, K./Alm, C. S., [Fish and omega-3 fatty acids and heart failure]. Tidsskr Nor Laegeforen 132 (20): 2281-84, 2012.
139. Kojuri, J. et al., Effect of omega-3 on brain natriuretic peptide and echocardiographic findings in heart failure: Double-blind placebo-controlled randomized trial. J Cardiovasc Dis Res. 4 (1): 20-24, 2013.
140. Associations of Omega-3 Fatty Acid Supplement Use With Cardiovascular Disease Risks: Meta-analysis of 10 Trials Involving 77 917 Individuals, JAMA Cardiol., 2018 Mar 1; 3 (3): 225-234.
141. Austin, G. L. et al., A very low-carbohydrate diet improves gastroesophageal reflux and its symptoms. Dig Dis Sci 51 (8): 1307-1312, 2006.
142. Singh, M. et al., Weight loss can lead to resolution of gastroesophageal reflux disease symptoms: a prospective intervention trial. Obesity (Silver Spring) 21 (2): 284-90, 2012.
143. Berger, M. et al., The expanded biology of serotoni Annu Rev Med 60: 355-66, 2009.
144. Liu, Z. et al., Tight junctions, leaky intestines, and pediatric diseases. Acta Paediatr 94 (4): 386-93, 2005; Schulzke, J. D. et al., Epithelial tight junction structure in the jejunum of children with acute and treated celiac sprue. Pediatr Res 43: 435-441, 1998; Maes, M. et al., Increased IgA responses to the LPS of commensal bacteria is associated with inflammation and activation of cell-mediated immunity in chronic fatigue syndrome. J Affect Disord 136 (3): 909-17, 2012; Caradonna, L. et al., Enteric bacteria, lipopolysaccharides and related cytokines in inflammatory bowel disease: biological and clinical significance. J Endotoxin Res 6 (3): 205-14, 2000; Maes, M. et al., The gut-brain barrier in major depression: intestinal mucosal dysfunction with an increased translocation of LPS from gram negative enterobacteria (leaky gut) plays a role in the inflammatory pathophysiology of depression. Neuro Endocrinol Lett 29 (1): 117-24, 2008; Sapone, A. et al., Zonulin upregulation is associated with increased gut permeability in subjects with type 1 diabetes and their relatives. Diabetes 55 (5): 1443-49, 2006; Amery, W. K./Forget, P. P., The role of the gut in migraine: the oral 51-Cr EDTA test in recurrent abdominal pain. Cephalgia 9 (3): 227-29, 1989; Yacyshyn, D. et al., Multiple sclerosis patients have peripheral blood CD45RO+ B cells and increased intestinal permeability. Dig Dis Sci 41 (12): 2493-98, 1996; Smith, M. et al., Abnormal bowel permeability in ankylosing spondylitis and rheumatoid arthritis. J Rheumatol 12 (2): 299-305, 1985; Orr, J. S. et al., Large artery stiffening with weight gain in humans: role of visceral fat accumulation Hypertension 51 (6): 1519-24, 2008; Buchanan, M. M. et al., Toll-like receptor 4 in CNS pathologies. J Neurochem 114 (1): 13-27, 2010.
145. Keshavarzian, A. et al., Evidence that chronic alcohol exposure promotes intestinal oxidative stress, intestinal hyperpermeability and endotoxemia prior to development of alcoholic steatohepatitis in rats. J Hepatol 50 (3): 538-47, 2009.
146. Draper, A. J./Hammock, B. D., Identification of CYP2C9 as a human liver microsomal linoleic acid epoxygenase. Arch Biochem Biophys 376 (1): 199-205, 2000.
147. Dethlefsen, L. et al., The pervasive effects of an antibiotic on the human gut microbiota, as revealed by deep 16S rRNA sequencing. PLoS Biol 6 (11): e280, 2008.
148. Farhadi, A. et al., Susceptibility to gut leakiness: a possible mechanism for endotoxaemia in non-alcoholic steatohepatitis. Liver Int 28 (7): 1026-33, 2008. Campanella, C./Jamali, F.,

Influence of prolonged exposure of a short half life non-steroidal anti-inflammatory drugs on gastrointestinal safety. Inflammopharmacology 17 (4): 205-10, 2009.
149. Watanabe, T. et al., Non-steroidal anti-inflammatory drug-induced small intestinal damage is Toll-like receptor 4 dependent. Gut 57 (2): 181-87, 2008.
150. Whitehead, M. W. et al., Mechanisms of aluminum absorption in rats. Am J Clin Nutr 65 (5): 1446-52, 1997.
151. Zhang, Y. et al., Effects of iron overload on the bone marrow microenvironment in mice. PLoS ONE 10 (3): e0120219, 2015.
152. John, S. et al., Dietary n-3 polyunsaturated fatty acids and the aetiology of ulcerative colitis: a UK prospective cohort study. Eur J Gastroenterol Hepatol 22 (5): 602-606, 2010.
153. Romano, C. et al., Usefulness of omega-3 fatty acid supplementation in addition to mesalazine in maintaining remission in pediatric Crohn's disease: a double-blind, randomized, placebo-controlled study. World J Gastroenterol 11 (45): 7118-121, 2005.
154. Centers for Disease Control and Prevention. http://www.cdc.gov/diabetes/data/statistics/2014StatisticsReport.Html. Updated October 24, 2014. 資料擷取時間：7. September 2018.
155. Diabetes Facts and Figures; International Diabetes Foundation. http://www.idf.org/about-diabetes/facts-figures. 資料擷取時間：7. Juli 2018.
156. Dabelea, D. et al., Prevalence of type 1 and type 2 diabetes among children and adolescents from 2001 to 2009. JAMA 311 (17): 1778-1786, 2014.
157. Dean, H./Flett, B., Natural history of type 2 diabetes diagnosed in childhood: Long term follow-up in young adult years. Diabetes 51 (s1): A24-A25, 2002.
158. Cali, A. M./Caprio, S., Prediabetes and type 2 diabetes in youth: an emerging epidemic disease? Curr Pin Endocrinol Diabetes Obes 15 (2): 123-127, 2008.
159. Le Stunff, C. et al., The insulin gene VNTR is associated with fasting insulin levels and development of juvenile obesity. Nature Genetics 26 (4): 444-446, 2000; Sigal, R. J. et al., Acute postchallenge hyperinsulinemia predicts weight gain: a prospective study. Diabetes 46 (6): 1025-1029, 1997.
160. Hansen, J. B. et al., Inhibition of insulin secretion as a new drug target in the treatment of metabolic disorders. Current Medicinal Chemistry 11 (12): 1595-1615, 2004; Mitri, J./Hamdy, O., Diabetes medications and body weight. Expert Opinion on Drug Safety 8 (5): 573-584, 2009.
161. Tabak, A. G. et al., Prediabetes: a high-risk state for diabetes development. Lancet 379 (9833): 2279-90, 2012.
162. Suez, J. et al., Artificial sweeteners induce glucose intolerance by altering the gut microbiota. Nature 514 (7521): 181-86, 2014.
163. Feinman, A. D. et al., Dietary carbohydrate restriction as the first approach in diabetes management: critical review and evidence base. Nutrition 31 (1): 1-13, 2015.
164. Udupa, A. et al., A comparative study of effects of omega-3 Fatty acids, alpha lipoic Acid and vitamin e in type 2 diabetes mellitus. Ann Med Health Sci Res 3 (3): 442-446, 2013.
165. Samimi, M. et al., Effects of omega-3 fatty acid supplementation on insulin metabolism and lipid profiles in gestational diabetes: Randomized, double-blind, placebo-controlled trial. Clin Nutr. pii: S0261-5614(14)00169-1. Epub 17. Juni 2014.
166. Moosheer, S. M. et al., A protein-enriched low glycemic index diet with omega-3 polyunsaturated fatty acid supplementation exerts beneficial effects on metabolic control in type 2 diabetes. Prim Care Diabetes 8 (4): 308-14, 2014.
167. Zhang, M. et al., Fish and marine omega-3 polyunsatured Fatty Acid consumption and incidence of type 2 diabetes: a systematic review and meta-analysis. Int J Endocrinol. Epub 8. September 2013.
168. Norris, J. M. et al., Omega-3 polyunsaturated fatty acid intake and islet autoimmunity in children at increased risk for type 1 diabetes. JAMA 298 (12): 1420-1428, 2007.
169. Virtanen, J. K. et al., Serum omega-3 polyunsaturated fatty acids and risk of incident type 2 diabetes in men: The Kuopio Ischemic Heart Disease Risk Factor Study. Diabetes Care 37 (1): 189-196, 2014.
170. Ebbeling, C. B. et al., Effects of dietary composition on energy expenditure during weight-loss maintenance. JAMA 307 (24): 2627-2634, 2012.
171. Centers for Disease Control and Prevention, National Diabetes Statistics Report, 2014. http://

www.cdc.gov/diabetes/pubs/statsreport14/national-diabetes-report-web.pdf. 資料擷取時間：21. Juni 2018.
172. Worm, Nicolai, Flexi Carb, München: Riva Verlag 2016.
173. 為了確保診斷正確度，多年來我會額外使用脂肪肝指數（Fatty-Liver-Index, FLI）為工具，並輔以肝臟指數GGT、三酸甘油脂指數、BMI和腹圍測量。在網路上可搜尋FLI Calculator。FLI指數大於60，表示非常可能有脂肪肝（準確度達78%）。
174. Hootman, J. M. et al., Updated Projected Prevalence of Self-Reported Doctor-Diagnosed Arthritis and Arthritis-Attributable Activity Limitation Among US Adults, 2015-2040. Arthritis&Rheumatology 68 (7): 1582-1587, 2016.
175. Ruskin, D. N. et al., Reduced pain and inflammation in juvenile and adult rats fed a ketogenic diet. PLoS ONE 4 (12): e8349, 2009.
176. Di Giuseppe, D. et al., Fish consumption and risk of rheumatoid arthritis: a dose-response meta-analysis. Arthritis Res Ther 16 (5): 446, 2014.
177. Lee, Y. H. et al., Omega-3 polyunsaturated fatty acids and the treatment of rheumatoid arthritis: a meta-analysis. Arch Med Res 43 (5): 356-62, 2012.
178. Kia, Sanam/Choy, Ernet, Update on treatment guideline in Fibromyalgia syndrome with focus on pharmacology. Biomedicines 5 (2): 20, 2017.
179. Deutsche Schmerzgesellschaft, Definition, Pathophysiologie, Diagnostik und Therapie des Fibromyalgiesyndroms, S. 16. S3-Leitlinie, 2. Aktualisierung von 2017. Online (PDF), 資料擷取時間：20.05.2018.
180. Deutsche Schmerzgesellschaft: Definition, Pathophysiologie, Diagnostik und Therapie des Fibromyalgiesyndroms., S. 14 f. S3-Leitlinie, 2. Aktualisierung von 2017. Online (PDF), 資料擷取時間：20.05.2018.
181. Watkins, L. R. et al., Glia: Novel counter-regulators or opioid analgesia. Trends Neurosci 28 (12): 661-69, 2005; Craig, A. D., How do you feel? Interoception: the sense of the physiological condition of the body. Nat Rev Neurosci 3 (8): 655-66, 2002.
182. Berrendero, F. et al., Nicotine-induced antinociception, rewarding effects, and physical dependence are decreased in mice lacking the preproenkephalin gene. J Neurosci 25 (5): 1103-12, 2005.
183. Mercola, Fat for fuel.
184. Ernst, A./Shelley-Tremblay, J., Non-ketogenic, low carbohydrate diet predicts lower affective distress, higher energy levels and decreased Fibromyalgia symptoms in middle-aged females with Fibromyalgia Syndrome as compared to the Western pattern diet. Journal of Musculoskeletal Pain 21 (4): 365-370, 2013.
185. Balbas, G. M. et al., Study on the use of omega-3 fatty acids as a therapeutic supplement in treatment of psoriasis. Clin Cosmet Investig Dermatol 4: 73-77, 2011.
186. Eriksen, B. B./Kare, D. L., Open trial of supplements of omega 3 and 6 fatty acids, vitamins and minerals in atopic dermatitis. J Dermatolog Treat 17 (2): 82-85, 2006.
187. Scott, D. W. et al., Effect of an omega-3/omega-6 fatty acid-containing commercial lamb and rice diet on pruritus in atopic dogs: results of a single-blinded study. Can J Vet Res 61 (2): 145-153, 1997.
188. Gieler, Uwe et al., Psychosomatische Aspekte bei Hauterkrankungen: Akne vulgaris. In: Psychosomatische Dermatologie; AWMF-Leitlinien-Register Nr. 013/024. https://www.awmf.org/uploads/tx_szleitlinien/013-024l_S1_Psychosomatische_Dermatologie_2018-05.pdf. 資料擷取時間：August 2018.
189. Oschman, J. L. et al., The effects of grounding (earthing) on inflammation, the immune response, wound healing, and prevention and treatment of chronic inflammatory and autoimmune diseases. J Inflamm Res 8: 83-96, 2015.
190. Cordain, L. et al., Acne vulgaris: a disease of Western civilization. Arch Dermatol 138 (12): 1584-90, 2003.
191. Smith, R. N. et al., A low-glycemic-load diet improves symptoms in acne vulgaris patients: a randomized controlled trial. Am J Clin Nutr 86 (1): 107-15, 2007.
192. Kwon, H. H. et al., Clinical and histological effect of a low glycaemic load diet in treatment of acne vulgaris in Korean patients: a randomized, controlled trial. Acta Derm Venereol 92 (3): 241-46, 2012.
193. Mahmood, S. N./Bowe, W. P., Diet and acne update: carbohydrates emerge as the main culprit. J Drugs Dermatol 13 (4): 428-435, 2014.

194. Howlader, N et al., SEER Cancer Statistics Review, 1975-2013. National Cancer Institute Bethesda, MD April 2016. http://seer.cancer.gov/Csr/1975_2013/. 資料擷取時間：August 2017.
195. Mercola, Fat for fule, p. 17.
196. McKenzie, Sheena, Yoshinori Ohsumi wins Nobel Prize for Medical Research on Cells, CNN website, 3. 10. 2016, http://www.cnn.com/2016/10/03/health/nobel-prize-2016-physiology-medicineyoshinori-ohsumi/. 資料擷取時間：September 2018.
197. Maurer, G. D. et al., Differential utilization of ketone bodies by neurons and glioma cell lines: a rationale for ketogenic diet as experimental glioma therapy. BMC Cancer 11: 315, 2011.
198. Fukui, M. et al., EPA, an omega-3 fatty acid, induces apoptosis in human pancreatic cancer cells: role of ROS accumulation, caspase-8 activation, and autophagy induction. J Cell Biochem 114 (1): 192-203, 2013.
199. Chajes, V. et al., ω-3 and ω-6 Polyunsaturated fatty acid intakes and the risk of breast cancer in Mexican women: impact of obesity status. Cancer Epidemiol Biomarkers Prev 21 (2): 319-326, 2012; Kim, J. et al., Fatty fish and fish omega-3 fatty acid intakes decrease the breast cancer risk: a case-control study. BMC Cancer 9: 216, 2009; Simonsen, N. et al., Adipose tissue omega-3 and omega-6 fatty acid content and breast cancer in the EURAMIC study. European Community Multicenter Study on Antioxidants, Myocardial Infarction, and Breast Cancer. Am J Epidemiol 147 (4): 342-352, 1998.
200. Arem, H. et al., Omega-3 and omega-6 fatty acid intakes and endometrial cancer risk in a population-based case-control study. Eur J Nutr 52 (3): 1251-60, 2013.
201. Noel, S. E. et al., Consumption of omega-3 fatty acids and the risk of skin cancers: a systematic review and meta-analysis. Int J Cancer 135 (1): 149-156, 2014.
202. Chavarro, J. E. et al., A prospective study of polyunsaturated fatty acid levels in blood and prostate cancer risk. Cancer Epidemiol Biomarkers Prev 16 (7): 1364-1370, 2007.
203. Murphy, R. A. et al., Supplementation with fish oil increases first-line chemotherapy efficacy in patients with advanced nonsmall cell lung cancer. Cancer 117 (16): 3774-80, 2011.
204. Smeds, A. I. et al., Quantification of a broad spectrum of lignans in cereals, oilseeds, and nuts. J Agric Food Chem 55 (4): 1337-46, 2007.
205. Rosolowich, V. et al., Mastalgia. J Obstet Gynaecol Can 170: 49-57. 2006.
206. Phipps, W. R. et al., Effect of flax seed ingestion on the menstrual cycle. J Clin Endocrinol Metab 77 (5): 1215-1219, 1993.
207. Kelsey, J. L. et al., Reproductive factors and breast cancer. Epidemiol Rev 15 (1): 36-47, 1993.
208. MacFarland, B. H. et al., Utilization patterns among long-term enrollees in a prepaid group practice health maintenance organization. Medical Care 23: 1121-1233, 1985.
209. Quirk, S. E. et al., The association between diet quality, dietary patterns and depression in adults: a systematic review. BMC Psychiatry. 13: 175, 2013.
210. Grosso, G. et al., Omega-3 fatty acids and depression: Scientific evidence and biological mechanisms. Oxid Med Cell Longev 2014: 313570, 2014. Epub.
211. Gertsik, L. et al., Omega-3 fatty acid augmentation of citalopram treatment for patients with major depressive disorder. J Clin Psychopharmacol. 32 (1): 61-64, 2012.
212. Marriott, B. P. et al., Design and methods for the Better Resiliency Among Veterans and non-Veterans with Omega-3's (BRAVO) study: A double blind, placebo-controlled trial of omega-3 fatty acid supplementation among adult individuals at risk of suicide. Contemp Clin Trials 47: 325-333, 2016.
213. Mortensen, E. L. et al., The association between duration of breastfeeding and adult intelligence. JAMA 287 (18): 2365-2371, 2002.
214. Hibbeln, J. R., Seafood consumption, the DHA content of mothers' milk and prevalence rates of postpartum depression: a cross-national, ecological analysis. Journal of Affective Disorders 69 (1): 15-29, 2002.
215. Farzaneh-Far, R. et al., Association of marine omega-3 fatty acid levels with telomeric aging in patients with coronary heart disease. JAMA 303 (3): 250-257, 2010.
216. Lembke, P. et al., Influence of omega-3 (N3) index on performance and wellbeing in young adults after heavy eccentric exercise. Sports Sci Med 13 (1): 151-6, 2014.
217. Stebbins, C. L. et al., Effects of dietary omega-3 polyunsaturated fatty acids on the skeletal-muscle blood-flow response to exercise in rats. Int J Sport Nutr Exerc Metab 20 (6): 475-86, 2010.

218. Tartibian, B. et al., Omega-3 fatty acids supplementation attenuates inflammatory markers after eccentric exercise in untrained men. Clin J Sport Med 21 (2): 131-7, 2011.
219. Jouris, K. B. et al., The effect of omega-3 fatty acid supplementation on the inflammatory response to eccentric strength exercise. Sports Sci Med 10 (3): 432-8, 2011.
220. Billman, G. E./Harris, W. S., Effect of dietary omega-3 fatty acids on the heart rate and the heart rate variability responses to myocardial ischemia or submaximal exercise. Am J Physiol Heart Circ Physiol 300 (6): H2288-99, 2011.
221. Stebbins, C. L. et al., Effects of dietary omega-3 polyunsaturated fatty acids on the skeletal-muscle blood-flow response to exercise in rats. Int J Sport Nutr Exerc Metab 20 (6): 475-86, 2010.
222. Mickleborough, T. D. et al., Effect of fish oil-derived omega-3 polyunsaturated fatty acid supplementation on exercise-induced bronchoconstriction and immune function in athletes. Phys Sportsmed 36 (1): 11-7, 2008.
223. Mulder, K. A. et al., Omega-3 fatty acid deficiency in infants before birth identified using a randomized trial of maternal DHA supplementation in pregnancy. PLoS One (1): e83764, 2014.
224. 妊娠毒血症是懷孕後其非常嚴重的病症，病人會出現高血壓、蛋白尿、水腫。有罕見的病例是在生產14天後確診。
225. Markhus, M. W. et al., Low omega-3 index in pregnancy is a possible biological risk factor for postpartum depression. PLoS One 8 (7): e67617, 2013.
226. Su, K. P. et al., Omega-3 fatty acids for major depressive disorder during pregnancy: results from a randomized, double-blind, placebo-controlled trial. J Clin Psychiatry 69 (4): 644-51, 2008.
227. Furuhjelm, C. et al., Allergic disease in infants up to 2 years of age in relation to plasma omega-3 fatty acids and maternal fish oil supple mentation in pregnancy and lactation. Pediatr Allergy Immunol 22 (5): 505-14, 2011; Gunaratne, A. W. et al., Maternal prenatal and/or postnatal n-3 long chain polyunsaturated fatty acids (LCPUFA) supplementation for preventing allergies in early childhood. Cochrane Database Syst Rev. (7): CD010085, 2015.
228. Bisgaard, H. et al., Fish oil-derived fatty acids in pregnancy and wheeze and asthma in offspring. N Engl J Med 375 (26): 2530-9, 2016.
229. http://www.aerzteblatt.de/archiv/136490/Ernaehrung-in-der-Schwanger schaft-Fuer-das-Leben-des-Kindes-praegend. 資料擷取時間：September 2018.
230. Strunz, Ulrich/Jopp, Andreas, Fit mit Fett. Die Omega-3-Revolution, So kaufen Sie Olivenöl, S. 34
231. Boon et al., Super, red palm and palm oleins improve the blood pressure, heart size, aortic media thickness and lipid profile in spontanesously hypertensive rats. PLoS One, 8(2), e55908, 2013; Odia et al. Palm oil and the heart: a review. World J Cardiol. 7(3): 144-49. 2015.
232. Fattore et al., Palm oil and blood lipid-related markers of cardiovascular disease: a systematic review and meta-analysis of dietary intervention trials. Am J Clin Nutr. 99(6). 1331-1350. 2014.
233. Sugimura et al., Heterocyclic amines: mutagens/carcinogens produced cooking of meat and fish. Cancer Sci. 95, 290-99. 2004.
234. Philips, Polycyclic aromatic hydrocarbons in the diet. Mutat Res. 15. Juli 1999; 443 (1-2). 1999.
235. Uribarri et al., Advanced glycation end products in foods and a practica guide to their reduction in the diet. J Am Diet Assoc. 100(6): 911-16. 2010.
236. K Warner et al., Flavor and oxidative stability of soybean, sunflower and low erucicacid rapeseed oils. Journal of the American Oil Chemists' Society 66.4: 558-564. 1989. WE Neff., et al. Effect of triacylglycerol composition and structures on oxidative stability of selected soybean germplasm. Journal of the American Oil Chemists' Society 69.2: 111-118. 1992.; WE Neff., et al. Photooxidation of soybean oils as affected by triacylglycerol composition and structure. Journal of the American Oil Chemists' Society 70.2: 163-168. 1993.
237. TD Parker et al., Fatty acid composition and oxidative stability of cold-pressed edible seed oils. Journal of Food Science 68.4: 1240-1243. 2003.
238. Guill et al., Evaluation of Chemical and Physical Changes in Different Commercial Oils during Heating; Acta Scientific Nutrional Health, 2 (6): 02-11, 2018.
239. Schmid, Rainer. Ölwechsel für Ihren Körper. Gesund, vital und schön mit naturbelassenen Ölen, 7. Aufl. Inning: Verlag Ernährung & Gesundheit 2010.
240. 人類的脂肪代謝與老鼠不同。目前攝取菜籽油與心臟問題並沒有明確關聯。根據動物實驗的結果估計，成人每日的芥酸攝取上限在500毫克。即使經常食用菜籽油也不會超過這個限度。
241. Schmid, Ölwechsel.
242. Strunz/Jopp, Fit mit Fett 70, 71, 72.
243. 同上, 73.
244. Haber/Rüsing, DHA-reiche Mikroalgenöle: Alternativen für die Zufuhr von langkettigen Omega-3-Fettsäuren. Ernährung&Medizin 2005.
245. Dreher, M. L./Davenport, A. J., Hass avocado composition and potential health effects. Critical Reviews in Food Science and Nutrition 53 (7): 738-750, 2013.
246. Unlu, N. Z. et al., Carotenoid absorption from salad and salsa by humans is enhanced by the addition of avocado or avocado oil. Journal of Nutrition 135 (3): 431-36, 2005.
247. Wien, M. et al., A randomized 3x3 crossover study to evaluate the effect of Hass avocado intake on post-ingestive satiety, glucose and insulin levels, and subsequent energy intake in overweight adults. Nutrition Journal 12 : 155, 2013.
248. de Souza, R. J. et al., Intake of saturated and trans unsaturated fatty acids and risk of all cause mortality, cardiovascular disease, and type 2 diabetes: systematic review and meta-analysis of observational studies. BMJ 351: h3978, 2015.
249. Intake of saturated and trans unsaturated fatty acids and risk of all cause mortality, cardiovascular disease, and type 2 diabetes: systematic review and meta-analysis of observational studies. BMJ. 2015 Aug 11; 351:h3978. doi: 10.1136/bmj.h3978.
250. Rimm, E. B. et al., Vegetable, fruit, and cereal fiber intake and risk of coronary heart disease among men. JAMA 275 (6): 447-51, 1996.
251. Wennberg, M. et al., Evaluation of relative intake of fatty acids according to the Northern Sweden FFQ with fatty acid levels in erythrocyte membranes as biomarkers. Public Health Nutr 12 (9): 1477-1484, 2009; Wolk, A. et al., Evaluation of a biological marker of dairy fat intake. Am J Clin Nutr 68: 291-295, 1998. Khaw, K. T. et al., Plasma Phospholipid Fatty Acid Concentration and Incident Coronary Heart Disease in Men and Women: The EPIC-Norfolk prospective Study. PLoS Med 9 (7): e1001255, 2012.
252. Howard, B. V. et al., Low-fat dietary pattern and risk of cardiovascular disease: the Women's Health Initiative Randomized Controlled Dietary Modification Trial. JAMA 295 (6): 655-666, 2006.
253. Robinson, J., Super natural milk. http://eatwild.com/articles/superhealthy.html. 資料擷取時間：August 2018.
254. Watson, S. J. et al., The relation of the colour and vitamin A content of butter. Biochem J 28(3):1076-1085, 1934.
255. Gunnars, K., Why grass-fed butter is good for you. http://authoritynutrition.com/grass-fed-butter-superfood-for-the-heart/. November 2013.
256. Gerard, John, The Herball or Generall Historie of Plantes/gathered by John Gerard of London, Master in Chirurgerie, London: John Norton 1597. http://www.botanicus.org/title/b12080317. 資料擷取時間：05. 2018.
257. Roeder, E. et al., Linolensaurehaltige Ole. Deutsche Apothekerzeitung 141 (5): 56, 2001.
258. 引自Braunschweig, Ruth von, Pflanzenöle-Qualität, Anwendung und Wirkung, 5. Aufl. Wiggensbach: Stadelmann Verlag 2016, S. 71.
259. 出自Linus Pauling（1954諾貝爾化學獎得主，1963諾貝爾和平獎得主）。
260. Enig. Coconut Oil. An Antibacterial, Antiviral Ingredient for Food. AVOC Lauric Symposium 1997. 引自Braunschweig, Pflanzenöle-Qualität, Anwendung und Wirkung. 5. Auflage 2016; Stadelmann Verlag, S. 78.
261. St-Onge, M. P. et al., Medium-chain triglycerides. Obes Rev 11 (3): 395-402, 2003.
262. Mercola, Fat for fuel.
263. Vitaglione, P. et al., Healthy virgin olive oil: a matter of bitterness. Critical Reviews in Food Science and Nutrition 55: 1808-1818, 2015.
264. Notarnicola, M. et al., Effects of olive oil polyphenols on fatty acid synthase gene expression and activity in human colorectal cancer cells. Genes&Nutrition 6 (1): 63-69, 2011.
265. Khanfar, M. A. et al., Olive Oil-derived Oleocanthal as Potent Inhibitor of Mammalian Target of Rapamycin: Biological Evaluation and Molecular Modeling Studies. Phytother Res. 29 (11): 1776-82, 2015.
266. Rigacci, S. et al., Oleuropein aglycone induces autophagy via the AMPK/mTOR signalling

pathway: a mechanistic insight, Oncotarget 6: 35344-35357, 2015.
267. Rhamani, A. H. et al., Therapeutics role of olive fruits/oil in the prevention of diseases via modulation of anti-oxidant, anti-tumour and genetic activity. Intern J of Clinical and Experimental Medicine 7 (4): 799-808, 2014.
268. Garcia-Martinez, O. et al., Phenolic compounds in Extra Virgin Olive Oil stimulate human osteoblastic cell proliferation. PLoS One 11 (3): e0150045, 2016.
269. Milde ist meistens ein Zeichen von Ranzigkeit, Süddeutsche Zeitung Magazin, 31. Mai 2018. https://www.sueddeutsche.de/stil/olivenoel-milde-ist-meistens-ein-zeichen-von-ranzigkeit-1.3994817?reduced=true. 資料擷取時間：07. 2018.
270. Luetjohann, S., Das Schwarzkümmelheilbuch. Die bewährtesten Heilanwendungen, Gesundheitstipps und Rezepte, Oberstdorf: Windpferdverlag 2012.
271. Bao, Y. et al., Association of nut consumption with total and cause-specific mortality. N Engl J Med 369 (21): 2001-2011, 2013; Luu, H. N. et al., Prospective evaluation of the association of nut/peanut consumption with total and cause-specific mortality. JAMA Intern Med 175 (5): 755-766, 2015; Fernandez-Montero, A. et al., Nut consumption and 5-y all-cause mortality in a Mediterranean cohort: the SUN project. Nutrition 30 (9): 1022-1027, 2014.
272. Fraser, G. E./Shavlik, D. J., Ten years of life: Is it a matter of choice? Arch Intern Med 161 (13): 1645-1652, 2001.
273. Lim, S. S. et al., A comparative risk assessment of burden of disease and injury attributable to 67 risk factors and risk factor clusters in 21 regions, 1990-2010: a systematic analysis for the Global Burden of Disease Study 2010. Lancet 380 (9859): 2224-2260, 2012.
274. Hu, F. B. et al., Frequent nut consumption and risk of coronary heart disease in women: prospective cohort study. BMJ 317: 1341-1345, 1998. Prineas, R. J. et al., Walnuts and serum lipids. N Engl J Med 329: 359, 1993.
275. De La Cruz et al., Lipid peroxidation and glutathione system: influence of olive oil administration. Biochem Biophysis Acta 1485: 36-44, 2000.
276. Sabate, J. et al., Effects of walnuts on serum lipid levels and blood pressure in normal men. N Engl J Med 328: 603-607, 1993; Abbey, M. et al., Partial replacement of saturated fatty acids with almonds and walnuts lowers total plasma cholesterol and LDL. Am J Clin Nutr 59: 995-999, 1994; Iwamoto, M. et al., Walnuts lower serum cholesterol in Japanese men and women. J Nutr 130 (9): 171-176, 2000; Almario, R. U. et al., Effects of walnut consumption on plasma fatty acids and lipoproteins in combined hyperlipidemia. Am J Clin Nutr 74 (1): 72-79, 2001.
277. Ros, E. et al., Fatty acid composition of nuts. Implications for cardiovascular health. Br J Nutr 96 (2): 29-35, 2006.
278. US. Department of Agriculture, Database for the Oxygen Radical Absorbance Capacity (ORAC) of Selected Foods. http://www.orac-info-portal.de/download/ORAC_R2.pdf. 資料擷取時間：07. 2018.
279. Ramon et al., Primary Prevention of Cardiovasculare Disease with a Mediterranean Diet-for the PREDIMED Study. N Engl J Med: 368:1279-1290. 2013.
280. Braunschweig, Pflanzenöle.
281. Morgan, W. A./Clayshulte, B. J., Pecans lower low-density lipoprotein cholesterol in people with normal lipid levels. J of American Dietetic Association 100 (3): 312-318, 2000.
282. Aldemir, M. et al., Pistachio diet improves erectile function parameters and serum lipid profiles in patients with erectile dysfunction. Int J Impot Res 23 (1): 32-38, 2011.
283. Chiurlia, E. et al., Subclinical coronary artery atherosclerosis in patients with erectile dysfunction. J Am Coll Cardiol 46 (8): 1503-1506, 2005.
284. Montorsi, F. et al., Is erectile dysfunction the tip of the iceberg of a systemic vascular disorder? Eur Urol 44(3): 352-354, 2003.
285. Montorsi, F. et al., Erectile dysfunction prevalence, time of onset and association with risk factors in 300 consecutive patients with acute chest pain and angiographically documented coronary artery disease. Eur Urol 44 (3): 360-364, 2003. 引自Greger, M., How Not To Die. Entdecken Sie Nahrungsmittel, die Ihr Leben verlängern-und bewiesenermasen Krankheiten vorbeugen und heilen, Kandern: Unimedica im Narayana Verlag 2016.
286. Lin, X. et al., Effect of mammalian lignans on the growth of prostate cancer cell lines. Anticancer Res 21 (6A): 3995-3999, 2011.
287. Morton, M. S. et al., Lignans and isoflavonoids in plasma and prostatic fluid in men: samples from Portugal, Hong Kong, and the United Kingdom. Prostate 32 (2): 122-128, 1997.

288. Rodriguez-Leyva, D. et al., Potent antihypertensive action of dietary flaxseed in hypertensive patients. Hypertension 62 (6): 1081-1089, 2013.
289. Ninomiya, T. et al., Blood pressure lowering and major cardiovascular events in people with and without chronic kidney disease: meta-analysis of randomised controlled trials. BMJ 347: f5680, 2013.
290. Singh, K. K. et al., Flaxseed: a potential source of food, feed and fiber. Crit Rev Food Sci Nutr 51 (3): 210-222, 2011.
291. Edel, A. L. et al., Dietary flaxseed independently lowers circulating cholesterol and lowers it beyond the effects of cholesterol-lowering medications alone in patients with peripheral artery disease. J Nutr 145 (4): 749-757, 2015.
292. Hyvarinen, H. K. et al., Effect of processing and storage on the stability of flaxseed lignan added to bakery products. Agric Food Chem 54 (1): 48-53, 2006; Greger, Michael, How not to die, Kandern: Narayana Verlag 2016.
293. Cunnane, S. C., Nutritional attributes of traditional flaxseed in healthy young adults. Am J Clin Nutr 61 (1): 62-68, 1995.
294. Yadav et al. Nutrition Res Reviews 2013; 12(1)28.
295. Wien, M., Almond consumption and cardiovascular risk factors in adults with prediabetes. J Am Coll Nutr 29 (3): 189-97, 2010.
296. Jalali-Khanabadi, B. A. et al., Effects of almond dietary supplementation on coronary heart disease lipid risk factors and serum lipid oxidation parameters in men with mild hyperlipidemia. J Altern. Complement Med 16 (12): 1279-83, 2010.
297. 同上
298. Ponnampalam, E. N. et al., Effect of feeding systems on omega-3 fatty acids, conjugated linoleic acid and trans fatty acids in Australian beef cuts: potential impact on human health. Asia Pac J Clin Nutr 15 (1): 21-9, 2006.
299. Rohrmann, S. et al., Meat consumption and mortality-results from the European Prospective Investigation into Cancer and Nutrition. BMC Med 11: 63, 2013.
300. Key, T. J. et al., Mortality in British vegetarians: review and preliminary results from EPIC-Oxford. Am J Clin Nutr 78 (3): 533-538, 2003.
301. Michaelson, K. et al., Milk intake and risk of mortality and fractures in women and men: cohort studies. BMJ 349: g6015, 2014.
302. Witte, The effects of omega-3.
303. Aune, D. et al., Dairy products, calcium, and prostate cancer risk: a systematic review and meta-analysis of cohort studies. Am J Clin Nutr 101 (1): 87-117, 2015.
304. Witte, The effects of omega-3.
305. The George Mateljan Foundation, Sardines. http://whfoods.com/genpage. 資料擷取時間：September 2018.
306. Mercola, Fat for fuel, Kapitel 5.
307. Belin, R. J. et al., Fish intake and the risk of incident heart failure: the Women's Health Initiative. Circulation Heart Failure 4 (4): 404-413, 2011.
308. Fontana, L. et al., Extending healthy life span--from yeast to humans. Science 328: 321-326, 2010.
309. Bell, G. A. et al., Intake of long-chain ω-3 fatty acids from diet and supplements in relation to mortality. American J of Epidemiology 179 (6): 710-720, 2014.
310. http://vitalstudy.org/. 資料擷取時間：September 2018.
311. Senftleber, N. K. et al., Marine Oil Supplements for Arthritis Pain: A Systematic Review and Meta-Analysis of Randomized Trials. Nutrients 9 (1), pii: E42, 2017.
312. Ulven, S. M./Holven, K. B., Comparison of bioavailability of krill oil versus fish oil and health effect. Vascular Health and Risk Managements 11: 511-524, 2015.
313. Fleck, Anne, Die 70 einfachsten Gesund-Rezepte, 5. Auflage Hilden: BJV Verlag 2018.
314. Fleck, SCHLANK! und gesund.
315. Fife, Ölziehkur.
316. Harris, WS. Et von Schacky, C. The Omega-3-Index: a new risk factor for death from coronary heart disease? Prev Med. 39 (1): 212-20. 2004.

國家圖書館出版品預行編目資料

脂肪的療癒力：從預防到治療，全面對抗疾病、老化、情緒的革命性營養新知 / 安娜.傅雷克(Anne Fleck)著；彭意梅譯. -- 初版. -- 臺北市：商周出版：家庭傳媒城邦分公司發行, 2020.05
面；　公分. -- (Live & learn；61)
譯自：Ran an das Fett : Heilen mit dem Gesundmacher Fett
ISBN 978-986-477-825-6 (平裝)

1.健康飲食 2.油脂

411.3　　109004079

線上版讀者回函卡

脂肪的療癒力——從預防到治療，全面對抗疾病、老化、情緒的革命性營養新知

Ran an das Fett: Heilen mit dem Gesundmacher Fett

作　　者／安娜・傅雷克醫學博士Dr. med. Anne Fleck
譯　　者／彭意梅
責任編輯／余筱嵐

版　　權／林心紅
行銷業務／王瑜、林秀津、周佑潔
總 編 輯／程鳳儀
總 經 理／彭之琬
發 行 人／何飛鵬
法律顧問／元禾法律事務所　王子文律師
出　　版／商周出版
115 台北市南港區昆陽街 16 號 4 樓
電話：(02) 25007008　傳真：(02)25007579
E-mail：bwp.service@cite.com.tw
Blog：http://bwp25007008.pixnet.net/blog
發　　行／英屬蓋曼群島商家庭傳媒股份有限公司 城邦分公司
115 台北市南港區昆陽街 16 號 8 樓
書虫客服服務專線：02-25007718；25007719
服務時間：週一至週五上午 09:30-12:00；下午 13:30-17:00
24 小時傳真專線：02-25001990；25001991
劃撥帳號：19863813；戶名：書虫股份有限公司
讀者服務信箱：service@readingclub.com.tw
城邦讀書花園：www.cite.com.tw
香港發行所／城邦（香港）出版集團有限公司
香港九龍土瓜灣土瓜灣道 86 號順聯工業大廈 6 樓 A 室；E-mail：hkcite@biznetvigator.com
電話：(852) 25086231　傳真：(852) 25789337
馬新發行所／城邦（馬新）出版集團 Cite (M) Sdn. Bhd.
41, Jalan Radin Anum, Bandar Baru Sri Petaling, 57000 Kuala Lumpur, Malaysia.
Tel: (603) 90563833　Fax: (603) 90576622　Email: services@cite.my

封面設計／李東記
排　　版／極翔企業有限公司
印　　刷／韋懋實業有限公司
總 經 銷／聯合發行股份有限公司
電話：(02)2917-8022　傳真：(02)2911-0053
地址：新北市 231 新店區寶橋路 235 巷 6 弄 6 號 2 樓

■ 2020 年 4 月 30 日初版
■ 2024 年 8 月 20 日初版 2.2 刷
Printed in Taiwan
定價 500 元
Title: Ran an das Fett
Author: Anne Fleck
 ISBN 978-986-477-825-6